QUIERO

QUIERO

Qué piensan y sienten las mujeres sobre
el sexo cuando tienen la libertad de ser
ellas mismas

Edición de Gillian Anderson

Traducción de Esther Cruz Santaella

DIANA

Obra editada en colaboración con Editorial Planeta – España

Título original: *Want*

© Gillian Anderson, 2024
De acuerdo con Bloomsbury Publishing Plc.
© por la traducción, Esther Cruz Santaella, 2024
Corrección de estilo a cargo de Andrés Prieto

© 2024, Editorial Planeta, S.A. – Barcelona, España

Derechos reservados

© 2025, Editorial Planeta Mexicana, S.A. de C.V.
Bajo el sello editorial DIANA M.R.
Avenida Presidente Masarik núm. 111,
Piso 2, Polanco V Sección, Miguel Hidalgo
C.P. 11560, Ciudad de México
www.planetadelibros.com.mx

Primera edición impresa en España: septiembre de 2024
ISBN: 978-84-19812-74-2

Primera edición impresa en México: octubre de 2025
ISBN: 978-607-39-3427-5

Impreso en los talleres de Litográfica Ingramex, S.A. de C.V.
Centeno núm. 162-1, colonia Granjas Esmeralda, Ciudad de México
Impreso en México – *Printed in Mexico*

ÍNDICE

NOTA

Al final de cada carta encontrarás una pequeña leyenda que describe el perfil de la autora. En cada caso se indica, en este orden: el grupo étnico y/o la nacionalidad a los que se adscribe; la religión (y si es o no practicante); su ingreso anual en libras esterlinas (a junio de 2024, cada libra equivale a 1.27 dólares); la orientación sexual; el estado civil, y si tiene o no descendientes (sí/no), sin especificar la cantidad.

INTRODUCCIÓN

En 1973, cuando *Mi jardín secreto*, el clásico de culto de Nancy Friday, se abrió camino en las estanterías y en las bolsas de las mujeres de Estados Unidos, yo apenas tenía cinco años, y no había cumplido más de siete cuando ese mismo libro les llegó a las mujeres de la Inglaterra profunda. *Mi jardín secreto* era la prueba de que las mujeres disfrutaban de una vida interior erótica igual de rica y diversa que la de los hombres. Por fin aparecía un libro en el que mujeres normales, jóvenes y viejas —«como tú, como yo, y como la vecina»—, hablaban con sinceridad sobre excitación, masturbación, sueños y deseos sexuales. En la cabeza de esas mujeres, nada era terreno vedado.

Lo que el libro de Friday reveló fue que, para algunas de nosotras, el sexo que desarrollamos con la mente puede ser más estimulante que el ajetreo físico de cualquier cópula, por ardiente que sea. Libres de las supuestas convenciones sociales, de la vergüenza y quizá del miedo a incomodar a nuestra pareja, en nuestra imaginación podemos entregarnos a nuestros deseos más profundos y transgresores. Al principio, *Mi jardín secreto* fue una obra provocadora e incluso revolucionaria, hasta que se convirtió en una lectura obligada y en un éxito internacional con millones de ejemplares vendidos.

No sé si mi madre, analista de sistemas informáticos, llegó a tener un ejemplar del libro de Friday. Nuestro hogar desde luego no era un espacio puritano en el que una lectura así hubiera estado mal considerada, pero por progresista que fuera mi infancia, ese libro tampoco es algo que mi madre hubiera dejado a la vista en la mesita de la sala. De adolescente, una vez me encontré un ejemplar de *Historia de O* (la famosa novela erótica francesa de Anne Desclos) metido tras un cojín del sillón de la casa de nuestros vecinos y, por supuesto, hojeé unas páginas. Y siendo mucho más pequeña aún, recuerdo estar en una sala en la que alguien había dejado la televisión encendida y quedarme paralizada, fascinada, viendo a la pareja de la pantalla enzarzada en unos actos bastante castos pero claramente indebidos; todavía me acuerdo de mis mejillas coloradas, de los latidos acelerados y de la creciente vergüenza palpable.

Leí *Mi jardín secreto* por primera vez cuando estaba preparando el papel de Jean Milburn, la terapeuta sexual de la serie de televisión *Sex Education*. Las cartas y entrevistas eran asombrosamente íntimas, y muy crudas; me impactó su sinceridad, incómoda y carente de filtros. No estaban pulidas ni trataban de ser literarias: parecían salidas directamente del misterioso núcleo del anhelo más profundo de las mujeres. La imaginación humana tiene pocos límites, y nuestros deseos y fantasías sexuales no son distintos en ese sentido, pese a que se consideren un tema tabú. Friday concibió su libro como respuesta a las objeciones planteadas por un editor varón a una fantasía erótica de una de sus novelas; una respuesta considerada tan peligrosa que estuvo prohibida en la

República de Irlanda. Sacar a la luz las fantasías femeninas conllevaba, asimismo, el planteamiento de preguntas conflictivas: ¿Querían las mujeres actuar conforme a esas imaginaciones? ¿Qué significaba tener una fantasía inusual, prohibida o incluso ilegal? ¿Qué nos decía todo eso sobre los roles de género establecidos que nos habían endilgado a las mujeres?

Durante los cincuenta años transcurridos desde la primera edición de *Mi jardín secreto*, nuestras relaciones sociales y sexuales han cambiado mucho. ¿Han variado también los deseos internos más profundos de las mujeres? Como mujer que soy, con una vida sexual y unas fantasías propias, sentía curiosidad por saber en qué sentido se parecían —o diferían— las fantasías de un grupo diverso de mujeres con respecto a las mías.

El libro que tienes en las manos comenzó como una invitación dirigida a mujeres de todo el globo. «Querida Gillian» fue una llamada a las mujeres para que compartieran esas fantasías, pensamientos y sensaciones sexuales que tantas de nosotras atesoramos en la cabeza, pero de las que raras veces hablamos. Se trataba de una oportunidad para recopilar voces de mujeres del mundo entero en un nuevo libro de fantasías para una nueva generación. Mi editorial creó un portal web al que podían enviarse las cartas de forma anónima. Y nos sentamos a esperar... Teníamos muchísimas preguntas: ¿Sería interesante o erótico para las mujeres agarrar papel y pluma y compartir sus pensamientos internos con otra gente? ¿Qué cambiaría en el fondo al convertir lo intrínsecamente privado en público? ¿Cómo respondería la gente? Al término del plazo para los envíos, todas las cartas juntas sumaban algo menos de mil páginas manuscritas: habíamos recibido historias suficientes para llenar al menos ocho volúmenes. Sin ninguna duda, la necesidad estaba ahí.

Estas cartas desencadenaron un torrente de efusiones sinceras, espontáneas, desgarradoras, divertidas y directamente obscenas que subrayaban fantasías tan ricas y variadas como sus autoras. Cartas de mujeres que nunca habían expresado —ni en voz alta ni sobre el papel— sus secretos sexuales ante nadie, más allá de dejar caer algún detalle suelto mientras se tomaban una copa con alguna amiga íntima o en el calor del momento con una pareja. Resultaba obvio que participar en «Querida Gillian» era para ellas un proceso liberador y al mismo tiempo ilícito. Llegaron cartas de adolescentes que aún no habían tenido su primer encuentro sexual; de mujeres solteras atrapadas en el círculo vicioso de páginas de internet para encontrar pareja e historias de una noche; de mujeres agotadas con hijos pequeños; de mujeres casadas o emparejadas desde hacía mucho, frustradas por la rutina de siempre; de mujeres transgénero y personas que se identifican como no binarias; y de mujeres con sesenta o setenta años que consideraban que queda mucho por decir sobre el sexo postmenopáusico. Recibimos cartas de mujeres de todo el mundo: desde Colombia hasta China, de Irlanda a Islandia, de Lituania a Libia, de Nueva Zelanda a Nigeria, de Rumanía a Rusia. Cartas de mujeres pansexuales, bisexuales, asexuales, arrománticas, lesbianas, heteros y *queers*.

Como sociedad, tenemos por costumbre encasillar a las mujeres, limitar y restringir sus identidades y papeles (la seductora pareja sexual, la madre cuidadora, la profesional inteligente) y, aun así, estas fantasías demuestran, ante todo, que ninguna mujer tiene una identidad única. Mi intención era cuestionar las categorizaciones en las que las mujeres se ven metidas a la fuerza, pero, claro, los libros han de tener cierta estructura y cierto orden. Todo esto convirtió el proceso de composición de la obra en una experiencia desafiante y fascinante; me resultó muy placentera la fase de yuxtaponer las cartas, de crear un sistema y de observar cómo iba tomando forma, con una especie de ritmo que por momentos parecía poético. Estas cartas me hicieron replantearme, asimismo, mi propia identidad: las etiquetas de actriz, madre, pareja, activista, mujer estadounidense/británica. Así, con todo esto en mente, y ciñéndome al espíritu del proyecto, envié yo también mi carta. Sentía curiosidad por ver cómo encajaba: ¿Se mezclaría con naturalidad con las demás? ¿Y (aunque nunca vayamos a saberlo) coincidirá con lo que la gente presupone de mí?

El sexo nunca ha sido para mí una entidad estática, sino más bien algo que se adapta y cambia según voy creciendo y transformándome con cada nueva fase y etapa de mi vida. Una parte muy considerable ha radicado siempre en lo que se piensa y se siente, no solo en lo que se hace. Como actriz, en la esencia de mi trabajo existe un permiso inherente para entregarme a una realidad alternativa, esto es, la definición misma de la fantasía. Las mujeres a las que encarno, en cuyos mundos me adentro, tienen también su vida interior, sus deseos y fantasías, vitales para comprender lo que las estimula. Y un buen puñado de ellas me han enseñado bastantes cosas sobre sexo y sexualidad.

En mi primera lectura de *Mi jardín secreto*, lo que más me impactó fue la predominante sensación de vergüenza entre las autoras de los textos; para una mujer de 1973, admitir sus deseos sexuales más privados ante sí misma ya significaba una carga enorme de incomodidad interna, y no hablemos de admitirlos ante otra gente. «Las cosas serán distintas en el siglo xxi, seguro —pensé—. Con la mayor visibilidad de las comunidades LGBTQIA+, la multimillonaria industria del porno y series de televisión como *Sex Education*, *Euphoria* y *Normal People*, con decenas de millones de espectadores, las mujeres deben de estar teniendo estos pensamientos y conversaciones constantemente», me dije. Bueno, pues no era tan así.

Pero (y este pero es muy grande) yo no soy ninguna experta ni tengo ninguna cualificación profesional en este ámbito. Soy actriz de profesión y, por tanto, no voy a analizar estas cartas ni voy a ofrecer ninguna explicación sobre la feminidad ni sobre el sexo en general. Lo que sí puedo hacer es presentar estas extraordinarias cartas a quienes lean el libro, para que les sea posible saborearlas sin filtros. Siempre me han intrigado las fantasías sexuales y considero que mi función en esta obra ha sido la de hacer un comisariado, la de guiar estas voces, diversas e increíbles todas, para darles forma de libro. Ver lo diferentes que somos a lo largo y ancho del mundo, pero también cuánto nos parecemos, ha supuesto un viaje increíble y de lo más gratificante. Este libro es una plataforma para las voces de las mujeres, una plataforma que nos permite compartir experiencias en un anonimato absoluto y al mismo tiempo, paradójicamente, facilita que se nos vea y se nos escuche. Pretendo eliminar el tabú que soportan las fantasías y poner sobre la mesa la emoción, la diversión y la valoración de nuestros cuerpos, con la esperanza de que estas páginas, estas cartas, sean una inspiración por lo que revelan, lo que representan y lo que reflejan.

Me pareció sorprendente que hoy en día siga habiendo un gran número de mujeres que se guardan sus fantasías para sí. Una gran cantidad de las que me escribieron son mujeres abiertas, orgullosas, seguras de sí mismas, que ostentan y celebran su poder sexual, pero muchas otras expresaban una sensación de vergüenza y de culpa por buscar el consuelo y la satisfacción sexuales. Tal y como escribe esta autora de una carta: «Cada dos por tres me pongo a hacerme preguntas sobre la vergüenza que me generan mis propios deseos. ¿Todo el mundo se avergüenza y finge que no?». Para buena parte de estas mujeres, las fantasías sexuales solo pueden ser secretas. Experimenté un auténtico baño de realidad al leer la experiencia de primera mano de quienes viven en países en los que las normas sociales, o en algunos casos la ley, descarta la posibilidad de todo lo que no sea una relación heterosexual y el sexo dentro del matrimonio. No obstante, incluso las que hicieron su contribución desde las sociedades consideradas «progresistas» escribían sobre sus sentimientos de «vergüenza», «bochorno» o «culpa», o sobre el miedo o las reticencias a contarle a su pareja en qué pensaban de verdad cuando estaban teniendo relaciones sexuales juntos, y también, a menudo, mientras se masturbaban a solas. Leer las cartas me sirvió para mucho más que echar un simple vistazo a los mundos sexuales imaginarios de las mujeres; también me permitió ver en qué circunstancias entran en juego las fantasías. Para muchas mujeres, las fantasías desempeñan un papel vital como vía de escape, son un descanso frente a las presiones y a las exigencias del trabajo y de la maternidad, de lo mundano de la vida cotidiana. Una de las autoras explicaba que las fantasías sexuales habían sido desde hacía mucho tiempo un consuelo en su solitario matrimonio: «Yo, si pudiera, tendría relaciones sexuales dos veces al día, y él sería capaz de vivir perfectamente sin tener sexo. Con frecuencia me hacía avergonzarme por querer sexo, por tener demasiadas ganas y por expresar cualquier deseo. A partir de ahí, mis fantasías se convirtieron en mis compañeras. En muchas de ellas las temáticas giraban en torno a ser totalmente libre, espontánea y salvaje». En cierto modo, es irritante que esta carta en concreto pueda parecer escrita hace cincuenta años y dirigida a Nancy Friday. La vida de las mujeres no ha cambiado nada en algunos aspectos. Para algunas, las fantasías sexuales pueden ser un salvavidas; tal y como dice una de las cartas: «Tengo la sensación de que fantasear me aporta el deseo de vivir». A otras, las fantasías les dan pie para intensificar su excitación y suponen un añadido —no un sustituto— en su aventurera vida sexual.

El poder de todas las fantasías sexuales intencionales yace en que nosotras somos las autoras de esas historias. Nuestra es la voluntad y nuestro es el control de la acción: quién hace qué, a quién y cómo, hasta el más mínimo detalle elaborado, exquisito y erótico.

Podemos elegir hacer lo que queramos con quien queramos, con la cantidad de gente que queramos y cuando queramos, sin miedo, prejuicios sociales o consecuencias. Creo que ahí está la clave: la fantasía puede ayudar a cristalizar nuestros deseos y necesidades. Puede liberarnos para que nos exploremos, para que experimentemos con nuestra excitación y con nuestro deseo sin riesgo de daños ni de críticas. La fantasía es un espacio seguro, no una representación de lo que desearíamos que fuera real. Y un aspecto que es determinante: en una fantasía solo necesitamos nuestro permiso, y el de nadie más. Una fantasía es un acto de la memoria y de la imaginación, deliberado y, por lo general, totalmente privado.

De hecho, allí donde fracasa la realidad a veces entra en acción la fantasía. En muchas cartas, la satisfacción y la excitación de la autora están vinculadas a lo sexi que se siente ella o bien a sus preocupaciones sobre cómo la perciben otras personas. Algunas mujeres escriben que son incapaces de incluir a sus yos reales en sus propias fantasías: imaginan que son el hombre que ocupa el centro de la acción, una mujer desconocida o alguna versión perfecta de ellas mismas, «más joven y con los senos más firmes». Estas fantasías sexuales idealizadas son claramente una vía segura de escape frente a la autocrítica, a la inhibición y también a la inseguridad por el cuerpo o el desempeño propios. Podemos dejarnos ir, ser nuestra mejor versión, la más sexi y la más ardiente, y no preocuparnos por el cuerpo «perfecto», por el peso postparto o por las piernas sin depilar. Como dice una mujer: «Me cuesta mucho desentrañar lo que de verdad me excita en contraposición a cómo siento que debería actuar. Creo que mi principal fantasía es que me hagan sentir sumamente deseada... Y no porque sea un cuerpo desnudo como cualquier otro, sino porque soy yo y es mi cuerpo».

Entonces ¿con qué fantaseamos las mujeres? ¿Y por qué? Pues tal y como se verá en estas páginas, las fantasías sexuales que recibimos mostraban una riqueza muy diversa, tanta como las mujeres que respondieron a nuestra llamada. La influencia generalizada de la ficción erótica (por ejemplo, de *Cincuenta sombras de Grey* de E. L. James, publicado originalmente en 2011) en nuestros deseos más profundos es alta y clara y supone otro factor diferenciador con respecto a *Mi jardín secreto*, señal de una sociedad más versada, con un léxico erótico más amplio. Aparecen fantasías de BDSM entre adultos que consienten practicarlo, tanto en el papel de dominación como en el de sumisión, y otras relacionadas con el intercambio de dichas funciones; fantasías con cuerdas y azotes, nalgadas y látigos, vendas y esposas, asfixias y correas, *plugs* anales, dildos y vibradores de todos los tamaños y formas. Resulta interesante que en muchas de las cartas que detallan sueños de dominación y cesión del control se describan unas carreras profesionales llenas de responsabilidad y poder, además de ser en gran medida las encargadas de mantener en orden su casa y su vida familiar. Me pareció asimismo fascinante que algunas mujeres fantaseen con ser *vacas humanas*, un término nuevo para mí (básicamente, que te ordeñen). Muchas más describían fantasías en las que mantenían relaciones sin protección y querían experimentar la sensación de que un hombre se viniera en su interior. Esto marca una división generacional: para la generación posterior al sida, el sexo con protección es la norma. Las subsiguientes han madurado además en plena revolución tecnológica y digital; también esto se manifiesta en nuestra vida erótica, y no solo en forma de un acceso permanente al porno, 24/7. Diversas mujeres encuentran atractivo a un robot masculino muy realista y plenamente funcional que pueda satisfacer todos sus caprichos sexuales; algo que en otros tiempos era cosa de la ciencia ficción parece ahora mucho menos fantástico.

En cualquier caso, numerosas fantasías arquetípicas conservan su popularidad. En este libro se incluye solo una fracción de todo lo que hemos recibido en torno a tríos imaginados —de tres y de más— y al sexo en grupo, los cuales, según algunas investigaciones actuales son, por mucho, las fantasías sexuales más «comunes». Del mismo modo, nos costó un mundo decidirnos cuando hubo que elegir entre todas las fantasías que abordaban el sexo en la oficina con un colega o con el jefe; o la arriesgada modalidad de sexo en la que alguien puede atraparte infraganti; o el sexo voyerista, tanto en el papel de participante como en el de observadora; o el sexo ante un público; o el sexo con desconocidos; o el sexo al aire libre. Más inesperadas fueron quizá las fantasías centradas en el sexo con un alien con tentáculos o con un ser medio humano medio animal, tipo Pie Grande, ¡o con un fauno!

Al igual que en *Mi jardín secreto*, varias mujeres heterosexuales escribieron que fantaseaban con explorar el sexo con otra mujer, aunque eso iba siempre acompañado por sentimientos de culpa o de vergüenza. No obstante, para otras, ser bisexual es una parte intrínseca de sus fantasías, y entre las cartas aquí recopiladas hay las que describen fantasías sobre relaciones sexuales con un hombre o con una mujer trans, y con personas andróginas u hombres femeninos.

Entrando en un terreno más oscuro, si bien nos inquietaba mucho incluir cartas que pudieran desencadenar respuestas traumáticas, habría sido hipócrita no reconocer que algunas mujeres fantasean con que las «utilicen» para el sexo, con que las secuestren y sus captores las fuercen. Sin embargo, es importante subrayar que todo eso son, efectivamente, fantasías. Y quizá la finalidad de la fantasía sea de hecho ofrecer un espacio en el que podamos imaginar y desarrollar situaciones potencialmente peligrosas y degradantes, y hacerlo con absoluta seguridad, dentro de los límites de nuestra mente y de nuestra recámara.

Me aterrorizaba poner mi fantasía sobre el papel por si alguien era capaz de distinguir que era mía (o peor aún: ¡que mi editorial llegara a saber de mí más de lo que tiene que saber!). Para ser sincera, creo que tengo dos facetas, como seguramente les ocurra a muchas mujeres: una a la que se le da bien pedir lo que quiere y otra que cede ante los deseos de su pareja, que comparte sin problemas sus necesidades más profundas (y tampoco todas) pero solo si su pareja plantea el tema. ¿Es por vergüenza? ¿O será una señal de que no confiaría en nadie hasta ese nivel de intimidad? ¿O quizá en el fondo pienso que, en cierto modo, es mejor ser un poco inescrutable? ¿Luchamos de alguna manera todas para impedir que se nos conozca plenamente?

Como terapeuta especializada en el sexo y las relaciones, la doctora Jean Milburn, mi personaje en *Sex Education*, sin duda defendería que compartir tus fantasías más profundas con tu pareja es algo de lo más saludable. Jean diría que una revelación así genera cercanía, estimula la excitación y muestra un nivel de confianza que solo puede resultar beneficioso para ese vínculo sexual. No obstante, ella misma tiene ciertos problemas en lo que a límites se refiere, y yo no confiaría del todo en su criterio para cuestiones de relaciones íntimas, por muy doctora que sea. Aunque todo eso es el mundo de la televisión, y ahí la dudosa brújula moral de Jean resulta de lo más entretenida.

En cualquier caso, incluso en el mundo real, desde el momento en que la primera temporada llegó a Netflix, se hizo evidente que había un público amplísimo preparado para asumir la franqueza de esta serie en lo referido a todas las cuestiones sexuales. No es inusual que alguno de los personajes, adolescentes incluidos, hable abiertamente sobre sus fantasías más profundas y más oscuras, y apostaría lo que fuera a que buena parte de ellas son más oscuras que la mayoría de lo que se revela en las páginas de este libro. El volumen de cartas que recibimos, sin embargo, y el grado de detalles íntimos divulgados indican desde luego que muchas mujeres quieren compartir, quieren que se les escuche, que se les vea y se les valide. Y, bueno, que sencillamente quieren. De ahí nuestro título.

Asimismo, me encantó leer cómo una gran cantidad de las mujeres acababan sus cartas señalando el placer y la excitación sexual que les había generado el acto de escribir sus fantasías. No se hacen una idea de cómo disfruto cuando las imagino a todas ustedes, mujeres hermosas del mundo entero, sentadas ante sus dispositivos, escribiendo, expresando sus sueños sexuales, derramando sobre la página sus deseos, ansias y secretos más profundos. Me emociona que tantas estén asimilando su erotismo y, al hacerlo, se la pasen de maravilla.

Por último, quiero hablar brevemente sobre el proceso de selección y de edición. Me gustaría dar las gracias a todas las personas que dedicaron tiempo a escribirme una carta. Leí con atención todas y cada una de ellas, y me detuve a considerar de la primera a la última. Por desgracia, por mucho que me hubiera gustado incluirlas todas, un libro de mil páginas no era una opción factible. Te pido disculpas si tu carta no está aquí: eso no refleja nada relacionado con la fantasía que contaras ni con la calidad de lo que escribieras. Mi objetivo consistía en recopilar una variedad de voces lo más amplia posible, de diferentes países, identidades sexuales, religiones y procedencias. Al pedirles a nuestras autoras los detalles demográficos, les consultamos sobre su identidad sexual, pero no sobre su identidad de género. Pese a ser un término imperfecto, la palabra *mujer* se utiliza a lo largo de todo el libro, como reflejo de la visión marcada por el género con la que entendemos las fantasías. Las autoras de este libro, tanto mujeres como personas *queers*, saben lo que significa que la sociedad patriarcal minimice sus voces y sus deseos, una sociedad en la que las fantasías de los hombres ocupan el escenario central. Cuanto más abarque la distribución de las voces, mejor podremos entender cómo se sienten ahora mismo las mujeres y las personas *queers* con respecto a su vida sexual. Así, nuestro primer capítulo trata, convenientemente, «Sobre fantasías»: una introducción a esta brillante y variada selección de voces de mujeres.

Este proyecto supuso mucho más de lo que habría podido esperar yo y cualquier otra persona involucrada en él: fue un torrente de pasión desenfrenada procedente de mujeres del mundo entero. Me asombraron la apertura, la autoconciencia y la elocuencia natural con las que se han expresado, así como la confianza que han depositado en mí para hacer esta recopilación. Y si albergo alguna esperanza con este libro es la de que sirva para iniciar un nuevo debate sobre poder sexual, en especial entre las mujeres. La liberación sexual de las mujeres debe significar libertad para disfrutar del sexo a nuestra manera, para decir lo que queremos, no lo que nos vemos presionadas a querer, ni lo que creemos que se espera que queramos. Algo es seguro: la fantasía sexual sigue desempeñando un papel vital y sano en nuestra vida como mujeres y personas *queers*. Y todas tenemos el poder de conseguir lo que de verdad, de verdad, queremos. El poder de decir: Esto es lo que QUIERO.

GILLIAN ANDERSON,
abril de 2024

LAS CARTAS

SOBRE FANTASÍAS

«Y yo te guardaré tu secreto si tú me guardas el mío».

«Mis fantasías, mis normas, ¿no?».

Me gustaría entenderme a mí misma, no como persona, sino como ser humano. A cada rato me pongo a hacerme preguntas sobre la vergüenza que me generan mis propios deseos. ¿Todo el mundo se avergüenza y finge que no? Como seres humanos, como animales, somos individuos deseantes y, aun así, nos consideramos parte de algo mayor, de algo más importante que los mamíferos: seres inteligentes que fundaron ciudades y que descubrieron cómo usar el fuego para cocinar verduras, que celebran el resultado de siembras de semillas organizadas.

Estoy buscando respuestas. La adolescencia la viví como lesbiana, pero ¿qué quiero ahora? Me aterroriza el cambio; me resultaría más fácil etiquetarme y quedarme ahí atrapada, aunque seguro que de ese modo sería una mujer muy triste. Quiero tocar y que me toquen, amar y que me amen. Soy incapaz de concebir el sexo como un acto carente de afecto. Quiero que alguien me acaricie el cabello y la piel, que me diga que me desea; quiero tener un objeto de adoración y ser yo el de alguien. Le doy importancia al acto mutuo de hacer el amor y al mismo tiempo hay una parte de mí que quiere saber cómo es eso de que te cojan. ¿Es posible sentirse atraída tanto por la dulzura como por la rudeza? Por el deseo profundo y primario de que me controlen. Creo que lo que me excita es lo desconocido.

Como mujeres, hacemos lo que podemos por ser individuos independientes. Inmersa en un sistema que se esfuerza al máximo para convertirnos en el género más débil, veo que mi deseo entra en conflicto con mi pensamiento racional. ¿Es ese el motivo por el que me avergüenzo cada vez que pienso en que me dominen? Por mucho que nos creamos poderosas, a las mujeres nos enseñan a sentir vergüenza desde el día en que llegamos al mundo. Yo, como muchas otras, me avergüenzo de mi cuerpo. Y ahí es donde se encuentran las raíces de mis inseguridades: ¿Soy deseable con el aspecto que tengo? No quiero que me cosifiquen y, aun así, quiero que me deseen. Quizá simplemente me atraiga la contradicción.

Quiero una relación, pero tengo miedo. Y, en cierto modo, mis miedos conducen al sexo. Quiero que alguien me toque, me llene, me haga desear que me toquen. Quiero que alguien me diga lo que tengo que hacer y lo que tengo que decir, que me diga cómo darle placer y cuándo parar. Quiero verme ante el precipicio, jugar con los límites. Quiero confiar en alguien hasta el punto de sentirme segura mientras me controlan. Quiero gemir de placer y también de dolor. Quiero que me pongan de uno y otro lado y que me cojan. Aunque sea una fantasía vaga y muy común, no me resulta fácil asumir la verdad: siento deseo. Mis fantasías están limitadas por mi yo racional, a quien yo misma avergüenzo. Eso lo sé seguro. Me gustaría dejar a mi mente volar libre, salvaje, pero me resulta complicadísimo no ponerle freno.

Bueno, voy a probar, por ti, pero sobre todo por mí: por fin asimilé que me gusta bailar, así que estoy en una fiesta, pasándomela bien. Veo a alguien que me gusta, aunque no estoy segura de que se haya fijado en mí, así que sigo bailando. Al rato, noto una mano que me toca suavemente la espalda y me doy la vuelta. Cuando le veo la cara, sonrío y sigo bailando, mientras siento la tensión que me corre por la piel y que va en aumento. Poco a poco, como si lo hubiéramos planeado, sus manos se dirigen hacia mi cintura y las mías van a su cuello, a su cabello suave. No sé cómo, pero ya nos estamos besando. Es un beso lento, y mi torso está cada vez más cerca del suyo conforme pasan los minutos. Cuando las manos que me recorren el cuerpo notan que necesito más, sugiero que vayamos a un sitio más privado. Llegamos al baño y allí continuamos besándonos, tocándonos. Tal y como bajan las manos sube la adrenalina, y el hecho de que puedan descubrirnos me excita aún más. De un empujón me pone de cara a la pared, fría y dura. Desde atrás, me mete una mano por debajo de la falda larga que llevo y empieza a tocarme por encima de la ropa interior. El roce de la tela contra el clítoris me excita, y cuando empiezo a notar que voy a venirme, se detiene. Le pido que siga, pero me ordena que me calle y me dice que me dé la vuelta y me ponga de frente. Mientras lo hago, sube la mano hasta alcanzarme la boca, donde un dedo se cruza con mis labios y entra. Me gusta mi propio sabor; me recuerda que estoy viva. Entonces una mano me entra en la boca y juega con mi lengua, y al mismo tiempo la otra baja y empieza a frotarme la parte interna de los muslos, y me hace querer más, así que se lo pido. No me lo da. Por el contrario, sigue tocándomelo todo menos el clítoris, y me siento de lo más vulnerable ahí de pie, esperando a que me cojan y sabiendo que en cualquier momento podría entrar cualquiera por la puerta. Cuando la mano me llega al clítoris, tengo las pantis por las rodillas, así que esta vez es piel con piel. Lo que me acaricia no son los dedos, sino la mano entera. Estoy sensible y escuece, aunque solo un poco; lo justo para hacerme sentir que voy a sucumbir. Nos estamos besando, pero necesito respirar profundo, así que me detengo a tomar aire. Cuando noto la urgencia de sentirme llena, me llena. Es como si me leyera el pensamiento, el deseo de notar que está dentro de mí. Dos dedos entran y salen, a un ritmo lento pero brusco. Siento la vibración de la música en el pecho, los bajos que me acarician el cerebro mientras percibo el sexo como algo que me está ocurriendo. Música y baile, el ritual del acto amoroso.

Parte de la fantasía está en no saber si me vengo, en que no me importe si pasa o no. En mi mente siento placer. ¿Lo sentiré algún día en el cuerpo? Que me toquen, que me quieran. Ser una mujer enamorada del mundo que ella misma haya creado.

Argentina | <15 000 £ | Gay/lesbiana | Soltera | No

Me gustaría tener pene. Esa es mi fantasía. Me encantan mis tetas y mi feminidad, pero quisiera tener un pene para cogerme a una mujer, o a muchas mujeres, con cuidado y protección, aunque también con un deseo feroz, y sentir el placer que sienten los hombres cuando mantienen relaciones con una mujer. Y, sobre todo, compartir el deseo simultáneo. Debe de ser alucinante. Hace no mucho tiempo quería ser hombre, o eso pensaba, porque lo que de verdad quería era tener los privilegios de los hombres. No solo sus derechos y su seguridad, sino principalmente su pene.

Ojalá existiera una tecnología capaz de generarme la sensación de tener pene y provocar en una mujer el máximo deseo y excitación posibles. En una mujer ardiente, sexi, divertida, encantadora. «Por favor, mándame una», le pedí al espacio que me rodea, a mis ideas, a ti, supongo. Tiene gracia, ¿no? Estoy un poco desesperada, aunque intento no pensarlo demasiado. Creo que por ahora tendré que conseguirme un *strap-on* y buscar a una mujer que quiera besarme y tener relaciones sexuales conmigo, eso para empezar. Una tarea nada fácil. No sé a quién pedirle consejo ni quién podría presentarme a una mujer ardiente, divertida, femenina. Y es una mierda. Yo no me veo nada fea, así que no entiendo por qué no consigo encontrar a una mujer que quiera estar conmigo. Diría que nunca he recibido el amor de una mujer, ni de ninguno de mis intereses románticos, de hecho. Y duele. A veces me duele el corazón por ese rechazo silencioso. En cierto modo me siento sola cuando pienso en que no consigo encontrar ningún *match* con mujeres en Tinder ni en Bumble, ni en la vida real. En las *apps*, antes las cosas eran fáciles para mí. Pero ahora no. A veces siento que estoy en el sitio equivocado y quizá también en la época equivocada.

Así que quiero escapar a un país extranjero y fantaseo con la posibilidad de encontrar a alguien allí que me aprecie y me desee. Y que me quiera. Me gustaría experimentar eso. Algo sano, cariñoso, reconfortante. Y no quiero solo sexo. Quiero una conexión dulce, real y sincera, aunque dure solo un tiempo. Una diminuta fracción de tiempo. Un dulce bálsamo. Sigo queriendo un pene, eso sí, pero supongo que mi mayor fantasía es encontrar a alguien a quien amar. Amar de verdad y que me amen. Te doy las gracias por este espacio. Escribir esto me hizo sentir mejor.

Mestiza ecuatoriana | <15 000 £ | Bisexual/pansexual | Soltera | No

En lo que al sexo respecta, lo único que he hecho en la vida ha sido fantasear. Hace mucho tiempo me tomé de la mano con alguien, pero es todo. Aunque siempre he tenido una vida de fantasía muy activa, desde que descubrí recientemente que no soy hetero todo se ha multiplicado. ¡Si la gente supiera en lo que pienso mientras estoy sentada a la mesa de la cocina comiéndome un sándwich de queso! Dejémoslo en que a lo mejor me imagino con algo muy diferente en la boca. Resulta desconcertante hasta qué punto mis fantasías han cambiado a lo largo del último par de años. Antes eran solo dos personas en la postura del misionero, y muy de acuerdo: una puede divertirse muchísimo así también. Sin embargo, lo mío ahora es un «Sí, por favor» a cosas con las que antes ni siquiera habría soñado: BDSM (*bondage*, disciplina, sadismo, masoquismo), fetiches, tríos o con más personas, escorts, fiestas y clubes de sexo, ver y ser vista, aventuras de una noche con personas desconocidas... Sexo anal y cosas que hasta hace un año ni siquiera sabía que existían, como el *fisting*. Una de mis fantasías preferidas ahora mismo es estar en una fiesta rodeada de personas en diversos estadios de desnudez, cada una enfrascada en una actividad distinta. Mi boca está en el pezón de alguien a quien le tengo la mano metida mientras me monta sin detenerse hasta que...

Descubrir mi condición *queer* ha cambiado por completo mi manera de pensar y de sentir con respecto a todo en la vida, no solo en el sexo y en las fantasías. Es como si me hubieran trasplantado la personalidad. Por ejemplo, antes ver porno era un no clarísimo para mí, pero ahora... Mujeres juntas, hombres juntos, hombres y mujeres, grupos, masturbación a solas... ¡Me encanta! Si bien no suelo fantasear con personas reales (¡a excepción de ese repartidor de los tatuajes y el cabello rapado por debajo de la cabellera!), sí que tengo pensamientos inapropiados con gente. Me pasa que estoy hablando con alguien y de pronto se me viene una idea a la cabeza. ¿A qué sabrá? ¿Qué le gustará hacer en la cama? ¿Cómo sería tener su pene en la mano ahora mismo? De todos modos, en su mayoría todo ocurre con personas que inventa mi imaginación. Una misma persona puede formar parte de una relación a largo plazo, ser alguien de quien estoy locamente enamorada o participar en un encuentro de diez minutos en el baño de una discoteca. Tengo a personas especiales que se mantienen en mis fantasías durante un tiempo, aunque en general hay muchísima gente distinta. Antes siempre soñaba con personas que estaban en buena forma, que tenían buen aspecto y plenas capacidades físicas, pero ahora hay gente de todo tipo, con toda clase de cuerpos. El aspecto, el género, la raza y la sexualidad no son factores determinantes. La edad tampoco lo es. Mis amistades imaginarias pueden tener veinticinco u ochenta y cinco años, y cualquier edad intermedia entre esas dos. En todo caso, sea cual sea el tipo de situación en la que se encuentre mi yo imaginario, siempre es algo extraoficial. Parece que me da miedo incluso fantasear con relaciones a tiempo completo, declaradas y orgullosas. Aunque eso no me impide obsesionarme con triejas o relaciones de poliamor. Cuando hace unas semanas me enteré de la existencia de una posible trieja entre tres personas famosas, me entraron unos sudores fríos y de inmediato tuve solucionadas las fantasías para todo el día. Me encanta lo libres y espontáneas que pueden ser las fantasías. Una relación casta y amorosa con una persona asexual convive felizmente con varias personas a las que no conozco mucho y que me están dando duro contra un muro. En un momento puedo estar paseando por la calle agarrada de la mano de otra persona en plan cursi, y al instante siguiente verme junto a más gente en una mazmorra, con todo el mundo vestido para la ocasión, y algunas personas atadas a un marco recibiendo su debido castigo mientras otras blandimos nuestros látigos con deleite. En mi vida de fantasía también hay veces en las que viajo por el mundo como una especie de nómada sexual. No me interesan los sitios turísticos del país extranjero en cuestión; lo que busco son lugares, retiros, comunas, clubes en los que conocer a personas de ideas afines y tener relaciones sexuales de todas las maneras posibles.

En cualquier caso, al mismo tiempo odio un poco lo libres y fáciles que pueden ser las fantasías. Me explico: el objetivo último de fantasear es hacerte sentir bien, y a veces es así; no obstante, en otras ocasiones las fantasías me paralizan. Hace poco leí en una revista un artículo que hablaba sobre una persona que se enamoraba de una mujer por primera vez. En vez de terminar las cosas que tenía pendientes, me quedé siglos ahí sentada, mirando la página, imaginando que aquello me estaba pasando a mí. Ya no le veo sentido a intentar ver la televisión o leer un libro, porque soy incapaz de concentrarme en nada. Creo que necesito terapia.

Pensé que sacarme de la cabeza una parte de todo esto y ponerlo sobre el papel me ayudaría, pero escribirlo me hizo sentir peor. Me hizo ver lo egoísta e indulgente que soy. Puedo estar ahí sentada viendo las noticias, con la tragedia más reciente desarrollándose en mis narices, y con mi propia vida hecha un absoluto desastre, y con gente a mi alrededor necesitada de ayuda, y yo solo soy capaz de pensar en cuerpos, sexo y relaciones. Siento vergüenza. Sé que se supone que las fantasías deben ser una distracción de la vida real, pero también pueden ser una carga. A veces temo el momento de despertarme, porque sé que todo empieza antes incluso de abrir los ojos. Tengo la impresión de que mi vida está hecha de sueños sexuales salpicados por algún acontecimiento ocasional de la vida real. Queda patentísimo, además, lo frustrada que estoy. Me pregunto cómo cambiarían mis fantasías si tuviera citas reales. Al leer lo que he escrito creo que quizá sea todo un poco ingenuo y básico en comparación con las fantasías que pueda tener otra gente, pero... mis fantasías, mis normas, ¿no?

Mestiza británica | <15 000 £ | Bisexual/pansexual | Soltera | No

Estoy felizmente casada. Creo. Mi marido es un tipo genial. Es bueno. Es fácil de llevar. Tenemos intereses comunes. Es un padre magnífico. Me respeta. Trabaja mucho. Me apoya económicamente. Es mi mejor amigo. Y estar casada con tu mejor amigo es lo mejor del mundo. Pero a veces me pregunto cómo sería mi vida si se muriera. ¿Sería valiente? ¿Cambiarían mis gustos? Me pregunto si sería una persona distinta a mi yo de veinte años que se fijó en un tipo que acabó siendo su mejor amigo y su marido; si tendría el coraje suficiente de admitir lo que de verdad quería ante mí misma, ante mi familia, ante mis amistades, ante mis hijos.

En mi trabajo había una chica; digo «chica» pero era una mujer. No había conocido nunca a nadie como ella: cabello largo, oscuro, brillante; una sonrisa enorme, con los dientes demasiado grandes para la boca; los brazos cubiertos de tatuajes; pechos pequeños. Los ojos le brillaban cuando se cruzaban con los míos y veían más allá de mis ojeras por cansancio, del suéter amorfo que me disimulaba la panza de embarazada. La cara se le iluminaba cuando yo hablaba; se le inclinaba el cuerpo hacia mí. Al día siguiente se marchaba al extranjero. Unos cuantos decidimos salir a tomar algo. Recuerdo exactamente dónde me encontraba cuando se me acercó por detrás y me rodeó la cintura con el brazo, en gesto informal, entrelazando sus dedos con los míos. Me negué a bajar la mirada; mantuve la vista al frente. Me notaba borracha. Sentía las mejillas coloradas. El cuerpo entero me ardía mientras estaba allí, fingiendo seguir el hilo de la conversación, sonriendo y asintiendo cuando podía. Me eché un poco hacia atrás y aparté el cuerpo del suyo; su cara mostraba una risa por algo que alguien había dicho. Yo también sonreía, aunque no había atendido a una sola palabra de aquella conversación. Cerré los ojos un segundo, y entonces dejó caer la mano. Esa ausencia me quemó y tropecé hacia un lado. Me excusé y me marché a casa, junto a mis hijos y a mi mejor amigo. Ahora solo la veo por Instagram, o cuando me miro en el espejo del baño y está ahí de pie, detrás de mí. La veo con mi vibrador en la mano e imagino que mi marido está muerto. Y me pregunto si sería tan valiente para dejarla abrirse paso por mi cuerpo. Si permitiría que su cabello largo me hiciera cosquillas en los pechos, si sus senos, menudos, encajarían con los míos, voluptuosos. ¿Sería lo bastante valiente para besarla? ¿Sería lo bastante atrevida para dejar que me explorara el cuerpo mientras yo exploraba el suyo? ¿Sería lo bastante valiente para compartirla con mis hijos? Ahora mismo no lo soy. No tengo la valentía suficiente para dejar a mi marido. No voy a dejarlo nunca. Es mi mejor amigo. Por la calle vamos caminando de la mano, pero en la cama nos damos la espalda, no por enojo, sino por cansancio. Por conformidad. Por resignación. Estoy resignada a una vida de conformidad. Una vida feliz. Sin deseos. Conformidad y nada más. A lo mejor estar casada con tu mejor amigo tampoco está tan mal.

Blanca británica | Judía | <29 999 £ | Heterosexual | Casada/en una unión civil | Sí

Tengo un secreto que no le he contado nunca a nadie: si te cruzas conmigo caminando por la calle, yendo en el metro o comprando en el supermercado, es muy probable que en mi cabeza esté creando una fantasía sexual detallada y más caliente que unas brasas. A lo mejor crees que estoy pasando la tarjeta del transporte, esperando a que se ponga en verde el semáforo para peatones o eligiendo frutas y verduras, pero en mi cabeza estoy en la regadera mientras me da por atrás un hombre cuyo nombre ni siquiera sé; o puede que esté en un bar coqueteando con alguien a quien no conozco, con la luz de una vela reflejada en los ojos y todo tipo de promesas para la noche que empieza.

Tengo una vida plenamente satisfactoria: un trabajo del que disfruto, buenas amistades, una vida social activa y una pareja a la que quiero. Pero es cuando estoy sola, sumida en las mil cosas mundanas de la cotidianeidad, cuando comienza mi elaborada vida alternativa. A veces esos hombres (y alguna que otra mujer) son figuras famosas: durante una visita al supermercado, por ejemplo, disfruto de una amplia ensoñación con un roquero británico. Después de conocernos en un bar, acabamos en su acogedor departamento, con unas preciosas repisas llenas de discos y libros (no es solo la parte del sexo la que está sumamente detallada), y empezamos a besarnos. Saboreo el vino tinto que hemos estado tomando y nos trasladamos al sillón. Cuando la cosa se calienta, me deslizo sobre su verga y él me agarra por las caderas, y se pone a mecerme adelante y atrás mientras me susurra. Cuando llegamos al clímax, paso todos los artículos por una de las cajas de autoservicio y me voy. Veo a algún político atractivo y serio dar una rueda de prensa y de inmediato me lo imagino en mi departamento. Me trajo un regalo: lencería negra, unas pantis de encaje tipo *culotte*. Me las pongo y se arrodilla ante mí; con suavidad, me aparta la prenda interior a un lado y empieza a acariciarme con la lengua. Me vengo a chorros mientras lo agarro por el cabello: una cabellera abundante y oscura salpicada de gris. Aunque lo más frecuente es que esos hombres sean por completo imaginarios. Pensar en hacer alguna obra en casa me lleva a una fantasía clásica del porno, de las tradicionales, con la aburrida ama de casa y el albañil sexi. Ese día en concreto había huelga y tenía que ir caminando al trabajo, y nuestro encuentro me duró la hora entera de camino.

Recuerdo cuando descubrí por primera vez la emoción de un encuentro imaginario mientras mantenía una expresión totalmente seria en un espacio público: el que entonces era mi novio me había dejado su discman y un CD de Prince (sí, así de vieja soy) y yo iba sentada en el autobús escuchando la canción «Orgasm», que según decían incluye la grabación de un encuentro sexual de verdad; a saber. En esta época me gusta pasear por mi ciudad, que está inusualmente pintoresca; a veces voy escuchando música y con frecuencia tejo mis fantasías conforme avanzo. Durante el resto del día interactúo con el mundo con absoluta normalidad. Así que la próxima vez que veas a una mujer caminando por la calle sin nada reseñable, pero con una ligera sonrisa, a lo mejor soy yo.

Blanca británica | <49 999 £ | Heterosexual |
En una relación | No

Me ha resultado muy difícil comprender cuáles son en realidad mis fantasías. Buena parte de lo que se representa en el porno va dirigido a los hombres, y hay tantas expectativas puestas en las mujeres que me cuesta mucho desentrañar lo que de verdad me excita en contraposición a cómo siento que debería actuar. Creo que mi principal fantasía es que me hagan sentir sumamente deseada. Quiero provocar auténtico embeleso, que mi pareja me explore el cuerpo como si fuera una droga para ella, quiero que me haga sentir que se enciende con mi sola presencia desnuda. Y no porque sea un cuerpo desnudo como cualquier otro, sino porque soy yo y es mi cuerpo. Verme tan deseable y única y escuchárselo decir a otra persona me hace sentir deseable por lo que soy, independientemente de todas mis inseguridades. Y cuanto más deseable percibo que soy para mi pareja de cama, más me excito.

Blanca estadounidense | Judía | <100 000 £ | Bisexual/
pansexual | En convivencia | No

En mis fantasías sexuales llega a haber de todo. Lo único que no aparece nunca soy yo misma. Tengo la suerte de ser de un país en el que se aceptan los cuerpos en todas sus formas y maneras. Una educación sexual amplia y conversaciones abiertas sobre el físico permitieron que niñas como yo nos hiciéramos conscientes del valor de nuestro cuerpo. Debatir sobre sexo nunca implicó tener que sortear palabras clave ni metáforas, y ese era un tema del que solía hablar con mis amistades. Sin embargo, cuando fui creciendo sus experiencias pasaron de la fantasía a la vida real, mientras que las mías se quedaban en lo primero. Y en nuestras conversaciones yo mentía.

Cuando fantaseo con el sexo, a veces la gente que participa son mujeres y otras veces son hombres. Algunas personas no se parecen en nada a mí, y aunque haya quien se acerque a ser casi como yo, no pasa nada siempre que no sea yo de verdad. Recuerdo que durante un tiempo creé a una mujer de cabello oscuro llamada Harriet que me sustituía en todas las fantasías: permitía que mis *crushes*, mis ídolos y mis fantasías se la tiraran a ella en vez de a mí. Cada vez que yo entraba en la ecuación, el asunto se acababa por completo y entraba en acción la incomodidad. Sentía asco. ¿Qué conclusión puede sacarse de ahí? ¿Quizá que odio mi cuerpo? La cosa es que no. Soy lo que los medios de comunicación han coronado como el «ideal» y estoy muy segura de mí misma. ¿Quizá que soy asexual? Pero es que sí quiero tener relaciones sexuales. Quiero sentir lo que siente la gente de mis fantasías. Soy sexual, siempre que yo no esté ahí. ¿Quizá que tengo miedo? ¿De qué? He recibido la educación pertinente, he hablado de todo lo que hay que hablar, sé cómo protegerme. ¿De qué tengo miedo? En las escasas ocasiones en las que me he permitido imaginar mi primer encuentro sexual, siempre es con una persona que tiene la cara borrosa. Alguien más grande que yo que me acuesta y me posee, suavemente pero con pasión. Alguien que no tiene que preguntar nada; sabe lo que necesito y me lo da, y punto. Alguien que me hace sentir segura. Alguien que no me hace sentir yo misma. Alguien a quien no le importa que yo desee no estar ahí. ¿Será que no me siento capaz de llegar a confiar nunca lo suficiente en otro ser humano para permitirle tener relaciones conmigo así? ¿Ni siquiera en mis fantasías más salvajes? Puede ser.

Blanca sueca | Wiccana | <15 000 £ |
Bisexual/pansexual | Soltera | No

Practico el sueño lúcido. Todas las noches sueño que tengo
relaciones sexuales con el actor Pedro Pascal.

Suiza | Heterosexual | En una relación | Sí

Antes de leer *Mi jardín secreto* de Nancy Friday no tenía fantasías. Ahora fantaseo con frecuencia, dado que me encanta el sexo pero no siempre tengo ganas; usar la fantasía como herramienta implica que logro llegar a un punto de satisfacción. Mis fantasías varían y cambian todo el tiempo, y a veces son ridículas y excesivas a más no poder. Me encanta fantasear con penes, cuantos más mejor, por lo que una de mis favoritas es la de un hombre cogiéndose a otro (a veces está ahí mi pareja) o muchos hombres masturbándose a mi alrededor. Me gusta fantasear con que estoy sobre una mesa en un salón de banquetes masturbándome (casi como si yo fuera el propio festín) y a mi alrededor solo hay hombres gordos, viejos y ricos, en torno a la mesa, mirando boquiabiertos, con lascivia, y con sus penes apuntando al cielo. Todos son de tamaños y formas distintos, algunos diminutos y regordetes, otros grandes y exagerados. Y todos quieren cogerme.

Blanca británica | <29 999 £ | Bisexual/pansexual | En convivencia | Sí

49

En mis fantasías siempre se me acerca una mujer mayor con aspecto de heterosexual que me hace someterme a ella por completo (de forma consensuada). Me domina y me utiliza como le place. Pero me da miedo contárselo a la gente de mi entorno, como mi marido o mi terapeuta. Creo que habría mucho que decir sobre el hecho de que una mujer más joven sueñe con una mujer mayor, más o menos de la edad de mi madre, haciendo esas cosas. Sin embargo, desde que descubrí la masturbación estando en secundaria, es en lo único que puedo pensar para llegar al punto de la explosión, y no tengo ninguna duda de que esta fantasía seguirá conmigo después de ser madre y hasta que me haga vieja. La primera vez conmigo misma fue increíblemente difícil, y no porque no supiera cómo hacerlo; aprendí muy rápido lo que me gustaba. Parecía incapaz de alcanzar el clímax hiciera lo que hiciera. Era como si estuviera subiendo una montaña y me detuviera justo antes de llegar a la cima. Me ocurrió lo mismo durante varios días, hasta que una vez estaba viendo una película protagonizada por una mujer mayor y me di cuenta de que mis genitales tenían la capacidad de comunicarse conmigo. «Cuarto. Ahora. Ya». Y fuegos artificiales.

He intentado pensar primero en mi marido, porque se supone que es lo que hay que hacer, pero en esos casos nunca soy capaz de alcanzar plenamente el orgasmo. La fantasía de mi cabeza (la mujer y las situaciones concretas cambian siempre, según la serie o la película con las que esté en el momento) es la única situación con la que consigo verme entregada a una plena confianza física, y creo que por eso es el único pensamiento que me permite llegar al clímax. Sin embargo, la culpa interiorizada que siento *a posteriori* es espectacular. Me miro al espejo y me pregunto qué me pasa y por qué no me siento satisfecha pensando en mi marido mientras me toco. Estoy enamorada de él, de verdad, locamente y con todo mi ser... Pero hay una pequeña parte de mí que siente que se está perdiendo la única experiencia capaz de llenarme en un plano sexual.

De soltera sí me planteé intentar hacer realidad mi fantasía. Supongo que hubo múltiples razones que me impidieron buscar a alguien. ¿Qué habría pensado la gente si lo hubiera descubierto? Había salido con mujeres antes, así que esa parte no habría sido ninguna sorpresa, pero de haberse sabido que me estaba acostando con una mujer de la edad de mi madre se habría montado mucho más revuelo.

Con frecuencia me pregunto si otras mujeres tendrán pensamientos similares, pero el sexo no es precisamente una conversación muy abierta. Me pregunto si en la preparatoria mis profesoras pensarían en mí alguna vez como yo pensaba en ellas. Me pregunto si la madre de mi amiga de la universidad se planteó alguna vez seducirme tal y como yo quería con desesperación que hiciera. Me pregunto tantas cosas... Y daría lo que fuera por saber si más gente imagina cosas similares, solo para saber que no estoy sola.

Incluso mientras escribo esto me doy asco a mí misma. Se supone que no debería tener estas ideas, y me entran ganas de lavarme para luego meterme en la cama con mi marido. Esta fantasía la he mantenido oculta al mundo y nunca se la he contado a nadie, ni vivo ni muerto. Una parte de mí teme que si alguien la descubre me convierta en una paria social, o que quizá me metan en una institución para que me estudie gente como Sigmund Freud. En mi opinión, el sexo debería ser una conversación abierta. Si lo fuera, creo que habría muchas posibilidades de que pudiera experimentar lo único que deseo en secreto y de manera tan constante y tan profunda. De momento, y hasta el final de mis días, estos anhelos seguirán quedando aquí escondidos entre tú, que me lees, y yo. Y yo te guardaré tu secreto si tú me guardas el mío.

Blanca estadounidense | Atea | <15 000 £ | Bisexual/ pansexual | Casada/en una unión civil | No

Ojalá tuviéramos tres vidas. La primera la pasaría como la que tengo, casada con mi mejor amigo de la escuela, criando a nuestros hijos en nuestro departamentito del árbol grande. Nos manteníamos jóvenes estando juntos. Ahora seguimos haciendo el amor, pero después de tres embarazos y dos hijos nuestro ritmo ha cambiado, y no pasa nada, porque la intimidad tiene muchas facetas, ya se sabe. Somos como esos gansos que se emparejan de por vida, y agradezco muchísimo la intensísima sensación de pertenencia que tengo estando con él.

La segunda vida, sin embargo, la pasaría con hombres malos, hombres de los que no convienen. Esos que te tocan rayando lo brusco, que mezclan dolor y placer, que no se interesan lo más mínimo por ti. Esos que van y vienen y te dejan marcas en el cuerpo, pero nunca en la vida. La cara cambia, pero siempre son igual de rudos y grandes, y te cogen por atrás o poniéndote contra la pared. Te amarran y te hunden, y siempre toman más de lo que dan, aunque dejarte agarrar genera una excitación muy particular. Mi segunda vida es solitaria a veces, pero la soledad es una elección, según dicen. No necesito dramas románticos para estar completa; prefiero ver a los gansos desde lejos.

Y la tercera vida... La tercera vida la pasaría enamorada de ella. Es una mujer libre y salvaje, con el cabello alborotado por el viento, los rizos y la sal del mar. Cuando me besa, también los labios los tiene salados. Ha abierto un espacio cavernoso en mi interior, un espacio que yo no sabía que existía. Con ella soy distinta. Soy celosa, fiera y protectora. Quiero tocarla, todo el rato, quiero ponerle la boca encima, las manos. El sexo con ella es suave, intenso y voluptuoso, y es que es preciosísima. Me consume igual que consumen las olas del mar, rompiendo una y otra vez contra ti con toda su fuerza. Y eso es todo. Ojalá. E incluso con la preciosa primera vida que estoy viviendo, las otras dos siguen existiendo en algún lugar muy profundo, en esos cándidos momentos que transcurren entre la vigilia y el sueño.

Blanca alemana | Católica | <49 999 £ | Heterosexual | Casada/en una unión civil | Sí

Mi marido me considera una amante muy desabrida. Eso es porque no sabe lo que sueño con ser. Los dos somos transexuales y tenemos dificultades para llevar una vida sexual satisfactoria porque nuestras partes íntimas no encajan bien, por decirlo de algún modo. Me he aficionado a darme por vencida y a ver porno mientras me masturbo. Veo a otras mujeres trans, porque me siento identificada con sus experiencias sexuales.

Antes idolatraba a símbolos sexuales femeninos y soñaba con ser modelo de *Playboy*, y la mayor parte del tiempo he querido ser una estrella porno famosa. Antes de la transición siempre me vi muy fea. Transicionar ha realzado desde luego lo mejor de mí, y en varios sentidos. No obstante, en el fondo me encantaría pasar por todos esos procedimientos cosméticos que existen y convertirme yo misma en un símbolo sexual. Siempre me han valorado por mi inteligencia, pero yo quiero que me valoren por mi cuerpo. ¿Superficial? Puede ser. Pero cuando odias tu cuerpo tanto como yo odio el mío, ansías que alguien te considere deseable. Y a veces no basta con una sola persona. Quiero que todo el mundo me vea como la viva imagen de la sexualidad femenina. Fantaseo con protagonizar películas para adultos, ser modelo de desnudos, convertirme en un ícono sexual irresistible. Cuando tengo relaciones sexuales, me gusta imaginarme en todo tipo de situaciones subiditas de tono: estoy en un *set* de rodaje ocupándome de varios hombres a la vez, o de rodillas solo con uno.

En la vida real no dejo de intentar darles un poco de vida a los momentos de sexo, aunque creo que mi marido lo considera un mucho, porque sigue pensando que soy muy cohibida. Lo máximo que hice fue comprar algo de lencería bonita y velas aromáticas para la recámara. Sé que no puedo convertirme en una estrella porno, no resultaría práctico, siendo además esposa y madre. Me tendré que conformar con grabarme manteniendo relaciones con mi marido. Eso me excita bastante, y al menos es gasolina para mis fantasías.

Mestiza estadounidense | Atea | <49 999 £ | Heterosexual |
Casada/en una unión civil | Sí

Llegué a la vida adulta entre finales de los años sesenta y principios de los setenta, y conocí a mi futuro marido cuando entré a trabajar para el gobierno; los dos éramos unos *frikis* informáticos y estábamos en el mismo departamento. No creo que al principio hubiera atracción sexual, sino más bien intelectual, pero la conexión sexual no dejó de crecer durante los años que precedieron y siguieron a nuestra boda. Si avanzamos treinta y cuatro años, hace cinco meses que mi marido murió. Lo extraño muchísimo. Llevo trece semanas en un grupo de apoyo por la pérdida de la pareja, compartiendo sentimientos con media docena de mujeres, en su mayoría mucho más jóvenes que yo. Sin embargo, ni siquiera una ha mencionado la pérdida secundaria de sus relaciones sexuales, algo de lo que yo sí soy muy consciente. Supongo que, como el sexo con él era genial, es algo que asocio muy intensamente a mi marido como ser vivo.

Intento recordar y revivir la realidad y llevar cierta fantasía a mis sesiones de masturbación, algo que mi educación católica nunca me ha explicado ni facilitado; pero, tal y como seguramente admitiría la mayoría de las viudas, en realidad no hay nada que pueda ocupar el lugar del marido que perdiste. Desde luego, la fantasía no sirve de mucho para aliviar la pena. Añoro el contacto físico, y aunque trato de conformarme con los abrazos y el cariño de familia y amistades, recuerdo que uno de los primeros abrazos que recibí tras la muerte de mi esposo me pareció casi un impacto frontal, porque me hizo reparar en que no volvería a disfrutar durante un tiempo (o quizá nunca más) de esos abrazos apasionados que se dan con el cuerpo entero y que una vez había tenido.

Mi marido quería que me buscara a otra persona después de su muerte; de hecho, me lo dijo poco antes de fallecer. Sin embargo, cuando has perdido a alguien que encaja tan bien contigo, eso es lo último que imaginas. Antes veía series y películas y pensaba que me encantaría tener una relación con tal o cual actor, pero siempre estaba mi amor en la vida real para disfrutar en la cama. Ahora que no lo tengo, veo que me entusiasmo muy fácilmente de nuevo con las películas y la televisión. Es una de esas cosas que sí aplacan la tristeza y que me dan un poquito de felicidad, en especial cuando las noches de viudedad se hacen demasiado largas. Ojalá se hablara más sobre la pena, la pérdida de una pareja y la sexualidad.

Blanca estadounidense | Espiritual sin religión |
<100 000 £ | Heterosexual | Viuda | No

Llevo trece años con mi marido, doce de casada. Después de la boda, nuestra vida sexual prácticamente desapareció, y no por falta de atracción, sino por su grave depresión, su autodesprecio y el impacto de una madre autoritaria. Hice todo lo humanamente posible por animarlo para que se interesara sexualmente por mí: amabilidad, compasión, lencería, conversación, fantasía. Pero no funcionó absolutamente nada. Los primeros cinco años de nuestro matrimonio lo hacíamos quizá dos veces al año y, cuando ocurría, la cosa duraba unos cinco minutos, a lo sumo. Me dejaba una sensación de vacío y de soledad.

Para afrontar la situación y sentir afecto y amor, y también para llegar al orgasmo sola, empecé a construirme un mundo de fantasía. Al principio todo comenzó con un ex, reimaginando cómo habría sido nuestra relación si hubiéramos tomado decisiones distintas, pero no me sentía cómoda ni en paz conmigo misma. Centrarme en lo que habría podido ser, en lo que había perdido, no bastaba para evadirme de la realidad. Así que pasé a usar los libros y la televisión, personajes de películas, y eso me abrió un mundo nuevo. Tras cinco años recurriendo a los dedos para masturbarme, desobedecí los deseos de mi marido y me compré dos vibradores, y desde entonces no he vuelto a mirar atrás.

Construyo los mundos de todas mis fantasías con una precisión increíble y hasta el más mínimo detalle: la ropa que llevamos todos, dónde vivo, incluso lo que comemos. El diálogo importa, la historia importa y mi fuerza sobre el escenario me importa a mí. A veces soy una superviviente en un apocalipsis zombi: conozco a alguien y le salvo la vida, luchamos contra enemigos y buscamos comida juntos. En ocasiones eso implica que tengo hijos de los que cuido; mi amante me apoya en este aspecto y la fantasía sexual somos los dos luchando el uno por el otro y por la supervivencia de nuestra familia.

En otra fantasía soy una bruja en un mundo de magia. Soy guapa y poderosa y tengo habilidades mágicas. Visto ropas transparentes que lucen mi cuerpo, mantengo relaciones sexuales con otros brujos y brujas y yo soy la que manda. No me da miedo que me violen ni que me hagan daño, porque siempre puedo darle una patada en el culo a cualquier agresor. Puedo pasarme meses elaborando estas fantasías y luego empezar una totalmente nueva. En mis fantasías tengo la libertad de hacerlo con hombres o con mujeres, y a veces con ambos. La excitación radica en la libertad sexual de la que disfruto con los dos sexos.

En la realidad, actualmente mi marido y yo tenemos relaciones quizá una vez al mes. Nuestro matrimonio es respetuoso, amable y divertido. Él ha crecido en confianza y pasa más tiempo asegurándose de que esté satisfecha cuando lo hacemos. No obstante, esta interacción me resulta muy complicada. Una parte de mí quiere retirarse a mi mundo de fantasía, aunque por él intento mantenerme presente en nuestro momento amoroso. Sin embargo, el nivel de rechazo y de soledad que he sentido durante tantos años ha sido muy destructivo, y sé que sin mis fantasías y sin mi fluidez para construir mundos imaginarios quizá habría puesto fin a mi vida.

A las mujeres nos hacen creer que los hombres quieren coger constantemente; si tienes suerte, querrán hacer el amor. Por el contrario, nunca se habla de los hombres que no quieren mantener relaciones sexuales por depresión, enfermedad mental o falta de confianza. Así que, cuando estás en una relación sin sexo como la mía, puedes llegar a sentirte muy asquerosa y despreciable porque no tienes a nadie con quien hablar. Tienes una pareja que te dice que te quiere, que te abraza, que habla contigo, pero que no intima contigo, o que, si lo hace, no se esfuerza en absoluto por satisfacer tus necesidades sexuales... Y entonces se alcanza un nivel devastador de vergüenza por ambas partes. Creo que por eso en muchas de mis fantasías sexuales, y en las de otra gente, las mujeres ocupan el papel protagonista; el nivel intensificado de detalle en sus cuerpos y la intimidad más prolongada que imagino con ellas tienen un mayor impacto en mí porque en las escenas que interpreto puedo ser más exhaustiva. Muchos de los hombres con los que mantengo relaciones en mis fantasías se esmeran mucho en hacer que me venga, o bien protagonizan breves penetraciones mientras hago el amor con otra mujer. O hay dos hombres y estoy yo al mando de todo, y es algo mágico y profundo. Los gemelos Weasley de las películas de

Harry Potter, por ejemplo. ¡No me preguntes por qué, pero ahí están!

Blanca escocesa | Cristiana | <29 999 £ | Bisexual/
pansexual | Casada/en una unión civil | No

Que mi marido me diga que contrató a alguien para que haga la limpieza. Que mi marido me diga que hizo las compras del súper. Que mi marido me diga que vayamos al cine. Que mi marido me diga «cambié las sábanas y lavé y doblé la ropa». Que mi marido me diga «qué guapa te ves» y no mencione la papada incipiente de mis treinta y ocho años. Que mi marido me diga que los perros no están destrozando nada. Que mi marido me lleve a comer por ahí. Y que después me toque lentamente la espalda, con las puntas de los dedos en los hombros y luego por la parte interior del brazo y hacia arriba, hasta el cuero cabelludo. Que yo me haya rapado la cabeza para notar ese contacto sin que me jale del cabello. Estar yo encima y encontrar esa postura perfecta que me permite llegar al orgasmo (un suceso elusivo y místico, pero increíble cuando ocurre). Y después que me lo haga desde atrás, porque unos buenos empujones siempre ayudan a reafirmar la vida. Darme un baño y tener unas puertas dobles que den a un jardín y a la brisa cálida del verano. Una fantasía. La mitad es real. Estoy esforzándome para que la otra mitad suceda.

Blanca canadiense | Anglicana | <15 000 £ | Bisexual/pansexual | Casada/en una unión civil | No

En la mayoría de mis fantasías hay hombres que conozco en persona y a los que admiro. Intento no fantasear, porque se me ha dicho que eso es pecado, y la lujuria —tal y como explica Dante— tiende a dejarla a una colgada, suspendida, en un estado de excitación, desconectada de la realidad. ¿Lo haré justo por eso? Es que mis fantasías son mucho más que mera excitación sexual, van más allá de recrear las mariposas y el temblor de rodillas de un primer enamoramiento. Tengo la sensación de que fantasear me aporta el deseo de vivir. Seguramente esté sola en esto, pero siendo sincera, si no tuviera sueños inapropiados en los que cabalgo a algún tipo como si fuera mi caballo de carreras, o le muerdo la entrepierna para chupársela, o un muchacho sexi me abraza por primera vez... O una muchacha... Pues no sé si seguiría viva. Necesito esperanza. Creer en algo, de verdad, aunque sea lujuria pura y dura. La esperanza de que algún día pueda tener una relación sexual espectacular es lo que en realidad me permite seguir con la rutina diaria. Triste y pecaminoso pero cierto.

Irlandesa estadounidense | Católica | >100 000 £ | Heterosexual | Casada/en una unión civil | Sí

Para mí el sexo siempre ha sido un tema complicado. De niña abusó de mí una persona que supuestamente debía haber sido un apoyo, así que de adulta el sexo siempre ha tenido que ir ligado a la confianza. Para querer estar con alguien de esa manera necesito sentir una conexión emocional. No puedo salir por ahí y acostarme con alguien que haya conocido esa misma noche en un antro. Nada de aventuras de una noche para mí. Eso no quiere decir que no me sienta atraída por mujeres y personas no binarias a las que no conozco, y de hecho tengo amistades con derecho a intimidad. Además soy poliamorosa (aunque ahora mismo estoy soltera) y no monógama.

El sexo se complica aún más por el hecho de que soy discapacitada. Como usuaria de silla de ruedas, suelo encontrarme con que las mujeres creen que no puedo tener relaciones sexuales; ese es un mito que hay que desterrar. Por lo general, las personas que utilizamos sillas de ruedas somos igual de capaces de mantener relaciones que otras, aunque puede que hagamos las cosas un poco distintas. Sin embargo, cuando una posible pareja se entera de que tengo síndrome de Ehlers-Danlos diagnosticado (que provoca que las articulaciones se disloquen con frecuencia por un problema con el colágeno) piensa que el sexo podría partirme en dos, literalmente. Y no es así. Por el contrario, junto con la natación, el sexo es una de las formas de ejercicio más seguras para mí, porque puedo expresar lo que me funciona y lo que no. Soy de ese tipo de personas que se sienten seguras hablando sobre sus necesidades. Quizá eso me pase por ser neurodivergente, o por saber que tengo que explicarle(s) a mi(s) pareja(s) el mejor modo de prevenir los dislocamientos, o qué hacer si ocurren. Y si ocurren, por lo general podré recolocar lo que sea yo misma. Es improbable que tengamos que dejar lo que estemos haciendo durante más de un par de minutos, a lo sumo, salvo en casos muy poco frecuentes de dislocaciones graves. Creo que en parte esta es una de las razones por las que me atraen las mujeres mayores. Esas mujeres ya hicieron el trabajo de conocerse a sí mismas y son más comunicativas sobre lo que quieren. Respetan que yo conozca mi cuerpo, que me conozca y sepa lo que puedo hacer y lo que no. Además, es menos probable que vean mi condición de usuaria de silla de ruedas como un hito más en la cama; de verdad, resulta sorprendente la cantidad de mujeres que hacen *match* con una persona en silla de ruedas en aplicaciones de citas solo para poder decir que se han acostado con una. Eso fue lo que me alejó de sitios como Tinder y Bumble. La idea de no ser más que un trofeo para algunas mujeres me asquea. Soy un ser humano con el mismo derecho a los mismos tipos de relaciones que el resto. Aun así, a las lesbianas discapacitadas, y a las personas discapacitadas en general, nos plantean muchas preguntas inapropiadas; y no solo el típico «¿Puedes tener relaciones sexuales?» que nos suelen preguntar a las discapacitadas, o el «¿Cómo lo hacen?» que tanta gente se plantea con las lesbianas. A veces, gente totalmente desconocida nos pregunta a las usuarias de sillas de ruedas por nuestro nivel de sensibilidad en los órganos sexuales; o si nuestras «cositas» son iguales que las de los demás y funcionan del mismo modo (cuando no hay dos cuerpos exactamente iguales). Luego está la enorme sorpresa que se llevan ante el hecho de que seamos seres sexuales. Es un auténtico campo de minas. Yo soy una persona discapacitada con una historia de abuso sexual en la infancia que disfruta del sexo como adulta. Ya sea por el hecho de ser una superviviente de ese abuso o por ser discapacitada, me encuentro a mucha gente incapaz de formarse una idea clara al respecto. Parece que niegan que yo pueda existir como un ser humano con pensamientos, sentimientos y deseos; deseos que incluyen a una mujer mayor que vea mis discapacidades como una parte de mí y no como el todo. Alguien que me suponga un reto intelectual, espiritual e incluso físico. Alguien que no tenga miedo de mostrarme su vulnerabilidad, pero que además tome las riendas en la cama sin dejar de pensar en mis discapacidades y necesidades físicas y neurológicas. Me encantan las mujeres más altas que yo. Cuando me pongo de pie (cosa que puedo hacer, aunque voy perdiendo movilidad gradualmente) mido uno setenta, y la mayoría de las mujeres que me atraen suelen ser al menos diez centímetros más altas. Me encantan las mujeres con voces profundas y graves, mujeres con una feminidad exterior y una masculinidad subyacente. Sueño con ser sumisa en la cama por voluntad propia, con permitir a mi(s) pareja(s) asumir el control y explorar de verdad mi cuerpo, aportándome con ello una sobrecarga sensorial de disfrute. Con encontrar a alguien que quiera explorar diferentes aspectos de nuestras sexualidades en un entorno seguro y cariñoso. Con alguien que no le tenga miedo a acercar mi silla de ruedas, ponerle los frenos, sentarse ahí encima de mí y besarme apasionadamente. Sueño con que me traten como a una persona total y absolutamente deseable, con o sin silla de ruedas. Sueño también con un mundo en el que el sexo para las personas discapacitadas no se considere tabú. En el que las series y las películas muestren con más frecuencia el sexo con personas discapacitadas. Necesitamos más, y necesitamos ver a personajes *queers* en ese contexto. Novelas eróticas con personajes discapacitados que no estén fetichizados. Con demasiada frecuencia, el sexo se considera un privilegio de los cuerpos sin discapacidades. Pero por la pubertad pasamos todos y, salvo que seas una persona asexual, el sexo es algo que deseamos todos. Todos.

Romaní británica | Unitaria | <29 999 £ | Gay/lesbiana | Soltera | No

Tengo una relación complicada con el sexo. Soy asexual, pero sí, mantengo relaciones, me masturbo y fantaseo. Aunque de entrada lo que digo pueda parecer confuso, muchas personas ases (asexuales) tienen pareja, y muchas tienen relaciones sexuales. Yo soy una de ellas. Aparte, soy asexual pero no arromántica, lo que significa que no experimento atracción sexual pero sí atracción romántica. Me siento atraída en un plano romántico por mi marido y, dado que soy consciente de que el sexo es importante para él, hago un esfuerzo por relacionarme sexualmente con él. Eso significa que, cuando mantengo relaciones, raras veces lo hago con mi propio placer como objetivo principal. Puede que suene extraño, pero me involucro en el sexo de forma voluntaria cuando quiero, y lo disfruto cuando estoy dispuesta a participar. Lo único es que, al no experimentar atracción sexual, me suele costar trabajo alcanzar el estado físico en el que me siento preparada para participar del sexo, así que, hablando claro, con frecuencia no estoy tan excitada o lubricada como para hacer algo. Y ahí es cuando entran las fantasías.

Según me han dicho, la mayoría de la gente tiene fantasías sexuales. A muchas personas les gusta imaginar cosas que querrían hacer en la vida real, o incluso cosas que no querrían hacer pero que aun así les provocan excitación sexual y eso las ayuda a entrar en ambiente o a acabar. Yo también tengo fantasías así, aunque lo significativo es que no aparezco en ninguna de ellas: nunca encarno a una figura que participe en lo que imagino. No pienso en mi marido, nunca he tenido un *crush* con ninguna persona famosa que poder usar como inspiración ni tampoco hay nadie más en mi vida con quien fantasear y que me ayude a entrar en onda. Sencillamente no experimento atracción sexual por nadie, así que imaginarme a gente sin más (o cosas que podría hacerles o que podrían hacerme) no funciona conmigo. Lo que imagino son personajes de ficción, y normalmente su esencia, más que una caracterización literal; por ejemplo, si los saco de una película o de una serie, nunca imagino las caras de los actores, solo las vibraciones que transmiten los personajes. Lo que me atrae es la relación entre los dos (o a veces entre más); tiene que haber cierta dinámica que me haga sentir que se entienden entre ellos por completo, o que encajarían a la perfección en una situación sexual (a menudo con alcohol de por medio), o que confían lo suficiente entre sí para estar juntos en un espacio tan íntimo y vulnerable. Hay múltiples pasos hasta llegar ahí. Me cuento a mí misma toda una historia, solo para entonarme. El camino hacia mi excitación, hasta que consigo estar lista para empezar a hacer algo, es muy específico y está lleno de palabrería.

Todo eso lo hago además para masturbarme, y seguro que a alguna gente le sorprenderá: si de entrada no tengo relaciones sexuales por mi propio placer, ¿por qué me masturbo? Por explicarlo con sencillez, la atracción sexual y la libido son cosas distintas: puedes estar cachonda sin que eso vaya dirigido a nadie en concreto. No me masturbo muy a menudo, pero cuando lo hago a veces imagino a un par de personajes de ficción que se emborrachan juntos, que intiman de manera accidental, que están demasiado cerca y demasiado agitados para poder negar que hay algo más que un sentimiento platónico, y en ese momento hacen una pausa, más cerca de lo que nunca han estado, se balancean al borde de lo imposible, hasta que por fin se confiesan sus sentimientos y entran en materia, se besan y se tocan y se ponen a hacerlo, y así logro quedarme dormida. Para mí eso es todo, nada más: cuando tengo la cabeza demasiado activa para dormirme de forma natural, hago uso de la química de mi cuerpo, me toco hasta que llega la dulce liberación de endorfinas y luego me duermo.

Todo esto conlleva que las representaciones del sexo que aparecen en películas, series y libros me resulten muy ajenas. No entiendo las aventuras de una noche; cómo vas a decidir acostarte con alguien a quien no conoces, para empezar, y luego cómo vas a meterte tan fácilmente en la cama con esa persona y ponerte a hacerlo. No me cuadra. Para mí el sexo es complicado, consume mucho tiempo y solo ocurre porque mi marido y yo buscamos tiempo para hacerlo, y mantenemos la intimidad y la sinceridad entre nosotros, y no vamos demasiado rápido cuando mi cuerpo no está del todo preparado. Mi marido tiene una paciencia y una bondad infinitas, y solo espero que todo el mundo disfrute de eso mismo en sus relaciones sexuales.

Blanca británica | Atea | <29 999 £ | Asexual |
Casada/en una unión civil | No

Mi fantasía más secreta es que mi novio me pida matrimonio. Aunque no es solo una ensoñación o un capricho: fantaseo pero también medito sobre ese tema. Lo llamaría *masturtación*, algo a medio camino entre la masturbación y la meditación.

Empiezo acostándome en la cama, con los ojos cerrados y relajados. Luego intento concentrarme en la oscuridad y me imagino bajando unos escalones hechos de distintos tonos de negro; al final de esas escaleras hay una puerta y al otro lado estoy yo en algún escenario legendario que nunca he visto en la vida real aunque me encantaría. El lugar y el momento comparten un aura de misterio y belleza. Y ahí está mi novio, que me sonríe, se pone de rodillas y, con palabras temblorosas, me plantea la pregunta más deseada. Quiero que sea algo emocionante por lo exuberante, lo espléndido, quizá un poco *kitsch* incluso; con bien de vino, risas y lágrimas. En ese momento, cuando el sexo se convierte en la encarnación más poderosa de un sentimiento, me masturbo como una loca.

Blanca italiana | Atea | <15 000 £ | Heterosexual | En convivencia | No

Tengo dos fantasías sexuales principales. En la primera no soy yo. Soy más joven, más delgada y he conocido a Harry Styles, y le gusto de verdad y quiere pasar tiempo conmigo. Por lo general, soy una escritora o abogada, de mucho éxito y muy merecido, y después de tener varias citas y pasar algún tiempo juntos, Harry empieza a decirme cuánto le gusto y las ganas que tiene de estar conmigo y solo conmigo. Luego la cosa pasa a un sexo muy ardiente, sensual y apasionado.

En la segunda fantasía siempre están mi pareja y otra mujer que quiere mantener relaciones sexuales con él. Cuando pienso en ello fuera del contexto de la fantasía, me da la sensación de que es un poco pervertido y me incomoda lo desesperada que está esa mujer por que mi marido se la coja. Pero normalmente es más o menos así: mi marido está trabajando, arreglando algo en casa de alguien, y ella está muy cachonda. La mujer le prepara una taza de té y habla con él. Mi marido sabe que ella lo desea, y eso le gusta; es una mujer delgada y lleva una ropa muy seductora, el estilo de prendas y el aspecto que mi marido querría para mí. Empiezan a besarse y mi marido dice: «No, no, no puedo, estoy casado», pero entonces ella baja y le hace una mamada. A él se le pone durísima y quiere cogérsela con desesperación. Llegado ese punto, suelo estar cerca del clímax mientras me masturbo. Muy a menudo lloro después de tener este tipo de fantasía.

Hasta hace muy poco, nunca había fantaseado durante el sexo con mi pareja. Mi marido tuvo una aventura sentimental con una mujer y, mientras manteníamos un montón de relaciones de sexo desesperado, fantaseé un par de veces con que se la estaba cogiendo a ella. Después de eso también lloré y ya no he vuelto a repetirlo. Por lo demás, no fantaseo nunca mientras tengo relaciones sexuales. En los últimos años he leído mucha literatura feminista y estoy tratando de ser yo misma y de masturbarme en el momento, de permitirme ser yo y sentir lo que siento, y después de hacer eso nunca lloro.

Blanca australiana neozelandesa | <49 999 £ | Bisexual/ pansexual | Casada/en una unión civil | Sí

Me crie en un estricto entorno religioso que generaba muchísima culpa y vergüenza en torno a cualquier asunto sexual. Todo estaba prohibido o era pecaminoso. Empecé a tener fantasías sexuales en cuanto tuve el periodo, en torno a los quince años. Lo recuerdo vivamente, dado que esas fantasías comenzaron mientras estaba afuera, en Canadá, visitando a unos parientes. Hacíamos unos viajes por carretera muy largos y yo me pasaba el tiempo fantaseando con niños mayores que había visto ese mismo año en el musical de la escuela, *Jesucristo Superstar*. En las fantasías aparecía desnuda con ellos, besándonos, tocándonos, dándonos y restregándonos.

Cuando me casé, lo hice con un hombre con el que nunca me había acostado (tal y como dictaba la religión). Por desgracia no tardé en descubrir que éramos polos totalmente opuestos. Yo, si pudiera, tendría relaciones sexuales dos veces al día, y él sería capaz de vivir perfectamente sin tener sexo. Con frecuencia me hacía avergonzarme por querer sexo, por tener demasiadas ganas y por expresar cualquier deseo. A partir de ahí, mis fantasías se convirtieron en mis compañeras. En muchas de ellas las temáticas giraban en torno a ser totalmente libre, espontánea y salvaje. Quizá incluso traviesa, incumpliendo reglas o normas sociales.

En cualquier sitio que estuviera, me imaginaba cómo sería dar rienda suelta al deseo según me surgiera la necesidad, sin reprimirla. A menudo fantaseaba con hacerlo en un espacio natural. Iba paseando por la playa y soñaba con que alguien me llevaba a las dunas, entre risitas y carcajadas y toqueteos, hasta que nos caíamos en la arena. Ese alguien me subía la falda con las manos, me apartaba las pantis a un lado y empezaba a comérmela mientras me sujetaba las nalgas y yo le sostenía la cabeza. Nos imaginaba desnudándonos y metiéndonos en el mar, agarrándonos bajo el agua y sintiéndonos muy vivos. Agotados, nos acostábamos en la orilla y dejábamos que el mar nos bañara las piernas mientras hacíamos el amor sobre la arena húmeda, en la que yo hundía las manos mientras él se venía encima de mí. Mis pezones se endurecían por el aire frío, y él me pasaba las manos por el cabello mojado y salobre y me hacía arquear la espalda de placer al venirme.

En un paseo por el bosque me imaginaba aferrándome al tronco de un árbol mientras él me cogía por atrás, o haciéndole una mamada, agachada de rodillas sobre el musgo y las hojas del suelo forestal. No creo que la excitación radique en que me descubran en público en la fantasía, sino más bien en la libertad absoluta de hacerlo en cualquier sitio y en cualquier momento. No obstante, cuando trabajaba para una compañía de teatro, sí fantaseaba con hacerlo con alguien entre escena y escena, escondidos en la sección de vestuario, con los trajes aún puestos. Un drama de época, yo vestida con mil enaguas mientras las manos de él lo revolvían todo hasta encontrar mi hueco húmedo bajo las capas. Sería una cosa rápida y apasionada, dado que solo teníamos unos minutos antes de que nos llamaran de vuelta al escenario o antes de que nos atraparan. Por esa época más o menos, tenía asimismo la fantasía de que él me cantaba en voz alta en el clítoris, para ver si alcanzaba el clímax con las vibraciones.

Mi situación me resulta irónica. Anhelé el sexo durante muchísimo tiempo e imaginaba que el hombre que acabara siendo mi marido estaría encantado con tener a una esposa sexualmente muy activa. Sería maravilloso pensar que algún día mis fantasías pudieran hacerse realidad con alguien. Pero si eso pasa, ¿con qué fantasearía entonces? Quizá una persona sexualmente feliz pueda ser incluso más creativa e imaginativa en su cabeza. Gracias por esta oportunidad para hablar de un tema que sigue siendo en su mayor parte un tabú. *Mi jardín secreto* de Nancy Friday me hizo sentir menos sola y avergonzada. Confío en que este libro haga lo mismo ahora por muchas más mujeres.

Escocesa | Cristiana | <49 999 £ | Heterosexual | Casada/
en una unión civil | Sí

ASÍ COMO VA

«No lo quiero dulce y delicado, lo quiero duro y rápido».

Las fantasías nos dan la oportunidad de escapar, y eso significará cosas distintas para personas distintas, e incluso es probable que cambie según nuestro estado de ánimo. A veces quizá anhelemos un poco de cariño y dulzura, otras a lo mejor queremos jugar a ser personas diferentes y de vez en cuando puede que solo queramos que nos cojan.

Quienes han contribuido a este capítulo hablan en sus textos de querer que las devoren, que las dominen o que las controlen. Desean un abandono absoluto y sin adulterar. Estas cartas tratan sobre dejarnos ir, olvidarnos de nosotras mismas o quizá entregarnos por completo mediante el vehículo de la fantasía: una oportunidad poco frecuente de estar dentro de nuestro cuerpo pero fuera de nuestra mente. Un espacio en el que nos puede importar un carajo todo, y donde liberarnos de forma sistemática de todos nuestros miedos e inhibiciones. Hay incluso una fantasía de amamantamiento en la que a una mujer literalmente la consumen.

Dado el peso de las múltiples exigencias simultáneas que recaen sobre tantas mujeres (llevar la casa y la economía doméstica, manejar una relación y una vida familiar atareada), sorprende poco que exista un deseo recurrente de «rendirse» sin más, como lo describe una de las autoras cuando dice: «El cuerpo entero, toda yo: entregarlo y dejar que alguien lo posea por completo». El deseo de que te consuman, te devoren, te agoten es un alivio comprensiblemente bienvenido. Ser capaz de abandonar todos los aspectos de la vida diaria y solo sentir. Ser un cuerpo y nada más, algo que se utilice para el placer, que lo llenen, que se vea superado por la lujuria. Como dice otra mujer: «Quiero ser un objeto en vez de una mujer. Ansío existir en ese estado primario. Escapar de la sempiterna carga mental».

En mi trabajo, tengo que habitar por completo el mundo de otra persona y dejar atrás mis propios miedos, deseos e historia (en la medida de mis posibilidades), y esa es la definición misma de la fantasía. En mi caso, todo ello suele implicar una libertad sexual (e incluso un cambio de género) que podría resultar demasiado siniestra, arriesgada o incluso impensable en la vida real. Sin embargo, el mundo seguro de fantasía que constituye mi profesión me aporta un nivel de desinhibición sin consecuencias que a veces es catártico y de lo más agradable. He ahí el ofrecimiento definitivo de la fantasía: la oportunidad de vivir temporalmente fuera de la realidad, allí donde no existen normas ni expectativas, donde podemos satisfacer nuestros deseos más profundos y someternos por completo y con un abandono incondicional.

Para ser sincera, este es un capítulo al que yo podría aportar miles de cosas. Mi carta no se encuentra en esta sección, pero me identifico por completo con la mentalidad y con el deseo que hay detrás de estas fantasías. Sin duda existe una relación directa entre esto y todo lo que debo llevar adelante en mi día a día. Madre, actriz, productora, escritora, activista, emprendedora... Suficiente para vivir muchas vidas. No es extraño que, al final de la jornada, el deseo de apartar todo lo que tengo por delante (y que yo misma me busqué, debo añadir) y de acabar consumida por algo totalmente distinto resulte una liberación muy bienvenida; aunque en cierto modo es al mismo tiempo una necesidad emocional. ¿Es un grito? Un grito primario que dice: «¡Ayuda! ¡Mi vida se está desbordando! Quítenmelo todo de encima un rato». ¿O quizá estas fantasías representen una intensidad equiparable y opuesta a nuestras experiencias vitales? ¿Serán una manera segura y no controvertida de mitigar el peso de la responsabilidad? He leído que quienes están pasando por la menopausia, por ejemplo (cuando su mente y su cuerpo experimentan a veces unos trastornos espantosos), muestran más probabilidades de fantasear con el BDSM que con otra cosa. Pese a que no es esa mi experiencia personal, tengo muchas ganas de albergar una vida interior cada vez más rica y variada según avancen las estaciones.

Empieza con un sueño... Estoy en una habitación llena de luz, de pie ante un hombre que me es desconocido. Me indica con señas que me acerque y me siente en un taburete que hay frente al suyo. Tiene los ojos grises como la plata y una sonrisa bonita y distante, y satisfago su petición voluntariamente. Sin dejar de mirarme, mueve su taburete muy cerca del mío y me encaja la rodilla entre las piernas, con suavidad y de forma inesperada: quedamos frente a frente, de tal manera que casi estamos ensamblados el uno en el otro, como las piezas de un rompecabezas. Me siento expuesta por ese nivel de intimidad con un desconocido, pero por algún motivo también estoy muy segura en su presencia... Quizá un poco perpleja. Me mira directamente durante mucho rato, como buscando o viendo algo muy cautivador. Resulta inquietante. ¿Está juzgándome? ¿O es que quiere algo de mí?

Entonces, con un acento que no logro descifrar, me dice: «Suéltalo». Le pido que me lo repita y vuelve a decir: «Suéltalo», pero sigo sin entender las palabras. ¿Quiere que me suelte el cabello? ¿Que me quite el abrigo? ¿O que me baje el top? Estoy desconcertada... Sonríe enigmático y sacude la cabeza, y dice algo en su lengua materna y entonces capto lo que quiere: que retire el velo que, sin darme cuenta, me puse. Lo noto, está ahí, envolviéndome en un aislamiento etéreo que he creado yo misma. Tengo que mostrarme ante él. Se me acerca aún más mientras habla en un idioma que de algún modo recuerdo pero no comprendo, y empieza a moverse de tal forma que con la rodilla me presiona mi yo más delicado, no descaradamente, sino con una suave provocación. Me mira a los ojos y me doy cuenta de que sí conozco a este hombre; me es muy familiar. Con estupor, entiendo que lo sabe todo de mí: todas las cosas que he hecho y las que no he hecho en la vida hasta ahora, todos los pensamientos, miedos y deseos, toda secreta esperanza y repulsión. Noto que no puedo rehuir su mirada fija. Me atraviesa como un foco y deja a la vista de su escrutinio todo lo que me había esforzado por ocultar. Es una sensación intensamente erótica, íntima, de exposición, que activa un anhelo sexual latente, distinto a cualquier cosa que haya experimentado antes.

Me coloca las manos bajo la camiseta y me las deja apoyadas levemente en la cintura, y comienza a moverme de manera rítmica mientras susurra una especie de invocación y me mira con mucha atención, sonriendo; entonces me pego a él, y casi lo atravieso por la posición tan enrevesada que tenemos el uno frente al otro. Y siento como si me alejara de algo; o como si me quitaran algo y lo sustituyeran por otra cosa. Este intercambio poderosamente sensual me despierta del sueño y descubro que un hombre me está haciendo el amor. Al principio solo noto un placer intenso mientras me penetra, pero luego siento que mi cuerpo entero está alcanzando el clímax y llega a un estado de éxtasis sublime bajo su peso. Su fuerza impulsora masculina se mueve sin cesar dentro de mí, apasionada e insistente en su urgencia de darme placer. Intento verle la cara pero no puedo, porque un velo me cubre el rostro. Siento sus besos en las mejillas, en los labios, y su lengua buscando la mía mientras me entra más y más, y me dice mi nombre al oído, una y otra vez. De repente, su energía me impacta, de nuevo me es muy familiar, parece que su esencia me envuelve. Como respuesta, le susurro: «Te conozco... Te conozco...».

El aire que nos rodea está cargado de electricidad. Ese hombre sabe exactamente cómo tocarme, los puntos de no retorno a los que llevarme, de tal manera que me veo prácticamente incapaz de recobrar ningún tipo de compostura. Me acaricia la punta de los pezones con sus delicados dedos. Me agarra una mano y la guía entre mis muslos, que se abren para que me toque él y me toque yo misma. Ahora nos movemos juntos en un baile de éxtasis que había caído en el olvido: su cuerpo, su cara, sus manos, todo terriblemente familiar para mí, me llevan a tal estado de dicha sexual que se me asoman las lágrimas. Conozco a ese hombre con todo el amor y el deseo que he podido sentir en mi vida por un hombre. Cuando llego al borde de la catarsis, se me cae el velo de la cara y me encuentro frente a los ojos del hombre del sueño, solo que ahora es real y emana una luz sobrenatural de compasión y amor incondicional. Sus hermosos ojos ya no tienen el color azul desteñido de los diamantes, sino que son como los míos y me devuelven la mirada con anhelo. Me doy cuenta de que es mi alma quien me está haciendo el amor. El orgasmo más asombroso que he tenido se ha originado muy dentro de mí, se ha extendido sobre mi espiral de nervios exquisitos y ha atravesado mi cuerpo para irme directo al corazón, como un impacto de fuerza vital. La fusión de mi ser masculino con mi ser femenino me conduce a otro reino en el que soy algo más que la simple suma de mis partes. Me siento expuesta: estoy totalmente desplegada y acostada desnuda ante mi amante, mi alma...

Mediterránea sudafricana | Espiritual | Heterosexual | Casada/en una unión civil | No

Quiero que me utilicen. Quiero ser un agujero para coger. Quiero existir solo para el placer. Quiero que me llenen todos los agujeros. La boca, llena. La vagina, llena. El culo, lleno. Todo a la vez, mientras con las manos busco ansiosa más verga. Quiero que me cojan desconocidos. Quiero una fila de hombres esperando a ser el siguiente. No me importa quiénes sean los dueños de esas vergas. Solo me importa que sean todas para mí. Quiero que me miren. Quiero un público al que entretener. Una multitud que aplauda cuando me venga, una y otra vez. Quiero ser un objeto en vez de una mujer. Ansío existir en ese estado primario. Escapar de la sempiterna carga mental. A esto es a lo que recurro cuando se invoca la inspiración. Es mi liberación.

Irlandesa | Atea | <49 999 £ | Heterosexual | Casada/
en una unión civil | No

Una feminista acérrima. Declarada, líder. Alguien que exige igualdad en una relación pero cuyo impulso de aliviar el sufrimiento ajeno conlleva una tendencia a asumir todo el trabajo emocional para facilitarles la vida a los demás. Tomar decisiones, ser la fuerza impulsora. Dios mío, a veces me gustaría rendirme y ya. El cuerpo entero, toda yo: entregarlo y dejar que alguien lo posea por completo. Sin tener que tomar decisiones. Unas manos en el cuello, por detrás, y un cuerpo firme aplastado contra el mío, sin más. Seguramente esto vaya vinculado a una baja autoestima. Una ligera incredulidad respecto a poder ser objeto de deseo implica que me dé miedo tomar la iniciativa, por si acaso la otra parte se deja llevar por la inercia y punto. Que me agarren y me empujen, que me susurren cosas puercas al oído junto con esos ruidos que me dicen que me desean. No es BDSM exactamente. Los accesorios en realidad no me interesan. Es la mirada en los ojos de alguien que se me acerca y me indica que quiere hacer desaparecer el espacio que

nos separa. Es su placer enraizado en el mío. Nada de ir supe-
rando hitos: dejarse arrastrar por la ola del deseo y ya. Necesito tenerte. Voy a saborearte. Quieres esto, ¿no? Pues suplica.

Blanca inglesa | Atea | <100 000 £ | Bisexual/pansexual |
Casada/en una unión civil | No

Fantaseo con mi supervisor en el trabajo. Los dos nos ocupamos del mantenimiento de un parque, por lo que para mi mente es fácil volar libre. ¿Cómo no iba a ser así? Con eso de dedicarse a un trabajo físico, de sudar por el sendero al calor del verano... Lo observo cargar como si nada troncos pesados y pienso en lo fácil que le resultaría colocarme en la posición que quisiera; podría llevarme hacia él o darme la vuelta con un simple movimiento. El sudor le brilla en los antebrazos y lo imagino encima de mí. Quiero aferrarme a esos antebrazos con todas mis fuerzas mientras me hace olvidarme de cómo me llamo. Tiene unas manos fuertes, firmes, suaves y callosas. Lo observo intensamente mientras repara una tubería pequeña. Coloca el dedo dentro para palpar si hay porquería dentro, pasa los dedos por fuera para limpiar las hebras. Es como si el universo me estuviera gastando una broma pesada. Por dentro grito: «¡Házmelo a mí! Por favor, POR FAVOR, ¡quiero ser yo!». Maneja los dedos con delicadeza, como si lo hubiera hecho millones de veces antes. Quiero que esos mismos dedos exploren con minuciosidad cada centímetro de mi cuerpo. Sé que no tendría que decirle qué hacer para que yo sintiera placer. Capto su olor embriagante cuando pasa junto a mí o la brisa cambia de dirección: una combinación de sus feromonas naturales, sudor y un poco de colonia. Y quiero enterrar la cara en su pecho, absorber todo el olor que pueda. Ese aroma basta para calentarme. Lo que haría por conseguir su camiseta interior después de un largo día de verano...

No puedo evitar mirarle los labios. Fantaseo con que me besen, me recorran el cuerpo entero, me chupen los pezones, multiplicando las ansias de que me devore. Imagino su cara entre mis piernas y mis dedos pasando por su cabello, que de algún modo está siempre perfecto. Sería tan delicado... Sus labios rozarían apenas los míos mientras notaba su aliento en mis muslos. Jugaría conmigo hasta que su lengua encontrara todos los puntos perfectos. Quiero probar mi sabor en sus labios. Tiene una voz grave, suave y tranquilizadora. Ojalá pudiera oírla en toda su plenitud: los susurros en mi oído, los gemidos de placer, lo que sea que haga al venirse. Quiero oírlo decirme rica que estoy, que me diga lo que quiere y que me llame buena chica por hacerle caso. Tiene las piernas fuertes y me descubro contemplándole las pantorrillas por el sendero. Su cuerpo entero es de unas proporciones perfectas; no hay nada fuera de lugar. Quiero llegar a conocer ese cuerpo íntimamente, todos sus rincones. Un día me jaló de la coleta en broma cuando iba caminando detrás de mí. Me puse colorada, el cuerpo se me estremeció y la mente se me lanzó hacia nuevas fantasías. Quiero que me domine por completo. Que me ponga de rodillas, me agarre por el cabello y haga conmigo lo que le plazca. Fantaseo con que utilice su experiencia conmigo. Que me diga que me quede un momento al acabar la jornada porque quiere enseñarme algo. Y entonces termina el día, todo el mundo se va a casa y él cierra la puerta de la tienda. Me besa el cuello y empieza a desabrocharme la camisa. Querría que me levantara y me pusiera encima de su mesa. Intentaríamos desesperadamente quitarnos el resto de la ropa al tiempo que por fin nos besamos y nos toqueteamos todo el cuerpo. Mientras me coge, yo lo tendría envuelto con las piernas, besándole el cuello y diciéndole cuánto lo he deseado. Él me diría lo mismo. Al acabar, nos pondríamos de nuevo el uniforme y él volvería a hacer de supervisor y me diría que recogiera el desorden que le hice en la mesa.

Eso se convertiría en una práctica frecuente, y todas las veces serían igual de excitantes que la primera. Quiero que me coja en cuanto llegue al trabajo, y que se venga adentro. Quiero que me lance miradas cómplices durante el día mientras gotea ya fuera de mí. Deseo ese sexo brusco, sudoroso, rápido y desesperado, y también quiero un amor lento, delicado, suave. Quiero decirle que lo quiero mientras está dentro de mí y sentir una conexión que nunca he experimentado antes. Quiero sentirme guapa y deseada. Quiero que me ate, que juegue conmigo constantemente, que me haga suplicarle, y que luego, al terminar, me acaricie el cabello y me abrace hasta quedarme dormida con la cabeza sobre su pecho. Quiero experimentar con él. Sueño con probar cosas nuevas en las que nunca he pensado. Y también quiero cumplir sus fantasías. Quiero que me guíe, que me enseñe sitios de mi cuerpo que no sabía que pudieran disfrutarse tanto.

Cuando fantaseo con algo sexual, me gusta olvidarme del mundo exterior en ese momento y pensar solo en él.

Quiero ser egoísta por una vez y sencillamente disfrutar del placer físico que me esté dando, sin preocuparme por nada más. Quiero que el mundo seamos solo él y yo, juntos, en un momento íntimo y apasionado.

Estadounidense | Satanista | <15 000 £ | Bisexual/
pansexual | Casada/en una unión civil | No

Quiero que me dedeen con tanta fuerza que me desmaye. Quiero usar la boca tan bien que le provoque ese desmayo a alguien. Quiero sentir que estoy al borde de la muerte y vuelvo a la vida; pero estar a punto de morir, no solo quedarme un poco sin aliento. Quiero no poder ir a trabajar una semana entera porque ha sido tan increíble que soy incapaz de pensar en otra cosa. Quiero sentir que nunca voy a sentirme así otra vez, y que entonces vuelva a pasar. Quiero que sea algo tan vívido que me masturbe con ello durante años. Quiero además pintarme y pintar a mi pareja y comprar un lienzo enorme y rodar por encima y hacerlo ahí mismo, y que los fluidos corporales se mezclen con todo eso; saliva, semen, orina, lo que sea. Y luego colgarlo y que luzca precioso en la sala, como una obra de arte abstracto contemporáneo de un millón de libras, y que todo el mundo se vea en la obligación de elogiarlo al darse la vuelta y verlo (aunque no le guste) y que solo mi pareja y yo sepamos cómo/quién/qué lo ha hecho y compartamos una sonrisa insolente. La mejor obra de arte del mundo.

Romaní británica | Atea | <15 000 £ | Bisexual/pansexual | En una relación | No

Anal a pelo hasta el fondo.

Blanca uruguaya | >100 000 £ | Bisexual/pansexual |
En una relación | Sí

Soy una máquina. Me muevo rítmicamente siguiendo un golpeteo, un bombeo. Pero también soy una máquina de la que bombean nutrientes. Me están consumiendo. Mi amante está chupando mi teta. Otro me chupa la vulva y bebe el jugo. Otro más tiene su lengua metida en mi culo. Alimentándose. Tengo los ojos en blanco, todos estamos con la mente ausente. Me devoran. Soy carne de consumo. Soy leche. Soy fruto. Los mantengo vivos. Solo existo con esa finalidad. Como una cerda con veinte lechones enganchados a los pezones. Enseguida me penetran. Su hambre se ha transformado en su placer. Ahora son fuertes. Tras entregar mis fluidos me los vuelven a bombear. Mi amante sigue chupándome mientras se me clava. Ahora nos alimentamos unos a otros. Tengo una vulva en la boca. Chupo mientras me mecen adelante y atrás, y me hago más y más fuerte. Me están consumiendo y a la vez me alimentan a la fuerza. Todo ocurre así, sin más. Estamos trabajando. No sabemos por qué tenemos que hacerlo, pero lo hacemos como un reloj y no queda otra. El pom pom de nuestros empujones es el ritmo que mantenemos, y ese ritmo es crucial para nuestra supervivencia. Entonces nuestros fluidos rebosan. Estamos llenos. Hemos comido demasiado. Dejamos de bombear. Estamos lubricados. Nos apartamos, deslizándonos. Mi amante y los demás se levantan y se alejan. Llega el siguiente amante. Se me acopla en los pechos y comienza a chupar. Aparece otro y se me acopla en la vulva. Y otro en el culo. Empiezan a comer. Yo empiezo a alimentarlos. Los mantengo con vida. Me devoran. Soy una máquina.

Blanca australiana | >50 000 £ | Bisexual/pansexual |
En una relación | No

El buen sexo comienza mucho antes de que una sola prenda de ropa llegue al suelo. El sexo es expectación, el sexo es anhelo, el sexo es dolor y destapar años y años de inseguridades y deseo, todo ello enmarañado en un acto de gritos, pasión y sudor.

Cuando era más joven fantaseaba mucho con hacer el amor. Todavía me pasa a veces, pero ahora pienso más en que me revienten a embestidas. Mi fantasía consiste en perder el control al que me aferro en otros aspectos de mi vida. Consiste en que me lleven de un lado a otro del colchón de un modo que me indique que soy irresistible para mi pareja. Soy hetero hasta avergonzarme: siento que perdí el tren de la exploración sexual con veinte años y que voy a tener que esperar a la siguiente ronda, cuando llegue a los cincuenta y los matrimonios empiecen a romperse. De todos modos, recuerdo ver *Borgen* de joven y quedarme prendada de Birgitte. La imaginaba viniendo a casa tras un largo día de politiqueos y maquinaciones y cogiéndome en la mesa de la cocina con el ruido de la lavadora y la luz de la puerta abierta del refrigerador. En realidad, todavía no he desmenuzado esto en terapia y no tengo especiales ganas de hacerlo. Es una vieja fantasía con la que me dejo ir a veces, en momentos bajos del día o justo antes de dormir.

Chino-británica | Judía | <15 000 £ | Heterosexual |
En una relación | No

«¿Qué ves cuando miras a tu yo desnudo?». Es una pregunta que no dejo de hacerme. Curvas y flacidez, quizá, aunque también mi pura naturalidad. A todos los hombres con los que he estado les encantaba esa naturalidad. Aunque la cuestión no es únicamente que los hombres nos den placer, sino también explorarnos y darnos placer nosotras mismas.

Estando desnuda delante del espejo, me acaricio los pechos redondos y perfectos y el cuerpo voluptuoso, enriquecido por la naturalidad. Me da una dosis de confianza. Me tiro en la cama y cierro los ojos; suelto todas mis inhibiciones y me lanzo a lo salvaje. Veo su cara en mi cabeza y encojo los dedos de los pies. Su voz ronca en mi mente me da escalofríos. Me acaricio el cuerpo pensando en él. En que me chupa los pechos. Me va haciendo chupetones por todo el cuerpo. Me sujeta contra la pared mientras le envuelvo la cintura con una pierna y me coge con dos o tres dedos y me besa como un loco. Me besa en el cuello desde atrás, agarrándome los pechos a la vez. Me siento en el filo de la mesa y tengo las piernas en sus hombros, y me come y me coge con la lengua la vulva hambrienta. Quiero sentarme en su cara y hacer que me la coma. Dios, no aguanto más lo mojada que estoy. Tengo que tocarme mientras él me echa miel en el vientre y me la lame. La miel me gotea en la vagina y él me la chupa. Tan solo con imaginarlo tengo más de dos orgasmos y eyaculo. ¡Solo Dios sabe lo que pasaría si alguien me lo hiciera de verdad!

India bengalí | Hindú | Heterosexual | Soltera | No

Durante la mayor parte de mi vida adulta he tenido dificultades para alcanzar el orgasmo mientras mantengo relaciones. Que no se me entienda mal: con veinte y con treinta años disfrutaba mucho del sexo y tenía una vida sexual sólida; pero siempre había una parte de mí, en lo más hondo, que vacilaba y no se dejaba ir del todo, que no me permitía ser plenamente vulnerable, ni siquiera con mis maridos (ni con el anterior ni con el actual). Siempre pensé que era cosa mía, sobre todo porque sí llegaba al orgasmo masturbándome, aunque ni siquiera en esas ocasiones iba más allá del instante del clímax. Cuando tuve cáncer de mama el tratamiento me provocó una menopausia temprana y eso fue casi un alivio. Y entonces me descubrí pensando en él, en «Jason», un actor de series y películas, y sentí remolinos de un anhelo casi olvidado.

Empecé a acostarme por las noches pensando en él: cuando sonríe, le asoman ya en la cara las patas de gallo justas en torno a los ojos, en la barba le aparecen canas, sigue teniendo brazos musculosos y con la edad luce mejor. Pienso en que esos brazos me rodeen, en notar la calidez de su piel contra la mía, mis pezones duros ansiando el tacto de sus labios. Me lleva hacia él y siento cómo le crece pegado a mí; me humedezco tanto al pensarlo que tengo que tocarme. Deslizo la mano bajo las pantis y noto lo húmeda que estoy por su contacto. Estoy acostada de lado y lo tengo justo detrás; aparto mis dedos húmedos y los llevo a sus labios, y seguidamente coloco la mano encima de la suya y lo guío de vuelta abajo, para que note lo húmeda que me ha puesto con su contacto. Mantengo la mano encima de la suya y lo uso para sentir todos los placeres que me ha despertado; alargo dos dedos y me los introduce, y alcanzo el clímax casi de inmediato. Se la noto ya totalmente dura, detrás de mí, luchando por liberarse. Aparto las sábanas hacia abajo, me doy la vuelta y lo coloco bocarriba; le quito el bóxer y me pongo de pie al borde de la cama. Me bajo las pantis y vuelvo a saltar a la cama. Voy subiendo por encima de él y hago una pausa para contemplar su pene, precioso. Con suavidad le agarro los testículos ahuecando una mano mientras le tengo agarrada la verga con la otra, y me inclino para metérmela en la boca. Deja escapar un leve gemido, y me la meto más adentro. Le aprieto la base con la mano y continúo chupando su espléndida verga. Noto que el clítoris me palpita, expectante por sentirlo dentro de mí; vuelvo a avanzar, guiando su verga con la mano, y me dejo caer encima de él. Dios, qué puta maravilla tenerlo dentro; casi me desmayo por esa inconfundible combinación de intenso placer y dolor. Sé que no voy a tardar mucho antes de que me alcance el orgasmo, e intento decírselo, pero no me sale la voz. Él nota lo que va a pasar, me quita la camisa y me jala hacia su cuerpo. Siento que el orgasmo me impacta como una ola del mar mientras él me agarra con fuerza, me empuja hacia la base de su verga y nos gira a ambos, para asumir el mando y ponerse encima. Siente la intensidad del clímax en mi interior y permanece inmóvil hasta que el orgasmo empieza a remitir. Me agarra las manos con las suyas y me mantiene sujeta, intentando no moverse mucho porque sabe que entonces se vendría demasiado rápido. Espera paciente, me besa los labios, la cara, el cuello; me susurra al oído que así está bien, que no hay prisa, que él maneja la situación. Me mira a los ojos y me sonríe, una sonrisa para mí, que me atraviesa. Miro a ese hombre tan hermoso y quiero llorar de alegría. No hubo risas ni vergüenza cuando le conté el tiempo que llevaba sin tener relaciones sexuales, la de años que hacía que no intimaba; por el contrario, me estrechó más fuerte y me dejó disfrutar de ese cálido abrazo todo el tiempo que quise. Cuando le expliqué que por el cáncer tuvieron que hacerme una mastectomía para extirparlo del todo, y le enseñé el resultado, no hubo miradas de desprecio ni de repulsión; me acarició el pecho, pasando ligeramente los dedos por la cicatriz, y me besó suavemente la zona en la que ya no estaba ese tejido. Le devolví la sonrisa y le dije que todo bien, que estaba lista para cuando él lo estuviera, e iniciamos el tramo final de nuestra apasionada sesión amorosa. Entonces comienza a moverse dentro de mí, a un ritmo dolorosamente lento pero aun así maravilloso. Cuando empieza a tomar velocidad, me caliento otra vez. No puedo contener el placer que me hace sentir, y lo beso hasta llegar a la oreja y ahí empiezo a decirle cosas sucias, y lo llamo «mi niño», y le digo lo magnífico que me parece su falo dentro de mí, lo que me encanta cómo me coge. Eso nos acelera muchísimo a los dos. Mientras él impone un ritmo más rápido, yo estoy cada vez más cachonda y más húmeda. Le pregunto si le gusta mi concha, si le gusta estar dentro de mí, y me dice que sí, que le encanta estar dentro de mí y que le encanta estar conmigo. Nuestros ritmos van sincronizados y su verga está incluso más grande que antes. Empiezo a insistirle, a susurrarle al oído lo fantástico que es tenerlo dentro, y que quiero que terminemos juntos. Le recorro la espalda con las puntas de los dedos, arriba y abajo, siguiendo nuestro ritmo, y me siento preparada para estallar, temblando ante sus poderosos embistes. Ya no aguanto más y me consume la intensidad de otro orgasmo, este aún más potente que los anteriores. Metido dentro de mí, nota lo que me está pasando y se deleita en el placer de dejarse ir, empujando bien hasta el fondo y soltando un grito ante la dulzura de la descarga. Sé que son solo unos segundos de éxtasis, pero a nosotros nos parecen infinitos. Por fin caemos el uno sobre el otro, totalmente satisfechos, totalmente saciados.

Las únicas veces que alcanzo orgasmos múltiples sigue siendo gracias al puñado de sueños y fantasías sexuales que he creado con «Jason». Espero ser capaz de sentir esta pasión con otra persona algún día, pero hasta entonces tengo unas historias maravillosas que me hacen compañía por las noches, y no podría pedir una pareja mejor.

Blanca estadounidense | <100 000 £ | Heterosexual |
Casada/en una unión civil

Soy una feminista de firmes convicciones y llevo siéndolo ya una década, pero cuando me masturbo sueño con que me sujeten, me traten con brusquedad y me digan cosas desagradables que le provocarían mareos a cualquier sufragista: dame tu agujero para vaciarme, eres una zorra, tienes el hoyo gastado... Sueño con que me dominen, con que me elogien cuando sirva a mi dueño como es debido, chupándole la verga; lo que hace una guarra como yo. Sueño con que me agarren en cualquier momento del día o de la noche, independientemente de lo que yo quiera. Solo para satisfacerlo a él.

Aunque la cosa va más allá. Mi fantasía más profunda es que me embaracen. Que me fecunden una y otra vez, estar siempre preñada y que me usen solo para el placer de un hombre, y para la reproducción. Fantaseo con que me ordeñan, en puestos de ordeñado, y que hombres sin rostro me llegan por detrás y me cogen, mientras me bombean los pechos. Ellos me alimentan así y comienza de nuevo todo el ciclo. No es algo que quisiera que ocurriera nunca en la vida real, y va contra todo lo que defiendo y en lo que creo. Pero la fantasía es tan ardiente que siempre me vengo.

Galesa blanca | Cristiana | <29 999 £ | Bisexual/
pansexual | Casada/en una unión civil | No

Soy una mujer bisexual estadounidense de veintiséis años. La versión corta de mi fantasía más privada es: nadie ha eyaculado nunca dentro de mí y me gustaría experimentarlo. La versión larga es: siempre me ha incomodado y me ha dado miedo la idea de quedar embarazada.

Desde que era adolescente he sabido que no quería tener hijos, y estar embarazada me parece una pesadilla tipo *Alien*. Cuando empecé a tener relaciones sexuales en la adolescencia y más o menos hasta los treinta años, siempre insistía mucho y por adelantado en el tema, y me aseguraba de que todo el mundo usara un método anticonceptivo adecuado. La eyaculación adentro no fue nunca una posibilidad, ni siquiera con personas que me gustaban de verdad y en las que por entonces confiaba. Todos mis amigos y parejas sexuales son conscientes de mi aversión al embarazo, pero lo cierto es que nunca le he contado a nadie (salvo quizá a un par de amistades muy muy íntimas estando borracha) cuánto me calienta la idea de que alguien se me venga adentro. En cierto modo las fantasías están siempre enraizadas en un tabú, así que quizá en parte sea por eso. Incluso como persona prosexual que soy, siento que vivo en una batalla permanente, que no termino de abandonar la angustia y dejarme llevar por la diversión, de confiar en la persona con la que estoy haciéndolo. Que lucho permanentemente contra la eyaculación adentro, el abandono absoluto, la intimidad física y la confianza que supone eso, la sensación de que me llenen entera: todo eso que para mí es increíblemente erótico y, al mismo tiempo, terrorífico en lo conceptual.

En mis fantasías sexuales puedo no ser la persona angustiada y organizada del tipo A que soy siempre. En ellas soy una mujer infinitamente encantadora y sexi, capaz de despertar en otros las ganas de venir por mí, de arrancarme la ropa, de cogerme con desesperación hasta llenarme por completo. En mis fantasías consigo extraer del otro un placer definitivo, veo cómo se sonroja y lo agarro del cabello mientras gime y menea las caderas y me eyacula muy adentro. Me baña entera, sin un ápice de ese sentido de propiedad marcada por el género que existe en la vida real. Es un auténtico caos de fluidos, sudor y deseo desesperado, y no la representación estéril del sexo que se ve en el porno y en otros espacios.

Dada mi posición ante el embarazo y la autonomía corporal en la vida diaria, creo que a la gente de mi entorno le impactaría saber esto de mí. En cierto modo, a mí también me avergüenza, porque me parece una negación de mi identidad *queer*; después de todo, ¿qué hay más heterosexual que tener relaciones con un hombre en las que sea posible un embarazo? (Obviamente, esto no es cierto y soy igual de *queer* más allá de mis fantasías sexuales con hombres, pero divago). No obstante, esta fantasía trasciende eso, creo. En última instancia va sobre querer una situación en la que tenga el control y a la vez pueda dejarme ir y entregarme al puro placer del momento. En términos globales, mi secreto seguramente no sea tan alocado y resulte bastante factible a nivel logístico. En cualquier caso, representa una actitud sexual que para mí está en la fina línea entre lo excitante y lo terrorífico: ese lugar tan delicioso en el que habitan tantas fantasías.

Blanca estadounidense | Agnóstica | <49 999 £ |
Bisexual/pansexual | Soltera | No

Mis fantasías se han convertido en preliminares. Sensualmente hablando, son tan esenciales para ponerme a tono para el sexo como respirar. Soy una mujer bisexual felizmente casada y hago el amor con mi marido con regularidad. Siempre es una experiencia disfrutable y satisfactoria. Sin embargo, a veces la satisfacción no basta. Hacer el amor de forma agradable y tierna no es lo que domina mis fantasías, sino algo totalmente distinto. No puedo evitar fantasear con que alguien que no es mi marido me toca, me hace llegar al orgasmo una y otra vez. Alguien que me mira con pura lujuria y nada más. Alguien que no me quiere. Eso se ha convertido en mi deseo más profundo.

Es esta fantasía la que me ocupa la mente con mayor frecuencia, como una película que tuviera en la cabeza y pudiera reproducir, pausar y regresar cada vez que me urge cubrir una necesidad muy específica. Estoy en el sillón de mi sala con los ojos cerrados, desnuda. Abro las piernas y me toco.

Estoy sola pero cualquiera podría descubrirme fácilmente mientras me masturbo. Esa idea voyerista me excita. A veces es una mujer sexi de cabello oscuro que pasa por allí, mira y me desea, o el cartero, que trae un paquete y me ve abierta totalmente de piernas y se acaricia el bulto de los pantalones. Puede que incluso sean los dos a la vez. Las puntas de mis dedos se abalanzan sobre mi clítoris y gimo tan fuerte que no oigo abrirse la puerta de la calle. En cuanto empiezo a notar que algo me falta, porque solo son mis propias manos las que me tocan, unas ajenas me suben por el interior de los muslos y las sustituyen. Jadeo, pero sigo con los ojos cerrados. El corazón se me acelera sin saber de quién son esos dedos enormes y rudos, o a veces delicados y finos, que están tan dentro de mí que casi no puedo respirar. Se me abre sola la boca mientras esa persona desconocida me dice cosas obscenas antes de agarrarme los pezones endurecidos entre los dientes y chupármelos. Al principio quiero abrir los ojos y mirar a la persona que me está haciendo sentir tan lasciva, pero me doy cuenta de que eso da igual. No me importa si es un hombre listo para cogerme con su pene gordo, o una mujer con la vagina cálida y suave que está esperando a que le enrede la lengua alrededor. Uno u otra me desean. Me desean con tal desesperación que lo noto en la rudeza con la que sus dedos me agarran las caderas y su boca reclama la mía. Y yo los necesito. De hecho, me muero de ganas de que quien sea me baje de un tirón, me tire al suelo y me diga exactamente lo que va a hacerme.

No me pregunta lo que quiero cuando me tiene presionada con toda la fuerza de su cuerpo. Cuando mis uñas se hunden ansiosas en la carne de su espalda, sencillamente me agarra por las muñecas y me lleva las manos arriba, junto a la cabeza, y me las sujeta ahí. Estoy empapadísima cuando detengo mis gemidos para fijarme en el hecho de que esa persona desconocida que se cierne sobre mí está totalmente vestida y yo, desnuda por completo. Cuando estoy a punto de pedirle que se quite toda la ropa, dos dedos largos dejan atrás mis dientes y me paralizan la lengua. De inmediato los chupo para que me entren más, y así le demuestro las ganas que tengo de eso. Me elogia por no atragantarme y seguidamente juega conmigo sin piedad a base de decirme cochinadas. Dios, cuánto me prende eso. Sigo sin abrir los ojos para ver cómo me mira con la pasión desenfrenada que siento mientras me está tocando. Si mirara hacia arriba y viera de quién son esos ojos de lujuria, quizá todo esto se asemejara demasiado a una infidelidad. Así que no miro, porque el ruido vívido del cierre de los jeans y de esa persona masturbándose encima de mí es exactamente el tipo de estimulación que he estado buscando. No veo cómo se toca ni cómo menea las caderas al ritmo de las mías. Pero lo noto. Noto hasta el mínimo roce pecaminoso.

Se oye ruido fuera. El tráfico y las voces de los vecinos se filtran por las paredes de la casa. «Que te oigan», me dice. Así que gimo en alto y pido suplicante algo que antes consideraba sórdido viniendo de una persona desconocida. Carajo, todavía tiene los zapatos puestos. De todos modos, me paso la lengua por los labios y le pido que me monte la cara. No dice nada mientras, con un movimiento rápido, se desabrocha el cinturón, lo saca de las presillas y lo deja caer al suelo. El ruido metálico me hace la boca agua. Sin advertencia previa, se ha quitado la ropa y tiene las rodillas a ambos lados de mi cuello, mientras su vulva chorreante se arrastra por mi boca. En cuanto mi nariz roza el clítoris, este se convierte en un pito engrosado que se expande hacia fuera y me llena la garganta a la perfección. Saber que alguien podría estar presenciando nuestro acto erótico lo hace aún más atractivo. Que haya otro *voyeur* observándonos a un desconocido y a mí mientras nos damos placer, a solo unos metros de la ventana, es tan tentador que parece algo prohibido. Es perfecto. En ese punto cedo por completo a mi fantasía y abro las piernas de par en par. Quiero que esa persona desconocida me use para satisfacer sus deseos. De inmediato se pone de pie mientras mis manos permanecen debidamente arriba, junto a mi cabeza. Está asumiendo el control absoluto de nuestro encuentro y no me deja más opción que obedecer a lo que suplica mi cuerpo entero. Y me encanta. Me encanta que su mano me agarre un mechón del cabello, me encanta notar su excitación goteándome sobre la piel y su lengua invadiéndome la boca. No hay amor ni hay ternura. Solo nos mueven la lujuria y la salvaje desesperación por coger: todo lo contrario a lo que es mi vida sexual habitual.

De repente jala del cabello hasta que me doy la vuelta y quedo apoyada en manos y rodillas. La mejilla me roza con la alfombra mientras me bombea con vigor desde atrás. Es una cosa brusca y rápida, y me parece alucinante. A veces es una verga gruesa lo que me entra empujón tras empujón, y hace que me tiemblen los dientes. Otras veces son unos dedos finos que se retuercen mientras se me meten dentro, lo que me provoca unos gemidos tan fuertes que acallan el sonido de mi sexo. Estoy casi en un delirio cuando por fin me suelta un chorro cálido sobre el culo levantado. Y entonces me aparta, tras dejarme su marca, y me exige que abra los ojos para ver la que armé. Aunque, antes de que me haya dado la vuelta, se me acerca y me dice: «Buena chica». Y ahí me vengo y me vengo y me vengo. Y la persona desaparece.

Abro los ojos y vuelvo a estar sola, de nuevo en el sillón, con el clítoris palpitándome como un corazón.

Blanca estadounidense | Cristiana | <29 999 £ | Bisexual/
pansexual | Casada/en una unión civil | Sí

La mayoría de las veces fantaseo con un sexo apasionado y absorbente. No es el sexo delicado de golpes lentos en el que tu pareja puede alargar la mano para acariciarte la cara. Lo que quiero es ese sexo de dominación en el que no piensas, solo actúas, en el que solo hay eso y nada más. El tipo de sexo en el que te agarran tan fuerte que acabas con marcas rojas que a veces se convierten en moretones, mordiscos que duelen, pero duelen bien, porque estás en esa misma onda. Y que te aplaste el peso de otra persona. Existe una forma de indefensión que me cuesta explicar: cuando sabes lo fuerte que es esa persona en realidad, lo fuerte que podría ser y sabes que podría hacer lo que quisiera, pero aun así elige no hacerlo. Tener su pecho pegado a tu piel y que se te erice todo el vello, y que se digan palabras que serían ilegales fuera de ese contexto; y que se digan en un tono concreto, susurrado y oculto en el momento. Ese tipo de sexo que te deja casi sin respiración por una mezcla de impresión y de excitación. Quiero que las sensaciones me inunden de tal manera que no tenga que pensar en cuánto me oigo a mí misma ni en los crujidos de la cama. Solo quiero sentirlo todo, todo. Quiero levantarme al día siguiente y estar adolorida, pero de una manera agradable, como un recordatorio de lo que pasó. Ese tipo de sexo. Eso es lo que más deseo: un sexo crudo, absorbente, apasionado. Memorable.

Blanca australiana | Atea | <29 000 £ | *Queer* |
En una relación | No

Soy un libro abierto en cuanto a sexo y a sexualidad. De género fluido, supongo. A mis hijes les he enseñado que te enamoras de una persona, independientemente de que tenga pene o vagina. El sexo no es solo penetración, aunque eso también sea un elemento maravilloso y encantador. Soy una mujer decidida y obstinada que casi siempre ha tenido el control en la cama, así que lo que voy a decir no es ninguna frivolidad: ansío que un hombre alemán alto me reviente; que me deje tan exhausta de placer que no pueda ponerme de pie durante días. Quiero que me convierta en su epicentro del placer. He tenido encuentros sexuales magníficos; he tenido encuentros sexuales destinados a procrear; pero nunca he tenido encuentros sexuales de gritar hasta quedarme afónica, en los que acabe en el suelo chorreando por todas partes con una sonrisa de regodeo, y con la esperanza de que mi pareja solo se haya detenido para recuperar el aliento.

¿Alguien conoce a algún muchacho alemán que pueda pasar por aquí?

Blanca estadounidense | Atea | <100 000 £ | Bisexual/
pansexual | Soltera | Sí

No me veo como una criatura sexual, como alguien que pueda salir por ahí y conseguir lo que quiera, y eso me alarma y me decepciona. Ojalá pudiera, pero lo cierto es que no, y tampoco sé muy bien cómo lograrlo. Quizá sea porque tengo la autoestima baja, o porque no me considero deseable. A lo mejor es por una multitud de razones, quién sabe. He tenido relaciones sexuales, solo que ni de lejos con la frecuencia que me habría gustado y nunca tan buenas como lo son en mi cabeza. Más que el sexo superficial de metesaca que he experimentado con hombres, o el sexo que he tenido con mujeres, hasta cierto punto torpe y más complicado, pero más prolongado y menos decepcionante, lo que quiero es una pasión explosiva, loca, que me nuble la mente y haga temblar la tierra. Quiero esa sensación de liberar inhibiciones, ese tipo de sexo hedonista y primario que te hace sudar. Una lucha de poder, una batalla por la dominación.

Básicamente, quiero que alguien me coja y se deje coger. No lo quiero dulce y delicado, lo quiero duro y rápido; deseo jugar con alguien y que jueguen conmigo; que el placer sea el único pensamiento coherente que quede. Estoy cansada de tener ese tipo de relaciones sexuales en las que me queda capacidad para pensar en cómo se verá mi cuerpo desde tal o cual ángulo, o en si desconecté la plancha del cabello antes de salir de casa... Para ser sincera, llevo tiempo sin molestarme en tener encuentros sexuales porque siempre es igual: me aburro, me siento incómoda y no puedo venirme. Quiero estar tan cachonda que no recuerde ni mi nombre. Para mí, o al menos en mi experiencia, la parte previa al sexo siempre ha sido la mejor parte: la tensión y las miradas coquetas; el deseo y la intimidad de una sensación compartida que ninguno de los dos parecen saber controlar. No hablo de preliminares, sino de lo que hay antes de que empiece incluso eso.

Quizá lo mío sea relativamente descafeinado en comparación con otras fantasías, o a lo mejor es un cliché, pero quiero sentirme como en una neblina de puro deseo sexual, con una tensión enormísima y nada más que lujuria por todas partes. Puede que lo conozca, o la conozca, en un bar o en una discoteca, no sé. Da igual. Ahora mismo vamos en un taxi luchando para no toquetearnos. Luchando y perdiendo. Su mano se abre camino entre mis piernas y es lo único que puedo hacer para no arrancarme los pantalones allí mismo en el asiento de atrás. Le aparto la mano pero no en serio, y lo sabe, así que vuelve, y sube más y me toca más fuerte esta vez. Estoy perdida en el deseo, no me importa que el taxista nos vea. De hecho, a lo mejor quiero que me vean. Él o ella está jugando conmigo y yo me dejo, me dejo tanto que le permitiría hacerme cualquier cosa. De alguna manera hemos logrado llegar a la casa que está más cerca, la suya o la mía, o a un hotel, es igual. Salimos del taxi a trompicones. No hemos hecho nada más que llegar a la sala cuando ya estamos quitándonos la ropa y empujándonos contra la pared más próxima. Me clava a la superficie contra la que he aterrizado, sea cual sea, y aunque me resisto, mis movimientos carecen de fuerza real: estoy justo donde quiero estar. Tengo sus manos por todas partes, noto el cuerpo entero caliente, lleno de electricidad, vivo. Me siento viva. Estoy casi retorciéndome, atrapada en algún lugar entre el deseo de que esta parte dure para siempre y el deseo de lanzarme ya por el precipicio. Estoy tan distraída que apenas me doy cuenta de que me ha levantado y me lleva rápidamente a la cama, o al sillón: sea lo que sea, es una superficie blanda cuando me tira encima. Me arranca el resto de la ropa del cuerpo y con la poca capacidad que me queda le quito la suya. Piel con piel, caliente, sudorosa. Uñas clavadas en espaldas, manos agarrando sábanas, espaldas arqueadas, ojos en blanco. Gritando obscenidades a un Dios en el que no creo. Ruegos y palabras inconexas apenas coherentes me salen de entre los labios. Gemidos que se me quedan en la garganta y salen empujados por jadeos y ruidos que no sabía que podía emitir. En este momento no existe nada más, solo el placer. Tengo la conciencia plena centrada en este instante. Es caótico, explosivo. Y cuando hemos acabado (y hemos vuelto a empezar y hemos vuelto a acabar), me voy. Agarro la ropa que logro encontrar, me arreglo lo que me queda de lápiz de ojos y salgo por la puerta. Olvidaré mis inseguridades, olvidaré su nombre, pero no olvidaré la sensación.

Blanca maltesa | <29 999 £ | Bisexual/pansexual | Soltera | No

OBJETO DE ADORACIÓN

«Antojársele a alguien en un sentido carnal y obsceno».

¿Quién no quiere ser objeto de adoración? ¿Que nos idolatren por nuestra belleza y nuestra potencia sexual? ¿Que satisfagan todos nuestros caprichos al instante, sencillamente por ser quienes somos? Adorar implica mostrar veneración y devoción, y en la esencia de muchas de estas fantasías se encuentra ese deseo de que te pongan a ti por delante de todo, de forma inequívoca.

En 1996 viví una experiencia surrealista cuando los lectores de la revista *FHM* me eligieron «la mujer más sexi del mundo». Aquella era en parte una adoración de índole muy similar a algunas de las descritas en estas fantasías, aunque en su momento me sentí desconcertada. Hice una entrevista para *FHM* vestida con una piyama de franela con estampado de vaqueros, y con un bebé de dieciocho meses por allí cerca, después de una semana laboral de noventa horas. Era una época de mi vida en la que mi sexualidad y mi identidad parecían estar desvinculadas, porque, como les ocurre a muchas madres, estaba experimentando la sensación de haber entregado temporalmente mi cuerpo a otra persona que debía anteponerse a mí. Ser idolatrada en las fantasías sexuales de los lectores de *FHM* me parecía una cosa muy alejada de la realidad.

Las mujeres cuyos días giran en torno a otras personas no suelen sentirse con frecuencia las estrellas de su propio espectáculo, no suelen sentir que las ven, las admiran, las aman, las desean. Para ellas, para nosotras, la fantasía de ocupar de nuevo el centro de la propia historia tiene una potencia visceral. ¿Serán las cartas de esta sección una reacción a la vida moderna de las mujeres del siglo XXI? Mujeres que se sienten empujadas en demasiadas direcciones distintas y de las que se espera que lo hagan todo sin rechistar. Como dice la autora de una carta: «Creí que a estas alturas de mi vida ansiaría algo mucho más espectacular o inusual, pero verme atrapada en un matrimonio que se desmorona lentamente me ha dejado con una amarga sensación de indiferencia. Aunque también ha conseguido volver a despertar en mí este profundo deseo de sentir de nuevo que me ven, que me aman; de que me devore alguien que pueda ver más allá de lo que soy. Yo solo quiero que me adoren». Es una necesidad sencilla pero imperiosa. Resulta interesante asimismo que la «culpa materna» sea una expresión de uso común y refleje la lucha tan extendida de mujeres que sienten que no están cumpliendo con las expectativas de la sociedad o de sus iguales, expectativas perpetuadas y exacerbadas por las redes sociales. El monólogo viral de la actriz America Ferrera en la película *Barbie* empieza con un oportuno: «Es literalmente imposible ser mujer» y continúa relatando las mil maneras en las que tantísimas mujeres sienten que no son lo bastante buenas, mientras batallan contra los estándares y normas sociales creados para hacerlas fracasar.

Habrá quienes interpreten este tipo de «adoración» como un indicio de narcisismo o de inseguridad; o quizá como un miedo interiorizado a no ser lo bastante guapas, lo bastante inteligentes, lo bastante encantadoras, a no ser dignas de ocupar el puesto de heroínas. No obstante, esto parte asimismo de saber muy bien, en el fondo, que para la amplia mayoría de nosotras la «adoración» es algo que solo reside en nuestra imaginación. Está por completo fuera de nuestro alcance y, por tanto, si se presentase la oportunidad, ¿no elegiría cualquiera tener el poder de infundir una atención y una lealtad sexuales absolutas?

A lo mejor, en realidad es una huida de lo descrito en el monólogo de *Barbie*, del hecho de que «siempre tenemos que ser extraordinarias», pero de algún modo estamos siempre haciéndolo todo mal. A lo mejor ser un auténtico objeto de adoración significa que nos amen, que nos adoren y nos respeten, a pesar de nuestras trivialidades, y a pesar de que a veces (o más a menudo que a veces) lo entendamos todo mal.

Mi mayor fantasía sexual es que me adoren. Me imagino como una especie de diosa, como algún tipo de criatura divina, poderosa, fuerte y hermosa; en cualquier caso, algo más de lo que soy ahora, o al menos así es como quiero que me vean. Soy el Oráculo de Delfos, soy una bruja, soy un personaje de cuento, alguien y algo más allá de los sueños más salvajes. A veces me imagino desnuda y otras con un vestido fantástico, largo y suelto que se transparenta lo suficiente, pero en última instancia es sencillo, sutil y sexi. La luna brilla; en mis fantasías siempre brilla la luna. Mi pareja, sea quien sea, también quiero que lleve una ropa sencilla; después de todo, la fantasía está centrada en mí. En esta fantasía quiero que mi pareja sienta tal obsesión conmigo que no pueda pensar en otra cosa, que se muera si no me tiene. Que me busque con la esperanza de poder estar a mi servicio. Quiero oír cómo me suplica que le preste atención.

Quiero que intente convencerme de que merece que le conceda mi tiempo. Quiero oír palabras de elogio y de admiración, oír que no cree que alguien como yo pueda ser real. Su anatomía no importa nada en mis fantasías; lo que me prende es su adoración, los elogios, el control.

El control es tal que puedo permitirle a mi pareja tomar la iniciativa y que, aun así, sea yo la que esté totalmente al mando de la situación y de todo lo que haga. Me cogerá justo como yo quiero que me coja, fuerte, lento y con ternura. Empezaremos conmigo encima, antes de pasar a colocarme sobre manos y rodillas. Quiero sentarme en su cara y dejar que me elogie con su lengua. Quiero que esté encima de mí y rodear su cuerpo con mis piernas, y quiero oír sus gemidos y suspiros de placer, y que diga mi nombre una y otra vez. Quiero que se concentre en mi placer y que obtenga el suyo propio haciendo que me venga; quiero que sea un acto de devoción y servicio, pero también quiero que mi pareja lo disfrute. De hecho, creo que quiero que lo disfrute demasiado. No me interesan las prisas; quiero que sea algo lento y prolongado, intentar que el tiempo se alargue todo lo posible, porque quiero que mi pareja lo quiera así. Y quiero que se concentre en tocarme, en cómo me siento, en obtener de mí todo lo que pueda. Deseo pasión, pero no quiero nada acelerado; una labor de amor, supongo. Quiero toda su atención y su deseo, y que me elogie todo el tiempo que pasemos haciéndolo. Cuando se venga, quiero que sepa que es porque yo se lo permití; pasó únicamente gracias a mí. Y quiero que se vaya y siga con una obsesión absoluta por mí. Quiero que no se parezca a nada experimentado antes. Haga lo que haga mi pareja después, quiero que sepa que soy lo mejor que va a ocurrirle en la vida, la cúspide misma de las mujeres, y quiero ocupar todas y cada una de sus fantasías.

Apache estadounidense | Pagana |< 49 999 £ | Bisexual/
pansexual | Casada/en una unión civil | Sí

A veces creo que debo de tener una piel distinta al resto. Por necesidad. Una piel intensa, o despierta, o consciente; una piel con miles de millones de neuronas en cada centímetro que cobran vida y cantan ante el mero contacto con otra persona. Porque, a ver, si todo el mundo sintiera lo mismo que yo ante el contacto de otra mano humana, de entrada nadie habría podido hacer nada nunca, y aparte hablaríamos más sobre ello, eso seguro. Un día, en mi época universitaria, estaba en una reunión del grupo de teatro y un muchacho se me acercó por detrás y me dio un pellizco suave y juguetón en la nuca. La reunión se detuvo de golpe cuando se me escapó un híbrido entre jadeo y gemido, totalmente involuntario y lo bastante alto para hacer temblar las paredes. Desde entonces, todo el mundo supo cuál era mi punto débil: con tocarme el cuello me convertía en una masa maleable en sus manos. Les dejé que creyeran eso porque así ocultaba la auténtica verdad: que no era solo el cuello. Era por todas partes. Ahora que soy mayor, sé que el contacto es un lenguaje de amor, y la forma preferida por alguna gente para mostrar afecto y que se lo demuestren, aunque para mí es algo más que eso. Me encanta el sexo, me encanta todo lo que rodea al sexo, pero no entiendo a quienes pueden limitarse a ciertas partes del cuerpo, cuando el cuerpo entero es lo que se involucra en ese hermoso acto. Sí, algunas partes necesitan calentamiento previo, pero hace falta que nos despierten en conjunto. Que te toquen es algo reconfortante, es una validación, es enternecedor y sexi hasta reventar. Sentada a mi mesa escribiendo esto, me paso un solo dedo por el centro de la garganta y mi cuerpo se despierta, estremecido por el fantasma de la sensación impresa en mi piel desde la semana pasada, cuando mi marido me echó sobre esta misma mesa. Lo tenía a la espalda, una piel caliente detrás de mí y una mesa fría abajo. La sensación lo es todo. Es un auténtico despertar. Para despertarme necesito que me toquen por todas partes. Cuando fantaseo con la sensación de una dicha pura, ni siquiera mantengo relaciones sexuales. Estoy flotando en el aire y muchas manos me tocan y me acarician, y siento que todas las neuronas de mi piel se activan a la vez; mi cuerpo y su capacidad para el contacto sexual son un todo completo. Soy algo preciado, digno de tenerse, de valorarse, de mecerse y de adorarse.

Blanca británica | Atea | <29 999 £ | Bisexual/pansexual |
Casada/en una unión civil | No

Creí que a estas alturas de mi vida ansiaría algo mucho más espectacular o inusual, pero verme atrapada en un matrimonio que se desmorona lentamente me ha dejado con una amarga sensación de indiferencia. Aunque también ha conseguido volver a despertar en mí este profundo deseo de sentir de nuevo que me ven, que me aman; de que me devore alguien que pueda ver más allá de lo que soy. Yo solo quiero que me adoren. A menudo sueño con una situación concreta que me reconecta conmigo misma y con mis deseos. Me imagino con un hombre alto, no demasiado guapo pero profundamente atractivo: alguien muy masculino, aunque dulce por dentro, con una personalidad cautivadora; alguien que me hace sentir segura, aceptada y adorada.

Imagino que estoy de pie en mi recámara, con las luces atenuadas, desnudándome, mientras él me observa desde lejos, en secreto. Siente curiosidad, disfruta con la magia de las pequeñas cosas. Se me acerca muy en silencio y me atrapa por sorpresa. Me pone las manos en la cintura y, en cuanto noto su aliento cálido en el cuello, empiezo a perderme. Por lo general prefiero llevar yo el control, pero me encanta la dinámica del juego de poder. Este hombre no se da prisa con nada. Lo imagino quitándome la ropa con lentitud, haciéndome sentir que seguramente sea la cosa más maravillosa a la que le ha puesto las manos encima en su vida. Me levanta sin ningún esfuerzo y me coloca en la cama, donde se toma su tiempo en adorar mi cuerpo; me besa el cuello, luego se detiene en mis pechos, los lame lentamente, me chupa los pezones endurecidos y los muerde con suavidad (me encanta cuando mis pechos reciben una atención extra, me pone mojadísima). A continuación, se desplaza muy lento por mi abdomen y me besa las estrías y las pecas, y al aterrizar entre mis piernas se asegura de calentar las cosas poco a poco. Me satisface con la boca hasta que empiezo a gotear de lo húmeda que estoy, y luego me introduce los dedos; al principio va lento, pero hacia el final le pone más vigor, y me come entera mientras me coge con los dedos hasta que alcanzo un intenso orgasmo. Ligeramente más satisfecha, busco con ansias su verga y empiezo a chupársela. Me encanta la sensación de estar de rodillas y, aun así, tener todo el poder. Se la pongo muy dura, pero no le permito que se venga, porque antes lo necesito dentro de mí. Quiero que sea apasionado y brusco. Me monto encima y lo cabalgo hasta que los músculos de los muslos me empiezan a temblar, y entonces estoy lista para que se inviertan los papeles, para dejarme ir por completo y permitirle hacer todo el trabajo. Imagino que dejo que me clave a la cama y me entre con fuerza, que me apriete desde arriba y me aplaste bajo su peso, hasta que casi me cueste respirar. Me da la vuelta como si estuviera hecha de plumas y me mira a los ojos mientras me exprime toda la fuerza vital. Puedo gemir todo lo fuerte que quiera y, en cuanto empiezo a oír esos ruidos húmedos tan familiares, soy incapaz de aguantar más. Me dejo ir y suelto un chorro que llena la cama y la dejo empapada, y a él lo dejo que se vuelva loco. Me da la vuelta de nuevo para el gran final y me entra desde atrás, mientras me susurra al oído: «Carajo, eres preciosa, ¿lo sabías?», mientras me da nalgadas, cogiéndome todo lo rápido que puede, hasta que me vengo a chorros que saco todas las sábanas a la cama. Por fin se viene por toda mi espalda y entonces nos quedamos acostados un momento, entrelazados, recuperando el aliento mientras yo todavía no he vuelto a aterrizar en el planeta Tierra.

Blanca eslovena | Espiritual | <15 000 £ | Bisexual/pansexual | Casada/en una unión civil | Sí

Mi fantasía es que me deseen. Parece una tontería, pero crecí siendo regordeta y no muy agraciada, así que la idea de ser deseable es una auténtica fantasía. Antojársele a alguien en un sentido carnal y obsceno. Que a alguien se le salten las lágrimas al verme desnuda, que enloquezca con solo adivinarme el pecho o la curva de las pantorrillas usando tacones. Me prende la idea de que alguien se desespere por mí hasta ese punto. A lo mejor es una fantasía de poder. Sea lo que sea, me gustaría que se hiciera realidad.

Blanca canadiense | Atea | <15 000 £ | Bisexual/
pansexual | En una relación | No

Mi deseo sexual más profundo está en la dominación y la adoración. Quiero que me veneren, que me teman y me adoren como a una diosa todopoderosa. No hay nada que me excite más que un hombre penoso y llorón acatando todos mis caprichos. Que ruegue y suplique, desesperado, ansiando un mero destello de mi atención. Para mí es un sueño pensar en un hombre que me dé las gracias por permitirle venirse, o incluso más, por permitirle que se coja mi cuerpo divino, como algunos agradecen a Dios sus bendiciones.

Y voy más allá aún: quiero dominar una habitación entera. Incluso antes de los preliminares, quiero que mi presencia irradie sexualidad, poder, deseo, control, confianza. Despertar miedo y admiración en un hombre nada más entrar y, a los treinta minutos, estar montándolo mientras suda, grita en gratitud por tener esa oportunidad y cumple todas las órdenes que le doy. Soy una mujer menuda y joven en una sociedad dominada por hombres. Crecí con una educación fundamentalista cristiana en la que cualquier fantasía sexual era pecaminosa, no hablemos ya de que una mujer pueda ser algo más que sumisa ante un hombre. Siento que nunca podré expresar esta parte de mí.

Blanca | Espiritual | Bisexual/pansexual |
En una relación | No

Aunque sé que «en el corazón no manda la razón», como dice la gente, existe un elemento de mi sexualidad con el que nunca he logrado reconciliarme del todo. Para dar contexto, soy lesbiana: me encantan las mujeres (cis y trans) y, aunque los hombres no me repugnan, nunca han despertado nada en mí; hay tantas posibilidades de que me sienta sexualmente atraída por un hombre como por, no sé, una roca o un árbol. De manera similar, soy bastante indiferente en un plano sexual a los penes, incluso a los que pueda llevar incorporados una mujer. Sin embargo, a pesar de todo eso, la idea de que alguien me eyacule dentro me pone bien caliente. Pensar en que mi cuerpo pueda agradar a alguien hasta el punto de que pierda el control por completo, de sentir su verga palpitar dentro de mí mientras me llena, me resulta embriagador. No creo que tenga nada que ver con el reloj biológico; nunca me ha interesado demasiado ser madre, y quedar embarazada no forma parte de la fantasía, solo el hecho de que estar dentro de mí le resulte tan placentero a otra persona que la haga alcanzar el clímax. Estoy bastante segura de que no soy la única mujer sáfica con esta fantasía (he visto incluso arneses sexuales específicamente creados para representar esa situación en concreto). En cualquier caso, para mí sigue siendo un misterio. Si me atrajeran los hombres, no sería en absoluto reseñable, pero es como si esto flotara por delante del resto de mi sexualidad, generando cierta tensión extraña dentro del ámbito de mi deseo. Supongo que es una prueba de que el cerebro es una cosa rara, y nada más.

Blanca estadounidense | Vagamente pagana | <29 999 £ | Gay/lesbiana | Casada/en una unión civil | No

Los hombres de mis fantasías entran en dos categorías, ambas tan comunes que seguro que cientos de mujeres escribirán cartas similares a esta, y aun así me da mucha vergüenza y terror compartirlo. Esas categorías son: «amantes del pasado y *crushes* que me gustaron mucho pero que nunca llegaron a nada» y «actores y deportistas guapísimos más o menos de mi edad a quienes nunca conoceré». La estrella de la fantasía cambia, pero el argumento es casi siempre el mismo. Estoy bailando en un bar y por casualidad aparece allí un hombre que me atrae una barbaridad, con el que me siento segura y a quien de verdad le gustan las mujeres y las escucha. Los dos estamos sobrios o hemos consumido hongos, pero nada de alcohol. Me dice que le encanta mi cabello. Huele genial. Lleva una ropa suave muy agradable al roce. Entre nosotros se genera esa energía eléctrica: esa que te dice que va a haber tema. Me hace unas cuantas preguntas y espera a que acabe todas mis frases, prestando atención y respondiendo a las cosas que le pregunto yo. Pasada una media hora me pide que me vaya con él. Ya en la calle, en la puerta del bar, me pregunta si puede besarme, me lleva al callejón que hay justo detrás y sigue besándome, y me toca el cabello y me sube la falda, agarrándome con fuerza y suavidad al mismo tiempo. Lo detengo antes de la penetración y vamos caminando a mi casa, que de algún modo queda a solo dos minutos y está milagrosamente limpia y ordenada, con unas velas ya encendidas y la banda sonora de *Dirty Dancing* sonando de fondo. Me desnuda lentamente y me dice lo magníficos que son mis pechos, mi espalda, las piernas, el culo, los muslos. Se quita toda la ropa y se queda de pie delante de mí un momento para que pueda verlo, sonriendo. Luego se me sube para besarme más y le acaricio la erección con la mano. Me dice mi nombre al oído. Me dedea mientras me besa los pezones y luego me muerde el labio cuando jadeo. Le devuelvo el mordisco. Me pregunta si puede metérmela y, cuando le digo que sí, apoya el peso del cuerpo en un brazo, a mi lado, mientras el otro lo pone en el cabecero para empujar y entrarme más y más, a un ritmo lento pero constante. Me dice que se está muy bien dentro de mí, que soy muy guapa, y sigue besándome de tal manera que apenas puedo respirar. Estoy totalmente acostada en la cama y me dejo ir, hasta que no puedo pensar, tengo la mente en blanco, solo hay placer. Cuando nos venimos juntos grita mi nombre. No me hace daño ni se ríe de mí, ni le dedica ninguna crítica a mi cuerpo, ni a los ruidos que me salen ni a cómo me muevo. En resumen, no hace ninguna de esas cosas que convierten el sexo en algo aterrador e incómodo. Al acabar, continúa besándome y nos quedamos acostados juntos sin hablar, solo sonriéndonos. Nos dormimos y así continúo toda la noche. Por la mañana, él se despierta antes que yo pero me deja dormir. Cuando me despierto, me abraza, me aparta el cabello de la cara. Y después de que me levante, me bañe y me lave los dientes, quiere hacerlo otra vez.

Escribir esto me hace pensar en una frase que guardé en el celular: «Solo quiero una cosa humilde, espantosamente sencilla: que una persona se alegre cuando entre yo en la habitación» (Marina Tsvietáieva, hablando en su diario sobre el amor). Supongo que ese es el hilo común de todas mis fantasías sexuales: que un hombre al que considero especial me vea especial a mí, que esté entusiasmado con tenerme de compañera de cama. Alguien amable en general, pero que quiera ser amable concretamente conmigo. La experiencia de que le gustes tanto a una persona que el sexo sea la única manera de expresarlo. Una cosa espantosamente sencilla.

Mestiza estadounidense | Católica | <100 000 £ | Heterosexual | Soltera | No

TERRENO VEDADO

«Parece que no soy capaz de expresar mis deseos secretos ante mi marido. Me resulta... embarazoso y me da miedo».

Lo que para una persona es terreno vedado o prohibido puede parecerle totalmente permisible a otra. Los límites, los tabúes y la vergüenza son cuestiones personales y particulares, en las que influyen la sociedad, la cultura y la religión. No nacemos con vergüenza incorporada; eso es algo que heredamos o aprendemos, y su insidioso alcance se deja notar en todos los aspectos de nuestra vida. En estas cartas se describen muchas fantasías que para alguna gente quizá sean bastante descafeinadas, pero como siempre el contexto lo es todo. A quien se haya criado en un país en el que la homosexualidad sea ilegal, por ejemplo, las fantasías sobre experiencias eróticas entre personas del mismo sexo le resultarán sumamente ilícitas. Si tu religión prohíbe determinados comportamientos o deseos, también eso será tabú. En cualquier caso, si la vergüenza prospera en silencio, las cartas de esta sección son un bramido desde la cima de una montaña.

De entre las cartas que recibimos, solo un número muy reducido detallaban pensamientos prohibidos que podrían considerarse delictivos (y, por razones obvias, esas no pasaron mi elección final). Sin embargo, aunque algunos de los actos o comportamientos descritos en las fantasías de esta sección no son ilegales estrictamente hablando, sí plantean cuestiones en materia de corrección moral y social. Las hay que además suponen un desafío a las convenciones sobre lo que «deberían» desear las mujeres. Resulta impactante que un buen número de las mujeres de esta sección fantasee con una persona inalcanzable: un amigo, un pariente, un vecino... La noción de «terreno vedado» es aún más impropia cuando en apariencia tienes una relación muy normal con la otra persona; aun así, en tu mente replanteas los parámetros de esa relación de forma sustancial, ¡y con mucha menos ropa!

De hecho, para algunas de las mujeres de esta sección, la naturaleza prohibida o tabú de su fantasía secreta es el elemento más erótico de la situación: la mujer que fantasea con su amiga mientras están poniéndose al día en el sillón con una copa de vino, o aquella cuya mente divaga hasta su cuñado mientras mantiene relaciones sexuales, en vez de pensar en su marido. Y dice: «Quiero a mi marido con toda mi alma. ¿El amor de mi vida? Seguramente. ¿La chispa de mi vagina? No sé. Tengo cuarenta años ahora, mi instinto sexual nunca ha estado tan despierto y, por desgracia, el que hace que me moje no es mi esposo. Técnicamente lo es, pero mentalmente mi cabeza viaja hasta su hermano mientras hacemos el amor [...] Y me preguntaba también cómo sería tenerlo dentro de mí».

Tal y como se ha comentado ya antes en estas páginas, las fantasías no tienen límites; no deben ajustarse a normas sociales, y tampoco suelen verse dificultadas por la culpa, el asco o la vergüenza que podemos sentir en nuestros momentos más racionales. Lo que es terreno vedado de repente queda a nuestra disposición. Así que podríamos considerar estas fantasías como un respiro temporal frente a la vergüenza, una fuga a un mundo en el que nadie juzga nuestros deseos, por tabúes que sean. Si pudiéramos liberar las cadenas de la vergüenza en el mundo real, ¿qué nuevas cimas de placer seríamos capaces de alcanzar?

Estoy enamorada de mi mejor amiga. Quiero tocarla. Me la cojo en mi cabeza, en mi día a día normal.

Blanca virgenense británica | <29 999 £ | Bisexual/ pansexual | En una relación | Sí

Tengo muchas fantasías de distintos tipos; las disfruto y me parece de lo más sano tenerlas. No obstante, hay una que a alguna gente de mi entorno podría resultarle «polémica», siendo como soy una mujer latina heterosexual que vive en América Latina. Es algo que no podría contarles a mis amistades, porque creo que no lo entenderían. Sé que estas fantasías no tienen nada de malo, pero culturalmente la sexualidad sigue siendo un tabú entre muchas mujeres latinoamericanas (y no solo las fantasías entre personas del mismo sexo, sino cualquiera). Mi marido sí sabe que las tengo y no le molestan para nada.

Mis fantasías guardan relación con experimentar cómo es compartir momentos íntimos con una mujer. ¿Cómo sería besarla? ¿A qué olerá? Y todo lo que podría ocurrir en ese contexto. Estas fantasías incluyen escenas muy intensas, bonitas y oníricas que me inundan la mente. De hecho, estas fantasías no son con mujeres cercanas; siempre son actrices, personajes de películas o de series que despiertan mi imaginación, gente que me parece inalcanzable. No he tenido ninguna experiencia sexual con una mujer y, para ser sincera, no estoy segura de cómo reaccionaría ante la posibilidad de llevar mis fantasías a la realidad. Intenté poner a prueba a mis amistades y les planteé lo de «Di una mujer famosa que te guste», para ver si habría problema en sincerarme con ellas y hablar de este tema, igual que hablamos de muchos otros. Sin embargo, he percibido actitudes y comentarios que me impiden sentirme segura comentando esa cuestión con ellas, así que lo he descartado por completo.

Latinoamericana venezolana | Católica no practicante | Heterosexual | Casada/en una unión civil | No

Mi fantasía comienza conmigo y una amiga sentadas, poniéndonos al día y tomando una copa de vino. Los niños están pasando la noche afuera y mi marido no vuelve hasta el día siguiente. Mi amiga rompió hace unos meses con su novia, así que tenemos la casa para nosotras solas. Estamos una junto a la otra en el sillón, en su sala, charlando, riéndonos, compartiendo historias sobre los niños. Al inclinarse por su copa de vino se cruza por delante de mí y se detiene frente a frente, demasiado cerca. Nos miramos a los ojos durante lo que parece una eternidad. Se inclina más hacia mí y me besa suavemente en los labios y, aunque me quedo aturdida, le devuelvo el beso. Le toco los labios con la lengua y su lengua se abre paso entre los míos; es un beso suave pero apasionado. El beso acaba y vivimos un momento incómodo antes de volver a cruzar miradas y caer de nuevo en el sillón, besándonos y tocándonos, y arrancándonos la ropa la una a la otra. Seguidamente nos acostamos las dos semidesnudas en el suelo. Le paso una mano por el cuerpo, bajando, tocando y acariciando todas sus curvas. Con suavidad, le recorro los pechos con los dedos y me detengo a jugar con sus pezones, que se ponen erectos y duros, y la oigo gemir un poco. Acerco los labios a sus pezones y se los retuerzo con la lengua, sonriendo al ver que le falta un poco el aliento. Sigo bajando la boca hacia su ombligo y las manos a su cadera. Me levanta la cabeza y me dice: «No tienes que hacer nada con lo que no te sientas cómoda». La miro a los ojos y respondo: «Me excita investigar todos los rincones de tu cuerpo». Lentamente, bajo la mano por la parte interior de su muslo. Le acaricio con lentitud la pierna y subo hacia el clítoris, con unos roces delicados al pasar. Aspira el aire en respiraciones muy breves cada vez que me acerco a su zona íntima. Eso me excita y respiro hondo. Le llevo los dedos a los labios de abajo y la beso en esa zona recién revelada, y ella gime. Le toco los labios, comienzo a separárselos y bajo suavemente hacia el interior los dedos, que de manera accidental dan contra el clítoris, y ahí va otro gemido. Cuando desplazo los dedos hacia su vagina y le introduzco uno de ellos, los gemidos se hacen más prolongados y un poco más altos. Sonrío, acerco más la boca a la parte superior de su pubis y voy bajando, dándole besos, hacia el clítoris, donde me detengo y se lo remuevo con la lengua. Ella vuelve a aspirar aire con dificultad, más intensamente, y el cuerpo se le levanta un poco del suelo. Muevo la otra mano para apartarle los labios y sigo jugando con ella, usando la lengua y un dedo que le muevo dentro; está húmeda, cálida y disfrutable. Continúo hasta que se arquea y suelta un grito de pasión. Ralentizo mis movimientos y disfruto de esa sensación conocida pero extraña; saber cómo se hace todo esto me da tranquilidad. Se incorpora y se inclina hacia mí, me besa la frente y dice que es mi turno. Me empuja suavemente hacia el suelo, mientras me besa y me acaricia los pezones. Por lo general me encojo cuando alguien me toca los pechos, pero empiezo a darme cuenta de que, si el contacto es suave y cuidadoso, soy capaz de relajarme, y me asombra lo erótico que es.

Mi amiga continúa bajando por mi cuerpo y siento un momento de vergüenza por mi físico; tres hijos y un trabajo muy sedentario no me han dejado en la mejor forma que digamos. Me dice que me relaje y que mi cuerpo es perfecto. Me besa bajando hacia la línea de las pantis; sus manos se desplazan a la zona interior de mis muslos. Con cada roce noto electricidad y un solo dedo colocado por accidente podría hacerme explotar. Con suavidad me baja las pantis. Me olvido de la vergüenza por mi cuerpo. Me empuja otra vez al suelo, me besa la rodilla por dentro y la excitación se me hace casi insoportable. Se desplaza hacia mi zona íntima y noto cómo me roza con el cabello, siento su aliento en mis labios; ojalá me los acercara un poco más. Cuando lo hace me entran ganas de gritar, el pecho me late entero. Estoy palpitando como nunca antes. Delicadamente me mete los dedos entre los labios y suelto un gemido. Entonces siento cómo el dedo me explora, dedos dentro de mí, dedos por fuera, su lengua dándome en el clítoris. Siento que estoy a punto de venirme y se retira, pero le ruego: «No pares». Vuelve a acercarse, grito un poco, no estoy acostumbrada a dejarme ir, así que me contengo. Me mira y me dice: «Relájate. No hay nadie. Puedes hacer todo el ruido que quieras». Sonrío y vuelve a bajar la cabeza hacia mí. Mueve la lengua hacia el interior de mis labios y me la empuja dentro. Jadeo. Detrás van sus dedos, que se mueven lentamente al interior de mi vagina, nada de golpeteos ni de cogerme con la mano, sino unos movimientos delicados que me lanzan a un estado de intensidad máxima. Todo me resulta increíble. Me pone la boca encima, me repasa entera con los labios y me chupa el clítoris. Ay, Dios mío. Nunca he sentido nada tan agradable. Con la lengua me retuerce el clítoris mientras sus dedos me lo acarician suavemente, y todo empieza a abandonarme. No tengo ningún control, prenden los fuegos artificiales, grito de placer. Ella parece saberlo todo de mi cuerpo, parece saber cómo hacerlo funcionar, y después de venirme una segunda vez sin advertencia previa, me da una última pasada de lengua, y me estremezco. Ahora sonríe y sube hasta que su boca toca la mía; me encojo, pero disfruto de mi sabor en ella. Volvemos a recostarnos sobre unos cojines, las dos un poco húmedas y pegajosas por nuestra experiencia. Nos echamos una manta por encima y me rodea los hombros con sus brazos. Me pregunta si disfruté. Le respondo: «Fue lo máximo». Sonrío. Nunca me he venido tan fuerte ni me he sentido tan relajada.

Blanca británica | <29 999 £ | Heterosexual | Casada/
en una unión civil | Sí

Mi fantasía está dedicada al albañil que durante el confinamiento se pasó dos años construyendo la casa nueva de al lado junto a un compañero suyo. Dado que yo hacía *home office*, tuvimos tiempo de establecer una buena relación a un lado y otro del muro que separaba mi casa de la obra. Charlábamos y nos reíamos. Les preparaba té en invierno cuando hacía un frío gélido; en el calor del verano los veía con los torsos al aire, la piel dorada, y les llevaba toallas húmedas y frías para que se las pusieran en la cabeza. Me pasaban por la mente unos pensamientos frenéticos con mi albañil. No podía tocarlo; era un hombre casado. Pero cuando hablaba con él a través de la ventana de mi cocina mientras desayunaba había ciertos intercambios de miradas. Momentos de esos en los que se detiene el tiempo. Mi albañil tenía una sudadera con capucha de tono fosforito que también se me antojó. Le dije que me gustaba y me prometió que me regalaría una cuando acabara el trabajo. Me conmovía cómo hablaba de su madre, con mucho amor, y también lo feliz que parecía con su esposa y con su familia. Me enamoré un poco de su sonrisa y de su amabilidad, de su actitud despreocupada. Le gustaba el futbol. A mí no me interesa en absoluto, pero me calentaba mucho esa manera que tenía de hablar sobre los calambres que le daban después de jugar. Es que estaba buenísimo. Recuerdo quedarme a veces mirándole el trasero. La única ocasión en la que estuvimos lo bastante cerca para notar su cuerpo pegado al mío fue aquel día cálido de verano que vino a despedirse. Fue la única visita que hizo a mi casa. Aunque no me lo esperaba, como regalo de despedida me dio su propia sudadera, que aún olía a él, y me dio también un abrazo enorme. Tardé días en lavarla. Yo llevaba puesto mi short y noté que tenía el corazón acelerado cuando me abrazó, y me moría de ganas por apretarle el trasero. Quería notar su erección contra mi raja. Me interesaba saber si su olor me gustaba, porque para mí eso era un factor innegociable. Pero el día que vino, una amiga mía estaba de visita, así que no podía pasar nada, ni siquiera un beso en la mejilla. Ansiaba que me besara apasionadamente contra la pared blanca de mi cocina.

En mi fantasía, era seguro volver a esa zona de la imaginación en la que pensar en él aún me enciende. Lo único que queda ya son varias preguntas: un *flashback* de lo que pudo haber sido. No voy a volver a verlo nunca. ¿Pensará en mí? ¿Se tocará pensando en mí? ¿Pensará en mí haciendo yoga en mi jardín con el short, durante el otoño, la primavera y el verano? Todavía sigo llevando su sudadera y me pregunto si sentirá algo cuando me la pongo.

Este año pasado aprendí lo que es el concepto de *limerencia*, es decir, situar los ideales de obsesión en personas inalcanzables: la chica que me lanzó un cumplido en la estación de metro; el profesor mucho más grande y hetero que está casado; la mejor amiga de la prepa que llevaba mucho tiempo con su novio; gente a la que solo conozco en un contexto parasocial y que vive en la otra punta del mundo. Nunca me he visto en una relación romántica ni sexual, nunca he tenido siquiera un primer beso. Me pregunto si obsesionarme con lo inalcanzable es mi forma de eludir la ironía de sentirme tan liberada y al mismo tiempo no haber tenido nunca conexiones románticas así. Al principio de mi adolescencia descubrí mi sexualidad, pero el hecho de ser inmigrante de un lugar que no acepta muy bien las identidades no heteronormativas no me permitió nunca abrirme del todo. Parte de mí sigue metida en un clóset, incapaz de comunicarme bien con mis amistades *queers*, incapaz de buscar consuelo en la comunidad asexual/arromántica.

Explorar el amor y el sexo *queers* resulta increíblemente aislante; cada vez que una mujer me parece atractiva, temo que se entienda como una actitud depredadora, y siempre que un hombre me resulta atractivo me cuestiono mis propios sentimientos y me pregunto si son reales o se deben al condicionante patriarcal de la sociedad. Me gustaría decir que no creo que el sexo sea para tanto y que debería existir como un elemento disociado de la conexión y del amor. Pero, cada vez que imagino cómo será, me vienen a la cabeza roces persistentes, la suavidad de la piel de ella, risas y disfrute, besos inmensamente apasionados... Todos los aspectos del sexo que no tienen nada que ver con la parte sexual.

Divago pensando en cómo sería estar enredada entre sus brazos, que me abrace de tal manera que la existencia tenga algún sentido durante un breve instante. Pienso en cómo sería tener los labios de ella en los míos, no solo como un acto pasivo, sino como si alguna vez nos hubieran separado y por fin hubiéramos encontrado el camino de vuelta la una a la otra.

Escapamos por el puro capricho de pasar unas vacaciones en un lugar que nunca habría soñado con poder permitirme y todos los momentos que estamos despiertas los disfrutamos a solas, sin poder quitarnos las manos de encima. Ella está huyendo de una relación que es un callejón sin salida y liberándome a mí de la monotonía de mi vida. No me juzga por mi falta de experiencia; al contrario, me enseña lo que le gusta y me abre los ojos a cosas nuevas que yo ni sabía que me gustaran. La idea de escabullirnos me resulta tan estimulante porque siempre he sido de esas personas que cumplen las normas. Ella tiene una carrera ya muy avanzada y yo todavía soy medio nueva en lo mío, pero compartimos reflexiones a última hora de la noche sobre el amor, la vida y la existencia, hasta que el sol se cuela por las finas cortinas y cubre la habitación de un naranja brillante. La cara se le enciende y es aún más bonita. Los ojos se me detienen en todos los detalles de su rostro, hasta que al final tenemos que volver a la realidad del mundo exterior y mantenernos alejadas la una de la otra afuera de esta habitación. Ella regresa a su vida con su marido y yo a la mía, hasta que encontramos momentos para escapar de vuelta a los brazos de la otra una vez más. Pienso en la idea de este romance vertiginoso que solo puede acabar en corazón roto pero que conserva un mínimo atisbo de esperanza. Futuros enteros de felicidad, dicha y conexión en las miradas pasivas de esa mujer. Una historia de amor completa y shakespeariana contada con miradas persistentes.

Y de nuevo estoy en la realidad y reconozco la distancia que nos separa, sé que esos futuros nunca van a existir. Y me pregunto si no estaré asignando estas fantasías de encaprichamiento a mujeres que no puedo conseguir por la irresponsabilidad que entrañan, por lo prohibido, por la excitación; o si lo haré porque tengo miedo de llegar a una auténtica conexión con otra persona. O a lo mejor es que no soy capaz ni de imaginar una intimidad sin la posibilidad de que estalle por los aires porque no puedo concebir que me quieran de forma incondicional. A lo mejor en eso reside el miedo.

China | Atea/agnóstica | <15 000 £ | Bisexual/
pansexual | Soltera | No

En mi fantasía, mi marido ha invitado a su amigo a pasar la noche en casa porque a la mañana siguiente salen juntos de viaje. Después de cenar, mi marido se va arriba, pero yo me sirvo una copa de vino y termino de recoger. Su amigo entra y se detiene a darme las gracias por la cena antes de subir a la habitación de invitados. Para cuando subo yo también y me cambio para acostarme, mi marido está ya bien dormido, roncando.

Agarro una sudadera con gorro y vuelvo abajo, al estudio que tenemos en casa, a un lado de la cocina. Empujo la puerta y dejo un hueco abierto, lo suficiente para ver si alguien entra en la cocina. Me siento a la mesa, de frente a la puerta, enciendo la *laptop* y accedo a la que ahora mismo es página porno favorita. Deslizo una mano bajo el short de la piyama y meto los dedos entre mis labios y más abajo, hacia la vagina, y luego de nuevo arriba, hacia el clítoris. Mientras miro la pantalla, me paso el dedo por el clítoris. Sin dejar de disfrutar de la sensación, apoyo los pies en la mesa y me relajo en la silla. Empiezo a moverme más rápido y noto que voy subiendo camino del clímax.

Me distrae entonces un movimiento en la luz, junto a la puerta, y me detengo un segundo: no se oye nada; será uno de los gatos. Vuelvo a tocarme. Tengo los ojos cerrados y la cabeza apoyada en la silla. Respiro con intensidad y trato de no hacer ruido. De repente oigo que se cierra la puerta del estudio. Se me sube el corazón a la garganta. No veo nada más allá del brillo de la *laptop*, así que no tengo ni idea de quién entró para acompañarme. Oigo pasos que se acercan y una respiración pesada. Noto una mano en el tobillo. Me quedo helada, levanto la vista y veo el perfil del amigo de mi marido, que solo lleva puestos los calzones. Distingo que está duro y eso me excita aún más. Me levanta la pierna y se coloca entre la mesa y yo, con una de mis piernas a cada lado. Sigo moviendo la mano muy lentamente. Se arrodilla delante de mí; tiene la cabeza a la altura de mis dedos. Ve muy bien lo que estoy haciendo. Agarra mi short y mis pantis y me levanto un poco en la silla para ayudarlo a que me los baje y me los quite con un movimiento rápido. Me acerca entonces la cabeza a la zona. Noto su respiración sobre mi cuerpo. Coloca una mano sobre la mía para detenerme, con la otra desliza un dedo entre mis labios y me penetra, y lo mueve, adentro y afuera. Respiro hondo, con intensidad. Me pega sus labios al clítoris y me lo retuerce con la lengua. Jadeo y suelto un leve chillido, y entonces me pone un dedo en los labios y aprieta. Sigue lamiéndome y retorciéndome más fuerte y más rápido, y más rápido, hasta que me vengo. Las caderas se me impulsan hacia arriba, hacia su cara, y las oleadas de placer me inundan, y él juguetea todavía con mi clítoris lo suficiente para provocarme réplicas en todo el cuerpo, que no para de temblar. Me relajo de nuevo en la silla y se pone de pie delante de mí. Ha dejado a un lado sus calzones, así que le veo el pene en primer plano, duro, palpitante. Sonrío y me acerco, y se lo beso por un lado. Me detiene y me levanta para colocarme sobre la mesa. Me atrae hacia él y me cuelo en su pene con total facilidad. Empieza a metérmelo a empujones suaves. Qué sensación tan maravillosa tener una verga dentro; a veces hace falta el miembro de verdad. Comenzamos a mecernos, adelante y atrás, arriba y abajo. Lo noto palpitar dentro de mí, con una respiración fuerte que empieza a acelerarse. Me doy cuenta de que va a ir rápido y no quiero perderme un segundo orgasmo. Necesito tocarme, así que me aparto un poco y deslizo los dedos hacia abajo, al clítoris, y me pongo a describir círculos acompasados con sus embistes. Noto que acelera y hago lo mismo. Me empuja con fuerza y siento la sacudida cuando se viene dentro de mí. Muevo los dedos más rápido para llegar al clímax. Noto que vuelven las oleadas del orgasmo. Continúo hasta que ocurre y vuelvo a caer un poco hacia atrás. Tengo todos los nervios del cuerpo alborotados. Me deslizo hacia él, comiéndomelo más con la vagina, y noto que mis músculos lo aprietan dentro de mí. Permanecemos así, juntos, hasta que la respiración nos vuelve a la normalidad y se nos relaja el cuerpo. Él da un paso atrás, me besa la frente, recoge los calzones y vuelve arriba. Yo cierro la computadora, agarro mi short, me lo pongo y regreso a la cama, a dormir.

A la mañana siguiente, cuando me despierto, oigo a mi marido y a su amigo hablar abajo. Me doy la vuelta hacia el borde de la cama y me doy cuenta de que solo llevo puesto el short; debí dejar las pantis en el suelo del estudio. En la cocina me sirvo un café y me coloco al otro lado del mostrador, junto a su amigo, que me pone entonces una mano en la espalda. Noto que la desliza hacia el final del short y luego vuelve arriba, para meterla bajo el tejido. Al darse cuenta de que no llevo pantis, me mira a los ojos y levanta una ceja; a continuación, desplaza la mano hacia el interior de mi muslo, rozándome levemente la piel desnuda. Mi marido está demasiado ocupado preparando el desayuno para notar algo. Entro en el estudio, veo las pantis en el suelo, junto al filo de la mesa, las recojo y me las pongo rápidamente bajo los pantalones.

De vuelta en la cocina, mi marido dice que va a cargar el coche para el viaje. Vuelvo a estar sola con su amigo, que suelta el café y viene hacia mí. Me empuja de nuevo al estudio y me besa con fuerza. Me desliza la mano rápido bajo el short y las pantis y, sonriendo, me restriega el dedo por el clítoris, y yo me dejo caer sobre la puerta y levanto la pierna para apoyarla en la estantería. Acelera el ritmo; no hay tiempo para entretenerse. Noto que la sensación se intensifica y aspiro fuerte. Voy a venirme; y él me lo ve en la cara y se mueve en círculos ligeramente sobre el clítoris, con toda la intención. Me llega el momento y se me tensan todos los músculos. Él me agarra con fuerza, retorciéndome y rodeándome el clítoris hasta que se me relaja el cuerpo. Se acerca entonces y me susurra: «Hasta la próxima», y me deja ahí, sin respiración, reluciente, justo cuando mi marido vuelve a la cocina, sin saber el placer que acabo de experimentar.

Blanca británica | <29 999 £ | Bisexual/pansexual |
Casada/en una unión civil | Sí

Una de mis fantasías sexuales más relevantes nació de la frustración creada por un dogma religioso que aprendí hace muchos años: en la religión ortodoxa, a las mujeres no se les permite acceder al altar. Hay muchas normas por el estilo, como que nos prohíban entrar en la iglesia si tenemos la regla o vamos maquilladas. Mi separación de la religión tuvo lugar de manera simultánea a mi exploración sexual, y más o menos por esa época fue cuando surgió también esta fantasía. Antes de morir tengo que encontrar una iglesia vacía, abandonada o no, y quiero que un hombre me la coma mientras estoy acostada en el altar y mis gemidos de placer llenan ese espacio resonante. Fantaseo incluso con encontrar a un joven sacerdote dispuesto a hacerlo, sin miedo a que su Dios pueda castigarlo, dado que creo que el sexo puede ser una de las experiencias más religiosas de nuestra vida.

Rumana | Ortodoxa | <15 000 £ | Bisexual/pansexual |
En una relación | No

Fantaseo con que me cojan en una iglesia. En los bancos, bajo las vidrieras, mirando a Jesucristo en la cruz.

Blanca estadounidense | Atea | <49 999 £ | Bisexual/
pansexual | Soltera | No

Crecí en un entorno extremadamente evangélico de Sudamérica, así que viví mucho tiempo sin tener conciencia de mi condición *queer* (incluso contemplar la idea de tener deseos homosexuales suponía arriesgarse a la condena eterna, ¡mejor ni pensarlo!). Mi recuerdo más temprano de sentir deseo por una persona mayor (en este caso, una predicadora treinta años mayor que yo con una voz profunda y grave) es de cuando tenía unos doce años. Me sentía muy atraída por ella y no tenía ni idea de por qué; sería su forma de dominar el escenario, en una época en la que eso era muy poco común e incluso se miraba mal a las mujeres que predicaban desde el púlpito. La idolatraba de un modo que no entendí nunca, hasta ahora. A menudo fantaseaba con ir a su oficina en busca de «consejo».

Ahora que soy más grande y salí del clóset como bisexual (y estoy casada), fantaseo con una aventura ilícita con la mujer de un pastor, ¡o incluso con un pastor! Tras la noticia de lo que había ocurrido con Jerry Falwell Jr. y su esposa (una historia que seguí muy de cerca porque supuso un gran impacto para la comunidad) empecé a sospechar que estar tantos años diciéndole a la gente que no piense en el sexo aumenta desde luego las posibilidades de que pensemos en él constantemente. Quiero los «consejos» de una pareja mayor de pastores, y que esa pareja se convierta así en trieja (solo para el sexo, no quiero ningún otro tipo de contacto más allá de eso). En la historia de Jerry F. (es horrible, lo sé) me encantó que a ese hombre le encantara ver cómo otros tipos se cogían a su esposa. En cierto modo lo entiendo, porque a mí también me calentaría algo así. Me gustaría turnarme con los dos y ser su sucio secretito. Sin vergüenza ninguna: sencillamente tres personas disfrutando de la compañía y del cuerpo unas de otras. Dado que ya no creo en casi ninguna de las doctrinas de la Iglesia evangélica, quizá haya un poco de sadismo, en cuanto a que podría sacar a la luz su historia si intentaran ser unos hipócritas con su congregación, aunque supongo que al decir esto quien habla es mi trauma con la religión...

Blanca estadounidense | Excristiana (evangélica) | <49 999 £ | Bisexual/pansexual | Casada/ en una unión civil | No

Cuando creces en una familia conservadora y tradicional del sur de Asia, desde que empiezas a mamar la leche de tu madre te meten en vena un cronograma detallado de cómo debe ser tu vida: chica conoce a chico, chico y chica se enamoran, chico y chica se casan y viven felices para siempre. Según el manual de crianza surasiático, aprobé con honores. Lo único que tengo pendiente son los hijos; Dios no quiera que un hombre y una mujer disfruten el uno del otro antes de traer niños a esta locura de mundo. Con mi cultura lo que ocurre es que aquí nadie detiene ni un momento a oler las flores. No: estamos demasiado ocupados avanzando por la vida a la carrera como si esto fuera un concurso, corriendo para ir marcando casillas y recopilando victorias antes de que se acabe el tiempo.

Quiero a mi marido, con toda mi alma. ¿El amor de mi vida? Seguramente. ¿La chispa de mi vagina? No sé. Tengo cuarenta años ahora, mi instinto sexual nunca ha estado tan despierto y, por desgracia, el que me pone mojada no es mi esposo. Técnicamente lo es, pero mentalmente mi cabeza viaja hasta su hermano mientras hacemos el amor. ¿He mencionado ya que durante años le gusté a su hermano mayor, y que yo nunca le di ni la hora porque estaba encaprichadísima con su hermano más pequeño y no tenía ojos para nada más? ¿O que ni siquiera después de juntarme con mi marido nadie me ha mirado como su hermano? Esos ojos me quemaban, como si supieran algo que yo no sabía. Después de hacernos cuñados no cambió nada. Él nunca se casó y se me quedaba mirando como si le diera oxígeno, manteniendo siempre una distancia de respeto. Eso no me impedía pensar en él mientras tenía a mi marido adentro. Me preguntaba cómo sería que mi cuñado estuviera en la habitación, viendo a mi marido cogerse a la chica a la que él había querido durante años, mientras miraba a esa misma chica a los ojos, todo el rato. Y me preguntaba también cómo sería tenerlo dentro de mí.

Asiática india | Sij | >100 000 £ | Heterosexual | Casada/
en una unión civil | No

Haría cualquier cosa con tal de cogerme al hermano de mi mejor amiga. No creo que sea sano desear tanto a alguien. Puede que estemos ante un simple caso de querer lo que no puedes conseguir, y a él no puedo conseguirlo. Está fuera de mi alcance. Alto, moreno y atractivo. Dotado como los dioses, imagino; y lo imagino a diario. Fantaseo con encontrarme por casualidad con él en un bar. Con un poco de esa confianza que da el alcohol, empezamos a coquetear. El aliento le huele a whisky. Quiero probarlo de su boca. Se me acerca y me susurra al oído. Confiesa: me ha deseado durante años. Me imagino arrodillándome delante de él y metiéndomelo en la boca. Le veo el blanco de los ojos al máximo. Sus suaves calzones me animan. No hay nada más gratificante que el sonido de un hombre gimiendo mientras te llena la garganta. Imagino su barba de tres días arañándome la piel. Entre mis muslos. Me veo pasándole las manos por el cabello mientras me devora, toda entera. Tengo la espalda arqueada.

Lo noto ya en los dedos de los pies. ¡Se le da muy bien! ¡Sé que se le daría genial! Debería sentirme culpable, pero yo no tengo la culpa de que su hermano esté tan rico. Y cuesta sentirse mal cuando las cosas que me hace están tan de puta madre. Imagino su lengua subiéndome por el cuerpo. Lamiéndome el vientre, el pecho. Chupándome el cuello: mi sitio favorito. Cuando me hunde los dientes, la cabeza me da vueltas. Hablando de sitios favoritos: seguro que sabe dónde está el más importante de todos. Una y otra vez, y otra. Imagino que al principio es suave. Tan suave y tierno que es casi emotivo. Pero entonces le susurro «más rápido» y fija un ritmo nuevo. Y a continuación le repito jadeando «más fuerte» entre empujón y empujón hasta que se pone a cogerme y nos olvidamos de todo. ¡Dios, qué ganas de que me llene entera! Me gusta imaginarnos intentando mantenernos en silencio mientras su hermana está en la habitación de al lado. ¿Por qué es tan excitante el riesgo de que nos atrapen? Pensar en él tapándome la boca mientras me penetra me provoca mareos. Aunque su hermana nunca nos descubre. Nuestro secreto estará siempre a salvo. Entonces se sale de mí y me pide que me ponga a cuatro patas. Me lo ordena. Y me gusta. Hago lo que me dice antes de que me agarre bruscamente por las caderas y me hunda el torso contra la cama. Se lame los dedos y me los pasa por la raja, arriba y abajo, arriba y abajo, hasta que por fin me cuela dos dentro. Se pone a metérmelos y a sacármelos a un ritmo de tortura. Sabe que estoy cerca. Lo nota. Al final se saca el pito y me lo clava de una embestida. Por lo general no me consideraría muy expresiva en la cama; de hecho, lo máximo que un tipo ha conseguido de mí son unos pocos jadeos intensos. Pero con él estoy rugiendo. Cada golpe, cada empujón es el éxtasis. Su hermana nos está oyendo seguro. Sin avisar, me da la vuelta y me penetra otra vez con tal fuerza que casi me desmayo. Me vengo y me vengo, y me vengo. Estoy gritando a pleno pulmón. Me hace ver las estrellas. Hace que se me olvide hasta mi nombre. Así de talentoso es, imagino.

Filipina australiana | Católica | <49 999 £ |
Heterosexual | Soltera | No

Llevo cinco años sin tener ningún contacto sexual con otro ser humano. Ni recibirlo ni darlo. Mi mente recuerda el suave tacto de sus dedos: alrededor, dentro, jugando. Atrayéndome hacia ella con esa seguridad suya. No hace falta decir nada; se sobreentiende. Mi cuerpo únicamente responde a sus órdenes.

Cuando me masturbo, recuerdo aquella vez que me deshice la trenza para que los rizos se me despeinaran. Estoy ahí desnuda y tengo sus preciosos pechos en los labios. La sujeto contra la pared de su recámara. Perder tiempo en llegar a la cama sería inútil. Ella sabe que me gusta la penetración anal; lo admití en un comentario de pasada. Estuve con pocos hombres antes de que llegara ella, pero disfruto cuando me siento llena. Es la única manera que tengo de describirlo: la plenitud de mi cuerpo consumido por ti. Mantener los brazos por encima de la cabeza, y que me abras las piernas, los labios y las nalgas. Sé lo que viene a continuación y chorreo de gusto. Nunca he dudado de cómo esta mujer me sujeta las dos muñecas con una sola mano mientras la otra, de manicura perfecta, está ya dentro de mí. Estoy empapada por su culpa. Siempre me vengo muy rápido, siempre por ella. Chorreo por toda la alfombra de su casa mientras me tiemblan las piernas. Nos besamos con ferocidad. Su cabellera rubia se entrelaza en mis rizos oscuros, como un postre.

Mi fantasía es lo que tuvimos una vez, lo que con ella nunca volverá a ser. Algo único entre nosotras, algo común y universal. Sé que no debería pensar en ella, por eso lo hago. Es mi fruta prohibida. Ella me lleva hasta el final siempre.

Mestiza/negra jamaicana británica | Cristiana |
<15 000 £ | Bisexual/pansexual | Soltera | No

Tengo treinta y tres años y llevo al menos cinco masturbándome con esta fantasía recurrente. Desde hace tres años mantengo una relación con un hombre. La fantasía ha evolucionado con el tiempo, y no estoy del todo segura de cómo empezó ni de cómo junté las piezas de la historia en mi cabeza. En cualquier caso, me encantan esas series de televisión de misterio en las que salen obras de arte lujosas, riqueza y falsificaciones, así que empecé a imaginarme en escenarios similares. ¿No pasa a veces que te excita algo que no es nada sexual y, desde ese momento, te despierta también sexualmente? Pues en mi fantasía no hay ninguna falsificación, pero sí hay riqueza y obras de arte lujosas; quizá eso de por sí me calienta y luego empecé a añadir personajes. Es una historia completa que se alarga en el tiempo. Esta es la primera vez que la comparto con alguien, así que a ver cómo lo expongo. El principio y el final son confusos, y en la parte central es donde por fin me voy.

En mi fantasía soy yo misma, una copia casi exacta, al menos en el físico, salvo algunas cosillas que he cambiado de mi cuerpo, nada importante. Trabajo para un padre de familia, acaudalado, cariñoso, inteligente, una figura paterna, de unos sesenta y tantos. Su mujer no está en la historia. Yo gestiono la colección de arte de este señor, una colección muy amplia que tiene expuesta en su enorme mansión... En el norte de Italia, quizá. Un sitio con villas grandes, lagos, naturaleza verde y frondosa, esculturas en jardines privados, piscinas, patios exquisitos y fiestas tipo coctel. Vivo en un departamento enorme, en una zona separada de la casa, con un claro que da a un jardín apartado, reservado solo para mí. Ese hombre mayor es alguien en quien confío, a quien respeto y quiero, como a un padre. No forma parte de mis aventuras sexuales. Pero sus hijos sí. Dos hermanos. El más joven es corpulento y un donjuán, un tipo cálido que sabe ganarte con las palabras y acelerarte el pulso. Es de maneras delicadas. Lo que ese hombre despierta son ganas de que te toque mientras te susurra cosas al oído, y quieres que te lo haga rudo, con esa verga tan grande, y que te haga olvidarte de tu propio nombre mientras gritas el suyo; y después, que te acurruque entre sus grandes brazos. Es como una hamburguesa jugosa de buen tamaño. Quieres pasarlo bien con él. Es mi cómplice sexual. Y a la mañana siguiente, pasamos página y seguimos con nuestra vida. Hasta que alguno de los dos vuelve a llamar a la puerta del otro.

He pensado muchísimas veces en cuándo sería la primera vez con él. Con frecuencia me imagino una fiesta nocturna, en plan coctel, que organizo en nombre de su padre para celebrar la adquisición de alguna nueva obra de arte para su colección. Sopla una brisa cálida y llevo un vestido precioso, largo, de seda. Muchos de los amigos y conocidos de la familia están por allí, y toda esa gente me halaga por mi golpe maestro más reciente. Y coqueteamos, él y yo, con los ojos, desde lejos. Damos un paseo hasta la terraza, o quizá salimos al jardín, a algún sitio alejado de otras miradas, y bebemos algo. Charlamos un poco. Y de pronto empezamos a enrollarnos apasionadamente. Gemimos, sentimos nuestros cuerpos, nos echamos el uno contra el otro. No podemos creer que esté pasando esto. Pero sabemos que es por diversión y nada más. Somos casi amigos, aunque con derechos. De todas maneras tenemos que parar y volver a la fiesta, mezclarnos con el resto hasta que se vaya todo el mundo. Luego nos escabullimos en secreto a mi habitación. Él me acuesta en la cama. Es el que domina, aunque de un modo medido, cariñoso. Lee las señales de mi cuerpo. Me lo lame entero, por todas partes. Yo hago lo mismo con el suyo, por todos lados. No hay ni rastro de vergüenza. Es una cogida ruidosa, sudorosa, de las que hacen temblar la cama, una y otra vez. En realidad, esto es solo una pequeña parte de mi historia.

En mi fantasía transcurren unas cuantas semanas, con muchos encuentros secretos entre los dos. Y un buen día decido seducir al hermano mayor. Es bastante distinto al más pequeño, tanto en el físico como en la personalidad. Es más delgado, no está tan musculado, solo en buena forma. Es moreno, con una cara más bien seria. Una mente más de empresario. Un tipo más de traje. El pene, de tamaño normal. Su hermano le ha contó que tenemos algo y él no está seguro de lo que le parece, pero sé que no va a frenarme si intento un acercamiento.

Un día le llevo a su oficina unos documentos de la colección. Está estresado por el trabajo, con los hombros tensos. Me pongo detrás de su silla, le coloco las manos en el cuello y en los hombros para aliviarle la tensión y alterno entre aplicar presión y tocarle la zona ligeramente. Le pregunto qué tal. Está relajado, disfruta de mi contacto. Le bajo las manos hacia el pecho. Se pone algo nervioso un momento, pero se deja llevar. Le giro la silla, me agacho, de rodillas, y le bajo el cierre. Sin vacilar y mirándolo a los ojos, le chupo la verga. Está muy excitado, y también sorprendido, un poco impactado. Pero muy ansioso. Pasado un rato me detiene y me levanto para sentarme sobre su regazo, mientras lo beso y le muerdo el cuello. Le desabrocho la camisa y le lamo el pecho. Lo noto entre mis piernas y me está poniendo muy cachonda. Me empuja a la mesa y acabo sentada directamente sobre su verga. Me pasa las manos por los muslos y aparta la falda y las pantis para que no le estorben. Saca un condón de un cajón de la mesa, se lo pone rápido y me mete la verga dura de un empujón. Nos besamos apasionadamente mientras cogemos, no demasiado rápido. A un ritmo lento pero constante. Muy profundo. Me recorre el cuello con los labios, hacia abajo, me abre la camisa, me lame el cuello y baja hasta los pechos. Los dos llegamos al orgasmo a los pocos minutos, nos quedamos sin aliento y nos miramos, besándonos levemente, sin hablar con palabras. Sabemos que vamos a volver a hacerlo. Me visto y salgo de la oficina.

Pasado un tiempo, cuando los hermanos ya sabían que me había acostado con los dos, empecé a fantasear con llevármelos juntos a mi cama y tener relaciones con ellos de diversas maneras. Oral, anal, penetración doble, de todo y en cualquier postura concebible. Me imagino a uno de ellos cogiéndome mientras se la chupo al otro. A los dos sujetándome mientras tengo orgasmos muy intensos. Incluso nos quedamos dormidos en mi cama los tres. Y mantenemos la aventura en secreto ante el resto de la casa. Mi historia está algo borrosa a partir de aquí.

Siempre que quiero masturbarme, pienso en la primera vez que tuve una relación sexual imaginaria con uno de los hermanos, o con los dos. A veces añado un poco de más argumento al escenario de fantasía y otras es solo un acto carnal rápido.

Después de un par de años transcurridos en la vida real empecé a desarrollar mi vida imaginaria con la familia del coleccionista. Creo que es porque crecí. Mi vida y la vida de la gente que me rodeaba cambió de diversas maneras, sobre todo su estado civil. Eso se reflejó en mi mundo de fantasía. Empecé a albergar sentimientos por el hermano mayor. Y él por mí. No nos lo dijimos. Las cosas se pusieron raras. El hermano menor se dio cuenta, y también el padre, y ambos tramaron un plan para que nos desvelásemos lo que sentíamos el uno por el otro. En un momento dado nos casamos, tuvimos un hijo. Quizá sea un poco cliché, pero no tengo ninguna fantasía sexual ni de otro tipo de ese periodo en concreto. Algo extraño ocurrió. Empecé a imaginar el futuro de los personajes de mi fantasía, incluida la versión alternativa de mí misma. Creo que fue porque la parte sexual de la fantasía prácticamente acabó cuando entró en juego el matrimonio (no estoy segura de por qué pasó eso, a lo mejor porque no estoy casada y no tengo ni idea de cómo podrían ser las cosas en un matrimonio para esa versión de mí misma). Así que en mi fantasía creé un poco de historia que se desarrollaba en el futuro, transcurridos unos años. El hermano mayor, mi marido en la fantasía, expresó su interés por tener un matrimonio abierto. Le parecía que las cosas eran un poco aburridas y quería añadir algo de emoción. Al principio me negué y me molestó.

Después de pensarlo mucho le ofrecí una solución: le permitía ir a buscar sexo con quien se le antojara, pero yo solo quería tener relaciones con alguien a quien conocía y en quien confiaba, y ese alguien era su hermano menor. Se puso un poco celoso pero aceptó. Y el hermano también aceptó. En realidad, el hermano pequeño nunca había iniciado una relación de pareja con nadie, porque siempre había pensado que yo era su mujer ideal; nadie más se acercaba siquiera. Y eso me prendía mucho. Así que retomé las relaciones sexuales con él. Era una cosa casi romántica, como una llama del pasado. Un territorio conocido, aunque con un nuevo enfoque. Me masturbaba con una versión madura de ese hermano menor. Era de lo más refrescante, después de tantos años de estar casada con su hermano y de haber tenido un hijo con él. Cuando me masturbaba pensando en eso me ponía cachondísima.

Entonces pasó algo aún más extraño en mi fantasía: quedé embarazada del hermano menor. Eso provocó ciertos cambios en la dinámica familiar: tenía dos hijos imaginarios, uno de cada hermano, pero estaba casada solo con uno de ellos. A veces, en mi mente avanzaba unos años en esta historia y me ponía a añadir más detalles. En realidad es muy raro estar escribiendo esto, pero en mi fantasía seguía acostándome con los dos hermanos, en ocasiones al mismo tiempo, y hacíamos tríos como en los viejos tiempos, y mi yo de la fantasía volvía a quedar embarazada, sin saber quién era el padre ni querer saberlo. Llegado este punto, la versión de mí misma era ya mayor de lo que soy yo ahora. Comencé a preguntarme adónde iba todo aquello; estaba pasando de ser una fantasía por completo sexual, llena de tríos salvajes (bueno, la verdad es que una vez hubo un tercer hombre: un amigo imaginario de los hermanos se nos unió en la cama), a algo más próximo a una telenovela de drama familiar y matrimonio abierto...

No puedo parar de escribir esta historia en mi cabeza, de hacer avanzar a los personajes en el futuro. Estoy contenta con mi pareja, pero no nos hemos casado ni hay planes de hacerlo; ni tampoco de tener hijos. No sé si esta es la manera que tiene mi cabeza de vivir potencialmente esa otra vida, de imaginar cómo sería y de dejarse llevar sin reservas en esa situación. A menudo me pregunto: ¿cuando sea mucho más vieja, mis personajes tendrán la misma edad que ahora o habrán envejecido conmigo? ¿Cómo afectará esto a mi fantasía sexual, a mis masturbaciones? Esta fantasía se ha convertido en algo que va mucho más allá de lo sexual en mi mente. Ahora es una versión paralela y alternativa de mí misma, a la que recurro para escapar. Siento curiosidad por ver adónde me llevará, o adónde la llevaré yo. Me pregunto asimismo si alguna vez la abandonaré del todo y escribiré una nueva. Y me gustaría también analizar estas fantasías para entenderme mejor a mí misma, para averiguar qué estoy tratando de decirme con todos esos detalles. Por ahora, sin embargo, me limito a dejar que mi imaginación vuele libre montando esos tríos ardientes y sudorosos con los dos hermanos buenotes. Y no, en la vida real nunca he hecho un trío y no estoy segura de si lo haré alguna vez. Aunque supongo que esta es una de las cosas que mi mente intenta decirme, al mostrar esa curiosidad y al crear esos personajes con los que me siento segura.

Blanca turca | Espiritual | <49 999 £ | Heterosexual | En convivencia | No

Llevo cinco años casada y aún no he cumplido los treinta. Quiero a mi marido con todo mi corazón y tenemos una BUENA vida sexual. Genial, incluso. El apéndice de mi marido tiene un tamaño razonable y disfrutamos usando juguetes juntos, de todas las formas, tamaños y modos de vibración. No obstante, mi deseo es sentirme LLENA. Fantaseo con que me metan el puño entero, pero me da demasiada vergüenza pedírselo a mi marido. Al ser mujer creces oyendo decir que una vagina no sirve de nada si está «guanga» o si «le cabe un balón de basquetbol». Pero la verdad es que muchas veces me imagino cómo sería si me entrara. Veo porno a solas y disfruto cuando a otra gente le empujan por la vagina dildos enormes o cosas muy grandes, y deseo tener el valor de hacer lo mismo, o al menos de hablar de ello con mi marido. Me crie en una casa muy abierta para el sexo, no había ningún tabú. Pero ahora tengo casi treinta años y parece que no soy capaz de expresar mis deseos secretos ante mi marido. Me resulta... embarazoso, y me da miedo.

Blanca | Espiritual | <29 999 £ | Bisexual/pansexual | Casada/en una unión civil | Sí

Mi fantasía sexual más intensa consiste en que mi novio acabe dentro de mí, y sin condón. La idea de que eyacule dentro de la vagina me resulta increíblemente satisfactoria porque tendría su semen en mi interior, su semen, y estoy muy enamorada de él. Sé que si alguna vez mi novio me untara por dentro eso significaría que compartiríamos un orgasmo mutuo, porque yo me vendría de inmediato. Me imagino reteniéndola dentro el máximo tiempo posible antes de dejar que gotee fuera de mí y saboreando ese momento. Si estoy sola tardo muy poco en venirme con esa fantasía. Cuando estamos cogiendo bien rico, tenso los músculos de la vagina de forma descontrolada y le aprieto el pene todo lo que puedo, soñando con que me eyacule adentro. A veces eso a él le genera incomodidad y tenemos que detenernos hasta que logro relajar los músculos de la vagina. Cuando pasa, mi novio sabe que estoy disfrutando muchísimo del sexo con él, aunque no tiene ni idea de que estoy soñando con que me eyacule adentro.

Judía estadounidense | Agnóstica | <49 999 £ | Bisexual/
pansexual | En una relación | No

Sé que es muy cliché, pero me enamoré de mi terapeuta. No puedo evitar pensar en Tony Soprano y espero no parecerme en nada a él. Ni siquiera es algo que se desarrollara con el tiempo: la atracción fue inmediata y, por lo que a mí respecta, ella es Carol, y yo, Therese.

En ocasiones, la intimidad de la terapia ha sido tentadoramente excitante hasta un punto insoportable y, durante esas sesiones semanales, he tenido algunos de los momentos eróticos más intensos de mi vida. Y todo sin un solo contacto. No es que haya ocurrido nada inapropiado: esa mujer es la viva imagen de la profesionalidad. Pero el mero hecho de estar en su presencia basta. Es una mujer mayor y magnífica. Para mi sorpresa, tiene un tatuaje diminuto que siempre atrae mi mirada; es un indicio de una vida pasada, de una versión más joven de ella, una que me habría gustado conocer. Transmite una delicada energía de seguridad en sí misma que me tranquiliza, y me encanta el sonido de su voz: el volumen, la entonación, el acento. Resulta relajante y suave, pero firme. Tiene un deje autoritario como el que les sale a veces a las mujeres inglesas presumidas, y eso me lleva a preguntarme cómo será en la cama.

Me encanta mirarla a los ojos, de color café claro. En un momento mencionó que tiene un gato y me pasé semanas imaginando que yo era su gato, que recibía sus caricias, y que me frotaba contra sus piernas y maullaba. Cuando sonríe, arruga la nariz, y yo me derrito. Tiene unas manos encantadoras y a veces lleva las uñas pintadas de rojo. Imagino esas uñas metidas dentro de mí y me da un sobresalto de deseo. Me pregunto muchas cosas sobre cuestiones mundanas, como qué le gustará comer, si preferirá la tina de baño o la regadera, cuál será su plato favorito, su libro preferido, su música... Monto escenas muy largas en las que tomamos un vino y cenamos juntas y luego me la cojo.

Entonces imagino que esta es nuestra última sesión. Nos levantamos para despedirnos y la situación es un poco incómoda. No se me dan demasiado bien las despedidas. Impresionada, veo que tiene la cara muy cerca de mí, esos ojos amables y esos labios voluptuosos que durante tanto tiempo he soñado besar, y me mareo un poco. Nos abrazamos y la mantengo sujeta durante más tiempo y con más fuerza de lo que es socialmente aceptable, y para mi sorpresa ella también me está apretando. Un abrazo en toda regla. Me he pasado mucho tiempo queriendo olerle la piel. Acurrucarme en su cabello, en su cuello. Respirar su aroma y besarla y saborearla. «Qué bien hueles», le digo antes de darle un atrevido beso en la mejilla. Estamos tan cerca que noto que el corazón se me va a salir del pecho. Quiero grabarme su cara en la mente para siempre y me preocupa olvidarme de su aspecto.

¿Me sentiré humillada si la beso y resulta ser un momento embarazoso e incómodo? ¿Pensará que soy una ridícula? ¿O creerá que soy una babosa horrible? Es una profesional que está haciendo su trabajo, ¡¿qué me pasa en la cabeza?!

El deseo gana y hago un movimiento para besarla, y para mi sorpresa y alivio no se aparta. Nuestras lenguas se tocan vacilantes y, antes de que me dé cuenta, tengo las manos en su cabello, la atraigo hacia mí y empiezo a desnudarla. «No puedo», me dice, y eso me devuelve a la realidad de golpe durante un momento y me pregunto si nos habrán visto. «No hay nadie aquí, ¿no? Podemos detenernos si quieres», respondo. Pero es como si algo se hubiera desatado y ahora es ella la que me besa. Noto la humedad entre mis piernas. Nos besamos y nos tocamos con desenfreno y estoy ya quitándole el brasier, tratando de no ponerme frenética, pero loca por la necesidad de tenerla. Le veo los pechos por primera vez. «Carajo», digo. Me llevo un pezón a la boca y lo retuerzo con la lengua mientras le acaricio el otro pecho. Oír los ruidos de placer que hace me lleva a gemir de deseo, y me meto el pezón del otro pecho en la boca. Tiene los pezones duros y, mientras le hago eso, va moviendo las caderas poco a poco contra mi cuerpo, y nos quitamos la ropa la una a la otra hasta que por fin estamos desnudas. Le beso el cuello y la exploro con la boca y la lengua, bajando hasta su vientre y luego más, hasta sus muslos. Se acuesta y le abro las piernas. Poder verle ese cuerpo tan bonito, y poder tocarla, olerla y estar a punto de saborearla, es demasiado para mí. «Llevo queriendo hacer esto mucho tiempo», le cuento, y dedico unos momentos a mirarla a los ojos y mirarle la vulva. Para jugar un rato con ella le beso las piernas y la huelo, y la beso alrededor de los labios, tratando de prolongar las cosas y de seguir calentando el ambiente, pero no puedo esperar más. Tiene un olor tan atractivo que quiero saborearla ya. Le pongo la boca entre las piernas y deja escapar un gemido involuntario. La beso y seguidamente mi lengua le encuentra el clítoris; le paso entonces la lengua arriba y abajo suavemente, mientras ella empieza a mover las caderas al ritmo de mi movimiento, y ya estamos las dos gimiendo. Le meto la lengua y está empapada, y sabe a gloria. Noto mi propia humedad y vuelvo a su clítoris, y encontramos un ritmo común: mueve las caderas al compás de mi lengua. Con una mano le mantengo los labios apartados y con la otra le toco los pechos. Tiene el clítoris hinchado y receptivo a mi lengua. No hay duda de que su cuerpo dice sí, aunque la cabeza dijera que no. Sigo jugando con ella usando un dedo en el agujero de su concha, mientas le lamo el clítoris y noto cómo el cuerpo se le tensa y está a punto de venirse. «Cógeme», dice, mitad susurro mitad exigencia, así que le meto dos dedos y los deslizo, dentro y fuera, y eso basta para que ocurra. Arquea la espalda y grita. Todavía tengo la boca en ella y me empuja el cuerpo en la cara, y siento que la vulva se le tensa en torno a mis dedos mientras los muevo más rápido, dentro y fuera. Cuando se le relaja el cuerpo, hago el recorrido de vuelta a su boca, sin sacarle los dedos, notando cómo contrae y me los aprieta. Llego a su boca y la beso, y poco a poco le saco los dedos y pienso en cuánto voy a disfrutar teniendo su aroma en las manos el resto del día. Me siento exultante por estar acostada ahí con ella, con la cabeza sobre su pecho y las piernas enrolladas en su cuerpo. «Fue... No me lo esperaba», me dice, y las dos nos soltamos a reír y nos besamos más. Le lamo el sudor que tiene entre los pechos y le huelo las axilas, inhalando profundamente su aroma. Empezamos a besarnos otra vez y en esta ocasión me pongo encima de ella. ¡Qué delicia sentir su cuerpo contra el mío! Le agarro una mano y la pongo entre mis piernas, y muevo las caderas y me froto la panocha contra sus dedos y su muslo. Nos estamos besando y tengo el muslo presionado contra su panocha húmeda, y nuestros movimientos se aceleran y nos empujamos la una a la otra, con las panochas húmedas deslizándose en nuestros muslos mientras nos besamos y gemimos. El placer es indescriptible. Se lleva mi pezón a la boca y me lo retuerce con la lengua, mientras con los dedos me frota el clítoris, entre ruidos y movimientos, y todo eso me hace terminar rápido y fuerte. Me deja la mano entre las piernas y se la cubro con mi humedad, y los músculos de mi panocha se contraen en torno a su mano. Nos quedamos acostadas un rato, con los cuerpos entrelazados. Nos besamos y empezamos a mover las caderas al mismo ritmo que se mueven nuestros muslos contra las panochas, otra vez. Quiero sentir su panocha pegada a la mía, así que me coloco bien, y las dos estamos chorreando y es magnífico, y poder mirarla a los ojos mientras lo hacemos es un plus. Nos agarramos de las manos para hacer palanca y nos frotamos las vulvas. Está muy suave y muy húmeda y, al oír sus ruidos, sé que estoy a punto de venirme, y se lo digo y entonces me empuja y también se pone a punto. Las dos gemimos durante el orgasmo, a la vez, y nos quedamos de maravilla y agotadísimas.

Sin embargo, en cuestión de minutos ya estamos arregladas decentemente y de vuelta en nuestros papeles, como si nada hubiera pasado. Y, por supuesto, no ha pasado, salvo en mis fantasías más salvajes.

Blanca británica | Atea | <49 999 £ | Gay/lesbiana | Soltera | Sí

EN CAUTIVERIO

«El corazón se me acelera, estoy aterrorizada, pero tiene una forma de tocarme que no he sentido nunca antes».

En nuestra vida real, la seguridad y el consentimiento están por encima de todo cuando hablamos de sexo. Sin embargo, en las fantasías las cosas pueden desviarse hacia un terreno peligroso, tal y como demuestran las autoras que contribuyeron a esta sección. Muchas de estas cartas llegaron con advertencias y justificaciones como: «He luchado mucho contra esta fantasía. Es un guion sexual en el que no tengo el poder, y eso me molestaba».

Estuve mucho tiempo pensando muy en serio si incluir algunas de las fantasías que presentaban escenarios más violentos, entre ellas las que giraban en torno a estar secuestrada y mantener relaciones sexuales con uno o varios de los captores, ya que podrían interpretarse como fantasías sobre violaciones. Soy muy consciente de que es un asunto sumamente conflictivo. Huelga decir que lo último que queremos desde nuestro equipo es normalizar alguna forma de secuestro o de violencia hacia las mujeres. Pese a ello, omitir esas cartas y negar el hecho de que muchas mujeres fantasean con cosas así me habría parecido hipócrita y podría llegar a alimentar la vergüenza que esta recopilación pretende anular ofreciendo una representación abierta y sincera.

En cualquier caso, el hecho de que haya mujeres que fantaseen con que las secuestren y las fuercen, y a menudo no solo un hombre sino muchos, ¿qué dice exactamente sobre ellas, siendo la agresión sexual un miedo permanente para la mujer? No estoy cualificada para hablar sobre la psicología que hay detrás de ciertas tendencias sexuales, ni sobre el papel que desempeñan esas fantasías en nuestra imaginación, pero sí puedo decir, con la certeza más absoluta, que muy pocas mujeres querrían que estas fantasías en concreto se desarrollaran en la vida real. Los pensamientos eróticos relacionados con estar subyugada y presa a expensas de un agresor violento giran en torno al sexo. La agresión sexual gira en torno al poder. Y en una fantasía, nosotras, las mujeres, tenemos el control exclusivo de lo que se nos hace. En nuestra cabeza somos las directoras. Nosotras tomamos las decisiones sobre el trato que recibe nuestro cuerpo. Obviamente en la vida real ocurre lo contrario: ahí estamos desprovistas de poder.

Por supuesto, una fantasía sexual en la que te fuerzan gira en torno al poder y al control, aunque no del modo que podríamos suponer. En una fantasía en la que te coaccionan o te capturan, la mujer desempeña obligatoriamente el papel sumiso. Sin embargo, su fantasía consiste también en controlar a su pareja. Es la mujer quien está a cargo de dirigir esa fantasía y, por lo tanto, es ella la que controla la marioneta, la que ha reducido a su pareja sexual —ya sea un desconocido o un conocido y amado— a un estado de excitación y deseo sexuales tales que esa persona no logra controlarse. Esto entronca además con la idea de que dichas fantasías surgen de una necesidad de que te deseen con tanta intensidad, de que te consideren tan irresistible, que tu pareja sexual pierda todo el sentido de la contención y del decoro.

Unas palabras de advertencia: las fantasías que vienen a continuación contienen descripciones de situaciones sexuales que desdibujan los límites entre el sexo consensuado y el no consensuado. Y si bien las fantasías nos permiten tener un control creativo absoluto, lo mismo se aplica a la experiencia lectora. Quien esté leyendo esto debe tomar una decisión: la de leer o no estas fantasías. Y esa decisión es totalmente personal.

La fantasía que me provoca las reacciones más intensas va en contra de muchas de las cosas que valoro, y antes me sentía muy culpable por ello. En realidad es sencilla: estoy acostada en la cama, sola, y unos hombres entran en mi departamento. No los veo, no sé cuántos hay y, aun así, soy consciente de que todos son mi tipo, sin ningún género de duda. A veces se trata de ladrones y otras son hombres que se perdieron y acabaron justo en mi casa, y aprovechan la oportunidad. Esa oportunidad, por supuesto, es hacerlo conmigo. Me ponen una venda en los ojos antes de que llegue a verlos. En el fondo, para ellos soy una molestia. No están aquí buscándome a mí, están aquí por pura diversión, o por los objetos de valor o lo que sea, y al principio pasan por alto que yo siga en la casa. No pretenden violarme. Pero estoy desnuda, acostada en esa cama, y uno de ellos recibe el encargo de asegurarse de que no los espíe y les arruine la vida. Así que me colocan la venda, un mano me tapa la boca y otra me mantiene inmóvil, y hay algunos hombres más en la habitación para garantizar que no doy problemas. Suele ser por un gemido que se me escapa, o a veces es algún curioso del grupo que «no puede evitar» mirarme y tocarme, y entonces se da cuenta de mi estado. De ese modo se percatan de lo húmeda que estoy, lo sensible ante cualquier contacto o roce, lo cachonda que me está poniendo todo eso. Me pasan las uñas por los pezones y se apartan sorprendidos por la lascivia con la que reacciono. Y entonces aparecen más manos, más de las que puedo contar; se van animando, vacilantes, y muestran más y más atrevimiento. Tocan, indagan. Se añaden nuevas voces que les dicen a mis invitados que lo dejen, que no están ahí para eso. «Pero es que mira las ganas que tiene», responden ellos, o algo así. La cosa avanza un poco. Y luego otro poco. Cinco minutos más y ya. Solo otro roce. «Voy a pasarle la verga por aquí un poco. Mira cómo se muerde el labio al sentirla». «Voy a darle en el clítoris con la verga. Mira cómo gime». «Voy a meterle solo la puntita». Porque ellos tampoco pueden evitarlo: los estoy prendiendo. Están tan duros por mi culpa como húmeda estoy yo por la suya. La primera penetración va acompañada por un gemido roto que no es mío, sino de la persona a la que envuelvo y succiono. Él no pretendía hacerlo, pero no ha podido resistirse. No era su plan y, pese a todo, ahí está, metiéndomela, aunque les había prometido a sus amigos que no lo haría, que era un tipo que sabía controlarse, que no había de qué preocuparse.

En ese punto, cuando lo imagino abriéndome por fin las carnes, estoy ya frotándome y me vengo sin parar. No hay empujones frenéticos ni doble penetración, nada. Solo la imagen de unos hombres atractivos sin rostro hechizados por mi deseo, atraídos por mí, y uno de ellos penetrándome de un solo golpe profundo, lento y lujurioso, mientras tengo las manos de los demás encima: eso basta para que me venga. Incluso escribirlo me ha dejado chorreando y ni siquiera me he tocado un milímetro del cuerpo. He luchado mucho contra esta fantasía. Es un guion sexual en el que no tengo el poder, y eso me molestaba. Se trata de un consentimiento muy dudoso, siendo generosa, y eso también me molestaba. Pero soy yo quien escribe esta historia en mi cabeza, una y otra vez, y no es una realidad, sino que la dirijo yo, y por Dios cuánto lo deseo cuando lo sueño, así que sin duda lo consiento. Esta fantasía no es nada que quisiera en la vida real: ahí no tendría la calidad ni la seguridad que existen en mi cabeza. A lo sumo, la desearía en un entorno de juego seguro y consensuado, algo que nunca me atrevería a reproducir. Soy feminista y abierta en temas sexuales. Soy poderosa y tengo mucha responsabilidad, y a veces eso me resulta agobiante y necesito un respiro, dejarme ir. Soy monógama y estoy feliz en mi relación. Y he aceptado esta fantasía como un espacio privado y propio, y he asimilado que no hay nada de malo en fantasear con ello.

Blanca medio judía alemana | <29 999 £ | Bisexual/
pansexual | Casada/en una unión civil | No

He compartido mi fantasía hasta cierto punto con mi mejor amiga. Hemos creado muchas fantasías de este estilo entre las dos a lo largo de los años, con personajes distintos pero también con nosotras mismas presentes en estas ensoñaciones prolongadas, y comentamos abiertamente y con sinceridad los detalles sexuales. Hemos creado juntas versiones de mi fantasía principal muchas veces en todo este tiempo, aunque los pormenores que expongo a continuación son míos.

De algún modo, un grupo de hombres increíblemente atractivos, motociclistas, me ha capturado y me tiene cautiva en su base. Al principio me provocan y juguetean conmigo, y disfrutan de mi frustración mientras lucho por no admitir que me gustan mucho todos... Sin embargo, un día hago algo que los enoja, quizá intento escapar, y ahí es cuando empieza la diversión. Los entre tres y cinco motociclistas que forman el grupo me rodean, y casi me dejan escapar corriendo pero no del todo, porque siempre me atrapan, y luego me van arrancando la ropa prenda a prenda. Al final estoy totalmente desnuda y muy cachonda, igual que ellos, y me guían para que baje y les chupe la verga a todos, uno a uno. Se muestran impacientes: me agarran la cabeza o el cabello y me llenan la boca a empellones. La intensidad aumenta: están todos sobándome el cuerpo y usando mi boca para su placer, hasta que quieren más. Ahora estoy acostada y se turnan para cogerme. Pero no me utilizan y punto; se aseguran de tocarme y darme placer a mí, jugando conmigo al ver claramente cuánto lo disfruto. No obstante, en algún momento consigo zafarme otra vez de ellos y entonces el ambiente cambia: pasa de un jugueteo más delicado a la necesidad de castigarme. Me apoyan en la cama, agachada bocabajo, con los pies en el suelo y la parte superior del cuerpo sobre el colchón, y el líder me da unos azotes en las nalgas. Cuando tengo el culo muy enrojecido (y la panocha muy húmeda), me mete la verga de un empujón, una verga grande, primero por delante y luego me abre las nalgas. Me frota el pito entre las nalgas, para hacerme saber lo que va a ocurrir, antes de empezar a abrirse paso con la verga en mi culo. Me revuelvo, pero no me está doliendo: en el fondo también me encanta que me hagan anal. Todos esos hombres me cojan el culo, algunos lentamente, disfrutando de cada segundo, y otros más rápido y más fuerte, deleitándose con los jadeos que me provocan. Si me resisto, sencillamente me abren más usando las piernas y me sujetan los brazos, para mantenerme quieta y bien abierta para ellos. Llegado este punto, sacan un vibrador y me lo colocan en el clítoris, y lo dejan ahí sujeto con algo para no permitirme escapar a la sensación. Siguen cogiéndome así toda la noche, pasando por múltiples orgasmos y eyaculando dentro de mis tres orificios.

Blanca finlandesa | <29 999 £ | Bisexual/pansexual | Soltera | No

Mi fantasía, aunque pueda sonar inquietante, implica viajar al extranjero y que me secuestre una organización terrorista. Bueno, una aclaración: no apoyo a las organizaciones violentas. No obstante, tengo un pasado de trauma infantil en el que la amenaza de la violencia era muy real. He compartido casa con un asesino y un pedófilo, y no estoy segura de si ese trauma habrá desempeñado algún papel en la creación de esta fantasía, pero en ella los secuestradores tienen que ser muy peligrosos. Yo soy su rehén, me interrogan, tengo miedo. Planifico mi huida y estoy acostada en posición fetal sobre un suelo muy sucio e incómodo. Al final, uno de mis captores entra en la habitación y me agarra por el cabello para preguntarme por qué no me como lo que me dan. No le respondo pero nos miramos a los ojos. Una mano la mantiene firme, sujetándome el cabello, y empieza a deslizarme la otra con suavidad por el cuerpo, sobre los pantalones cubiertos de polvo, y luego bajo la camiseta ancha que llevo, hasta dejar a la vista mi piel suave. La mano se detiene cuando me llega al pecho. El corazón se me acelera, estoy aterrorizada, pero tiene una forma de tocarme que no he sentido nunca antes. No sé su nombre, no hablamos el mismo idioma, pero me besa y me quita toda la ropa. El sexo es muy apasionado y nada violento, ni lo más mínimo. Jugamos el uno con el otro besándonos y apartándonos. Me sujeta las manos sobre la cabeza y entrelaza los dedos con los míos. Noto todas las gotas de sudor que caen de su cara a la mía. Pero cada vez que se cruzan nuestras miradas sigo viendo lo mismo que durante mi secuestro: violencia, dolor, necesidad de destrucción en sus ojos. Ahí reside la fantasía: en que me coja apasionadamente alguien que en apariencia se preocupa por mí y por mi cuerpo en cada cosa que haga, pero cuyos ojos cuentan otra historia. No puedo dejar de mirarlo a los ojos. Ver el poder y la oscuridad de su interior me prende más y más. Aunque sé que es una persona peligrosa, nunca he sentido una mayor conexión con nadie. Nuestra manera de leernos los cuerpos el uno al otro es una muestra de respeto y de amor. Lo miro a los ojos una última vez y veo la furia, el peligro. Me vengo. No estoy segura de si él llega o no. Se levanta, abre la puerta y me hace señas para que me vaya. Fuera, la calle está llena de ruido y de gente. Miro atrás, a mi captor, y sus ojos no han cambiado. Me estremezco. ¿Esto está pasando de verdad? ¿Estoy libre? Me mezclo entre la multitud y empiezo a caminar muy rápido, antes de que cambie de opinión. Estoy libre. Estoy empoderada. Estoy perdida.

Hispana/blanca estadounidense | Taoísta | <29 999 £ | Heterosexual | En convivencia | No

De joven, recuerdo que mis primeras (y castas) fantasías mientras me quedaba dormida por la noche consistían en que, por algo, sufría alguna lesión o incapacidad y me recuperaba gracias a los cuidados de una figura misteriosa, nebulosa. No sé de dónde me vino la inspiración. Quizá vi *Algo para recordar* a una edad demasiado impresionable, o a lo mejor es algo que siempre estuvo ahí.

Luego, cuando me crecí, las fantasías se hicieron menos castas y las figuras misteriosas y nebulosas a veces eran menos amables: un captor más que un salvador, y con frecuencia levemente amenazante en un sentido sexual (y sexi), de maneras que no siempre sabía definir. Ahora tengo más de cuarenta, soy *queer*, poliamorosa, semidiscapacitada y ya queda poco de aquella niña inocente de pueblo. Y mis fantasías se han vuelto bastante más explícitas, aunque en el fondo siguen consistiendo básicamente en lo mismo.

En mis fantasías nunca tengo el control. Estoy lesionada o incapacitada, o necesitada de cuidados, o atada y amenazada de algún modo. En mi vida real soy muy fan del consentimiento. En mi vida de fantasía mi consentimiento no importa, o incluso mejor: no es necesario. Todo lo que me ocurre, por muy tabú que sea, es algo que deseo y que no tengo que pedir. Resulta liberador de una manera que nunca puede serlo el sexo con mis parejas en la vida real.

Blanca estadounidense | Episcopaliana | Bisexual/pansexual | Casada/en una unión civil | No

VICIO Y FETICHE

«Por lo general soy muy abierta con mis amistades sobre lo que me prende, pero hay algo que no le cuento a nadie...».

El sexo es una experiencia subjetiva. Como seres humanos, nos entusiasma categorizar y etiquetar constantemente las cosas; ahora bien: está claro que el fetiche de una persona puede no decirle nada a otra.

Tentáculos, picaportes, axilas sin depilar o pañales de adultos: el mundo del vicio y el fetiche es un derroche de pasiones, y estas cartas ofrecen solo una ventana a un rinconcito de ese universo sexual en permanente expansión. Como definición básica, el término *vicio* en el ámbito del sexo podría tomarse como un concepto amplio aplicado a actividades sexuales consensuadas que se consideran «no convencionales», mientras que un fetiche es un deseo sexual ligado a un tema, a un objeto o a una parte del cuerpo no genital. Da igual lo fantásticas, supernaturales o «extrañas» que sean: todas las fantasías nacen de una unión entre nuestra experiencia directa (lo que hemos visto, oído, olido, saboreado, tocado) y la extensa creatividad de nuestra imaginación.

Todo el mundo utiliza la palabra *vicio* en su día a día sin darle ninguna connotación sexual: los vicios del aprendizaje, el vicio del chocolate, el vicio de una mesa arqueada. La lógica de la palabra asume que todas las cosas tienen una «rectitud» objetiva y, de hecho, nuestra concepción de lo «viciado» en el mundo sexual define deseos y preferencias que se sitúan fuera de lo que se considera convencional o normativo. Aun así, la mera sugerencia de que exista alguna norma estándar en lo que a sexo se refiere es una locura. Me bastó echar un vistazo rápido a las cartas de «Querida Gillian» para ver que existe un espectro ilimitado de actividad sexual, deseo y fantasía que resiste activamente cualquier clasificación rígida y obvia.

Las fantasías aquí seleccionadas son las que más me sorprendieron, y no porque yo sea una puritana o me escandalice con facilidad (créeme), sino porque el alcance de la salvaje creatividad y la vasta imaginación superaron con creces todas mis expectativas. Desde la mujer que se estimula repetidamente restregándose una manija, o la que se excita con la «vulnerabilidad» de las axilas sin depilar, hasta las que consideran erótico el sexo estando con el periodo, los vientres inflamados, el uso de pañales y las relaciones con tentáculos, todas estas cartas son un testimonio de los extraordinarios y amplios poderes de inventiva de la mente humana.

En los cincuenta años que han transcurrido desde la publicación de *Mi jardín secreto*, el alcance y la diversidad de los vicios y de los fetiches han cambiado y se han ampliado. El poder de la tecnología y el acceso que da internet a buena parte del mundo permite llegar con facilidad y en solo un clic a búsquedas en Google que muestran páginas porno sobre cualquier manifestación fetichista o interés especializado concebibles, independientemente de lo específicos que sean. Asimismo, internet ha permitido que se construyan comunidades en torno a vicios y fetiches concretos, comunidades que se reúnen en clubes, organizan fiestas e incluso convenciones temáticas: se trata de un recurso ilimitado al que pueden acudir las mujeres modernas para explorar y articular lo que sea que más las excite.

Y pese a todo ello, y a pesar también de que en la cultura popular se muestren con cada vez más frecuencia prácticas sexuales ligadas a vicios y fetiches, y de que, según las investigaciones, el BDSM sea la segunda fantasía sexual más popular tan solo por detrás del sexo en grupo, sigue persistiendo la vergüenza que la sociedad inculca al vicio y al fetiche. Cuesta saber si este tipo de fantasías se expresa alguna vez en voz alta, o si se lleva a cabo, dado el gran número de mujeres que aún temen al juicio ajeno. Aunque, por suerte, parece que nuestra rica imaginación está cada vez más desinhibida (en especial cuando gira en torno a vicios y fetiches).

Me topé con él de camino a la oficina y de inmediato me sentí atraída. Empezó con un ligero roce de la mano y pasó a un agarre fuerte, en todo su esplendor. La manija: me metía allí a deshoras para satisfacerlo hasta la saciedad. Mi marido no lo sabía, claro, pero él no podía darme lo que yo necesitaba como mujer: esa circunferencia y ese ensanchamiento que sí experimentaba con esta otra pareja.

Judía | >100 000 £ | Relaciones con cualquier objeto, persona o cosa | Casada/en una unión civil | Sí

Me gustan los hombres peludos y emocionalmente vulnerables. Con solo ver de pasada una pancita llena de pelos que asome cuando a un tipo se le sube la camisa, empiezo a fantasear con quitarle toda la ropa y recorrerle el cuerpo entero con los labios. Cuando cierro los ojos y voy a mi lugar feliz sexual, fantaseo con besar el pecho, el abdomen y los muslos de un hombre peludo por todas partes, o con acostarme sobre su pecho cálido mientras me hace un dedo, o con tenerlo encima y sentir su panza velluda deslizándose por mi cuerpo. Por lo general soy muy abierta con mis amistades sobre lo que me prende, pero hay algo que no le cuento a nadie: las axilas sin depilar de los hombres me excitan muchísimo. Es una cuestión de vulnerabilidad porque, en serio, las axilas son físicamente vulnerables en varios sentidos. Y, la verdad, también es por el aspecto: la presencia de vello es un complemento magnífico para los contornos de las axilas. Un hombre haciendo dominadas es porno para mí. La mayoría de las veces me encanta mirar y nada más, pero en ocasiones pienso en besar esas axilas, y termino fantaseando con besar todas las otras partes peludas del cuerpo que me parecen sexis. Las vergas me despiertan un «Uf, sí, quiero jugar con eso» y los culos son muy de «Quiero poner las manos ahí encima», pero si un tipo enseña axila, el noventa y cinco por ciento de mi atención va ahí. Mi cerebro cortocircuita y me quedo pensando: «Dios, Dios, Dios, son sus axilas y están justo ahí, tan peludas y preciosas, increíblemente sexis, es que mira eso, ¡MIRA ESO!».

Blanca estadounidense | Atea | <15 000 £ | Arromántica, sexualmente interesada sobre todo en hombres y de manera ocasional en personas de otros géneros | Soltera | No

Sexo con el periodo, ya sea heterosexual, lesbiano o algo intermedio. Hay algo muy crudo en eso de tener relaciones sexuales estando con el periodo. Es sucio y es natural. Es dulce y es «puerco». Algo tan estigmatizado creo que puede acercar más a la gente. Enamorarse de una persona incluso cuando está sangrando, y con cólicos. Encontrar la belleza en la capacidad para tener hijos. El sexo con el periodo es ardiente. Es divertido y sabe bien :) Me encanta.

Blanca | Budista | <29 999 £ | Bisexual/pansexual | Soltera | No

Cuando me masturbo o estoy manteniendo relaciones con mi marido, a menudo me imagino una especie de tentáculo peniano que se mueve hacia mí y me penetra. Seguidamente se retira y a continuación me penetra una y otra vez. Con frecuencia llega desde abajo, con esa magia que tienen las fantasías, y logra meterse entre mis piernas, que tengo cerradas y apretadas. Por lo general es bastante delgado y está en cierto modo lubricado. Carece de cuerpo, además: es solo una cosa alienígena que va de misión. No busca placer, solo siente curiosidad. Nunca me planteo a qué va unida esa cosa tentacular. Solo necesito imaginarla buscándome y entrándome repetidas veces.

Lo otro que me pone muy cachonda es imaginarme dando de mamar a adultos, hombres en su mayoría. Chupan con avaricia y disfrutan mucho de mi leche, o están ahí sin más, tranquilos y satisfechos. Con mi segundo hijo tuve demasiada leche y le pedí a mi marido que me aliviara. Estaba tan repleta que fue más un alivio físico que un placer sexual. Sin embargo, a menudo regreso a ese recuerdo y lo convierto en algo sexual, o me imagino alimentando a alguna otra persona de mi vida a la que aprecio. Me mojo solo de pensar eso.

Casada/en una unión civil | Sí

Mojo la cama de forma deliberada casi todas las noches, y me encanta. Me resulta muy liberador: la libertad de mear donde quiera y como quiera; tardé más de un año en hacerlo como se debe, hasta el final, y ya nunca he mirado atrás. Mojarme me llena de confianza, pero también del deseo de que me controlen. Además, es algo que se extiende más allá de mi cama. Me encanta mearme en los jeans, en la falda, en el short o incluso en las pantis, a veces en la cama o en el baño, ¡o incluso en el coche! Disfruto también usando y mojando pañales de esos de entrenamiento, esas pantis-pañal para niñas; me hacen sentir pequeña pero segura. La primera vez que me meé con ellos puestos tuve el mejor orgasmo de mi vida hasta entonces; tengo la vejiga pequeña, así que me retuvieron toda la pis. Por lo general siempre llevo a todas partes un par de pantis y de pañales de esos en mi bolsa, por si ocurre algún desafortunado accidente estando fuera de casa.

Mi fetiche se disparó de verdad cuando me fui a la universidad. En la residencia tenía habitación y baño propios. Podía darme el gusto siempre que quería, y eso derivó en mi segundo gran fetiche: tirar las pantis por el escusado. No sé qué le veo de sexi a eso, pero ahora lo hago de manera segura, de un modo que no afecte a nadie más que a mí misma. Ni siquiera estoy conectada al drenaje, así que no hay de qué preocuparse en ese sentido.

Sigo siendo virgen, y orinarme, llevar pañales y usar la cisterna desempeñan un papel muy importante en mi fantasía de cómo quiero perder mi virginidad. En esa fantasía, mi amante descubre que mojo la cama, y entonces me consuela mientras yo lloro con las pantis o los pañales húmedos, y me dice que no pasa nada, que siempre hay accidentes. A continuación me ayuda a salir de la cama y me lleva al baño para limpiarme y tirar las pruebas de ese incidente de cama. Y se convierte en una cosa diaria. Todas las noches mojo la cama con mi pareja, que incluso se burla de mí por hacerlo y quizá se lo cuente a sus amistades, hasta cierto punto. La humillación a veces es también un factor de mi fetiche, según el ánimo del que esté. En ocasiones me gusta estar al mando; otras veces quiero que me protejan y me cuiden. En algunos casos me siento invencible ante el mundo y en otros noto la necesidad de que me protejan.

Blanca estadounidense | Cristiana aconfesional |
<100 000 £ | Bisexual/pansexual | Soltera | No

He tenido muchas fantasías a lo largo de los años. Algunas han desaparecido, otras se han desarrollado y el deseo de que se hagan realidad se ha intensificado. Son cosas que no puedo explicar del todo. Una está vinculada a un fetiche que tengo. La mayoría lo llamaría un fetiche de crianza, aunque hay otro término: *vaca humana*. No puedo explicar todo lo que ese concepto abarca, pero, resumiendo, en mi caso disfruto muchísimo con la idea de que me «llenen». Ni siquiera sé si puedo explicar hasta qué punto lo deseo, esa sensación de sentir que alguien acaba dentro de mí, al fondo, en el tope, y todo lo que viene después (el semen que sale de mi cuerpo lentamente, que me chorrea por los muslos). Si hubiera una manera de que un hombre nunca se quedara sin semen, probablemente no querría salir de la cama en la vida, porque desearía más y más. La sola idea de ello basta para estimularme, y a menudo ocupa todas mis ensoñaciones.

Blanca australiana | Atea | <29 000 £ | *Queer* |
En una relación | No

Mi mayor fantasía sexual es un juego con mascotas de índole muy específica. En vez de elegir un perrito o un gatito, prefiero hacer de pantera negra. Llevo las orejas y la cola habituales, claro, pero también un par de guantes con garras afiladas. Se trata de una zona gris entre la dominación y la sumisión: ser una mascota con un matiz sádico. Esta dinámica nos resulta empoderante a mi novia y a mí. La mascota sabe que puede ser violenta, morder y arañar y ser un poco brusca en su juego. El ama también lo sabe y mantiene al animal a raya, aunque le permita usar sus talentos. A veces fantaseo con custodiar a mi ama a los pies de un trono, reposando junto a ella. Otras veces me pregunto cómo sería que me mandaran cazar a otra mascota sumisa que esté también a sus órdenes. Que me digan «a la yugular» y me suelten la correa.

Blanca | Atea | <15 000 £ | Gay/lesbiana |
En una relación | No

Sé que soy transgénero desde mi infancia. Cuando la pubertad empezó a notarse y fui sintiendo un intenso deseo sexual, mientras percibía al mismo tiempo una mayor disforia de género por los cambios masculinos que experimentaba, también comencé a desarrollar fantasías en las que estaba con una mujer siendo yo misma una mujer biológica, aunque también fantaseaba con mujeres que se meaban encima. No estoy segura de si el desencadenante estuvo en que los pañales simbolizaran una manera de cubrir mi masculinidad, o si era un trauma derivado de haber mojado la cama hasta los siete años y de la vergüenza que me hacían sentir por ello. Sea como fuere, los videos de lesbianas o chicas solas mojando pantalones y pantis se convirtieron en mi porno predilecto; a veces incluso iba a por videos de pañales con caca, si estaba borracha.

Junto a mi identidad femenina y lesbiana aún no reconocida, desarrollé una identidad muy fuerte de «bebé adulta/

amante de los pañales». Cuando me emborrachaba les preguntaba a mis ex si querrían seguir conmigo siendo mujer. Todas me respondían que no, pero yo podía cerrar los ojos y fingir que me la comían toda mientras recibían sexo oral. Era mi única vía de escape. Aparte de eso, hacía que mis ex llevaran pañales por mí, porque me atraen muchísimo las chicas con pañales. Chicas adultas, claro. No obstante, ahora que salí del clóset como transgénero y como bebé adulta, no solo me he liberado de buena parte de mi dolor y de mis ideas suicidas, sino que por fin puedo vivir mi vida viéndola con mis propios ojos, y no a través de la mirada de mis ex y de mis fantasías. Me alegra mucho decir que encontré a una novia increíble que me quería como hombre y se quedó conmigo también como mujer, y que además se excita con el tema de los pañales. Por increíble que parezca, solo una de las muchas chicas a las que he introducido en el mundo de los pañales lo rechazó después de probarlo. Todas dudaron al principio, pero les encantó la historia después de haberse meado encima por primera vez. Es muy sexual y creo que todas las chicas deberían probarlo, porque no es algo que esperes disfrutar, pero prometo que todas lo hacen. Me muero de ganas de que me operen y sueño con el día en que por fin pueda experimentar el deseo definitivo de que mi novia lesbiana me coja mientras yo soy la que lleva los pañales. No hay nada que me ponga más caliente. Estoy muy contenta por ser capaz de admitir por fin ante el mundo mi identidad de género y mis intereses sexuales.

Blanca estadounidense | Cristiana | <15 000 £ |
Gay/lesbiana | En convivencia | No

En los últimos diez años o así, mi vida sexual ha sido muy intermitente, pero mi vida de fantasía es muy rica. Tengo una relación ambivalente con la sangre. Sería sumamente reacia a que me hicieran una transfusión, por ejemplo, a no ser que fuera de alguien con quien tuviera un parentesco o una vinculación muy cercana. Y, aun así, fantaseo con intercambiar sangre con alguien de quien esté profundamente enamorada. Solo imaginarlo me resulta muy intenso y de lo más erótico. La sangre es uno de nuestros fluidos más potentes. Supongo que alguna razón habrá para que los vampiros sean sexis, y en particular Gary Oldman en el papel de Drácula; la escena hacia el final de la película en la que el personaje de Winona bebe de su sangre... Mmm. Tengo además un vago recuerdo de ver una película francesa, la odisea sexual de una joven, hace unos veinte años; en una escena, la protagonista está atada y con los ojos vendados, sentada en una cama. Un hombre le corta las pantis con unas tijeras afiladas a la altura de la vagina y le introduce los dedos a través de la tela cortada. Más o menos en la misma época salió *La secretaria*. Ambas películas me abrieron a la idea de la sumisión.

Cuando pienso en unas tijeras quirúrgicas afiladas y en el tacto del acero frío en la piel, cortando la tela, me pongo cachondísima. Hace poco empecé a fantasear con que me cortaran con un bisturí. Estar atada y controlada, y que me corten en varias zonas del cuerpo (de esos cortes pequeños y limpios que dejan sangre a la vista), y que luego haya intercambio de sangre, que me la laman, se la traguen y después me limpien y me pongan curitas (todo ello siendo muy consciente del requisito de tener una buena salud en lo que respecta a las enfermedades de transmisión sanguínea, por supuesto).

Blanca europea | Atea | <49 999 £ | Heterosexual | Soltera | Sí

Desde niña me excitan las panzas llenas de las chicas después de haber comido demasiado. Recuerdo verme el vientre expandido cuando comía mucho y que eso me generara una sensación magnífica. Ahora entiendo que era un calentón, claro. ¿De dónde y por qué se convirtió esto en un fetiche? Los vientres de las chicas en concreto siguen siendo una fuente de excitación aún hoy. No es algo que esté en el reino «tradicional» de los vicios, así que me genera mucha timidez, incluso aunque pertenezco a una comunidad fetichista en la que nada se deja sin explorar. Este fetiche sencillamente me parece «raro» en comparación con el resto, más convencionales.

Mi fantasía sería comer una buena cena con otra chica, y quizá con un chico también. Después nos iríamos a la cama y nos pondríamos a jugar. Siempre me imagino sentada de espaldas a mi pareja y ella apoyada en la pared; me frota la panza con las manos y me besa el cuello mientras yo bebo agua para hincharme más. La pareja número dos estaría comiéndome la panocha entretanto. Y LAS DOS me harían sentir normal, querida y cuidada en todo el proceso, así que no me cohíbe parecerles gorda o poco atractiva estando así de inflada. También me gustaría experimentar la misma escena pero a la inversa. Una chica sentada y sobre mí, y yo con una pierna a cada lado de ella y la espalda apoyada en la pared. Un chico comiéndole la panocha y yo frotándole el vientre inflamado, mientras ella bebe agua para ponerse más grande. Además, le apretaría los muslos y las llantitas.

Una vez le hablé a una pareja de este fetiche, pero actualmente lo guardo para mí o lo minimizo: «Me gusta que me toquen y me froten la panza». Y mientras, me pongo muy cachonda mientras ceno con la pareja que sea, que no tiene ni idea de que es porque me estoy inflando, y no por lo romántico de cenar con ella (aunque eso ayude). Alguna vez me he excitado también con un poco de glotonería. Cuando alguien come demasiado y eructa un poco y se queja de estar hasta arriba. ESO me altera. El día de Acción de Gracias lo paso con mis amistades. Es fácil imaginar lo complicada que es esa ocasión para mí, rodeada de toda esa gente tan atractiva, mientras bebo vino y me paso la noche juguetona, viendo todos esos estómagos llenos. Es un día DURO. Esto no tiene nada que ver con el «cebismo», aunque sí hay algo en ese estado temporal excesivo que me resulta sumamente deseable.

Blanca británica | Espiritual | Bisexual/pansexual | Soltera | No

Estoy cerca de los treinta, un momento en la vida en el que empiezo a saber lo que me gusta, aunque aún me queda mucho por descubrir. Dos cosas que hay que saber de mí: en primer lugar, mis amistades me describen como viciosa. Segundo, no me gustan los vampiros; más adelante quedará claro por qué esto último es relevante. Sobre lo primero, me siento agraciada por haberme criado en un país en el que hablar de sexo no es tabú, sino algo bastante común. Me encanta explorar, llegar a saber lo que siente mi cuerpo y cómo eso cambia en los distintos momentos de mi ciclo mensual. No son solo los pezones adoloridos o los cólicos; está además todo lo que pasa dentro de mi cabeza. Según parece, algunas mujeres se ponen cachondas en torno al momento de la ovulación, pero no forzosamente hablamos de lo que sentimos o pensamos mientras tenemos el periodo.

La mayor parte del tiempo, mis fantasías giran más o menos sobre lo mismo; a veces es sexo suave entre amantes y otras es algo un poco más excitante, con *bondage*, azotes, una pizca de acción anal... Sin embargo, cuando tengo el periodo todo eso cambia. Hay otra cosa que es importante saber: odio la sangre, sobre todo si me sale a mí del cuerpo. Me coloco un tampón, me lleno de helado y odio a todo el mundo, hasta que me doy cuenta de que, de pronto, estoy cachondísima. Y entonces siempre me asalta la misma fantasía en la cabeza.

Me encuentro en una habitación sin ventanas. En el suelo hay una alfombra de terciopelo color borgoña (me da igual quién la limpie después, es mi fantasía). Todos los rincones están ocupados por sillones victorianos y hay una mesa de madera oscura en el centro. La mesa está rodeada por unos marcos metálicos lo bastante grandes para que quepa una persona. La fiesta comienza cuando se abre la única puerta existente y entran dos mujeres, vestidas con corsés de color azul y negro con brocados. Su profesión podría calificarse de *dominatrix*, pero hoy las llamaremos *carabinas*. Van seguidas por once mujeres cuyas máscaras venecianas les oscurecen los ojos, pero no ocultan sus sonrisas excitadas. Dado que esta fantasía ocurre con frecuencia, me gusta cambiar mi papel en la situación. Hoy soy una de esas señoras enmascaradas. Algunas hemos estado aquí más a menudo que otras, pero a todas nos encanta volver. Todas llevamos ropajes distintos: corsés, vestidos, un traje de cuero; una de nosotras lleva solo un cinturón que le rodea las caderas desnudas. Todas nuestras vestimentas, salvo una, tienen algo en común: llevamos los pechos y la zona púbica al aire por completo. Las carabinas nos atan a diez de nosotras en los marcos metálicos, con los brazos por encima de la cabeza y las piernas abiertas de par en par. Empiezo a notar un hormigueo en la piel y el cuerpo es como si me ardiera por dentro. La undécima mujer tiene que esperar. Es la que lleva el vestido largo victoriano, la única que tiene cubiertas sus partes delicadas. Es su primera vez en la fiesta. Esta noche va a ser su rito de iniciación para unirse a nuestra pequeña sociedad y se le dará algo como regalo.

Cuando las carabinas acaban de atarnos a las demás, se dirigen hacia ella. La acuestan en la mesa del centro y le sujetan los brazos hacia abajo, pegados al cuerpo. La mujer cierra los ojos y sonríe. Imagino que está igual de excitada que yo; desde luego, yo lo estuve cuando me acosté ahí durante mi iniciación. De todos modos, me alegro de poder observarla (como persona a la que le encantan los hombres y las mujeres, me resulta muy excitante imaginar que veo a otras mujeres desnudas y vulnerables). La puerta se abre por última vez esa noche. Entra entonces un grupo de hombres con chalecos con brocados y abrigos oscuros, con la cara cubierta también por máscaras venecianas, y todos lucen calcetines blancos y zapatos con hebillas: vampiros victorianos. De pronto, los vampiros son las criaturas más sexis que puedo concebir. Por supuesto, no son vampiros reales, no tienen colmillos y sobreviven a la luz del sol; son hombres que fingen ser vampiros. Ahora empieza el rito.

El líder vampiro avanza con un cáliz lleno de vino tinto en las manos. Mientras murmura una oración en forma de cántico en un idioma desconocido, las carabinas desatan el lazo delantero del vestido de la iniciada y apartan la tela. Al aparecer esos pechos suaves, veo que los pantalones de los hombres se tensan en torno a las caderas. La joven parece nerviosa mientras las carabinas le suben la falda hasta el vientre para dejar a la vista su vulva, ya empapada. Cada una de las carabinas coloca una mano bajo un muslo de la muchacha, se los levantan, le llevan las rodillas hacia el pecho y así le abren la vulva entera. El vampiro jefe detiene su oración y se coloca ante los genitales expuestos de la mujer. Deja el cáliz a un lado, sobre la mesa, y sin previo aviso le mete a la joven en la vagina, de un empujón, el pulgar y el índice, y se pone a palpar. La mujer comienza a gemir de placer. El vampiro tarda un rato hasta que saca una pieza de metal dorado en forma de copa pequeña. Contiene toda la sangre menstrual de la joven. Levanta la copa un instante y a continuación vierte ese líquido viscoso en el cáliz. Tiene los dedos pegajosos y rojos. En ese momento empieza a gotear sangre de la vagina sobre la mesa. El vampiro jefe alza el cáliz en el aire y los demás comienzan a vitorear mientras el jefe le da un sorbo. Después le pasa el cáliz al siguiente hombre y todos beben de él, por turnos. Así acaba el rito y comienza la fiesta.

Mientras los hombres observan, las carabinas recorren la habitación y proceden con nosotras como el vampiro hizo con la mujer de la mesa central. Nos meten los dedos, agarran la copita y la extraen, lentamente, claro: no queremos desperdiciar ni un ápice de placer. Por fin, cuando me toca a mí, la carabina me sonríe. Me conoce; he estado aquí varias veces, así que ya no es tan suave conmigo. Me cuela los dedos sin más y la vagina se me ensancha, y noto ese líquido cálido y pegajoso rebosando de mí, viniéndome por los muslos y goteando sobre la alfombra. Seguidamente todos los hombres se pasean por la habitación y cada uno de ellos escoge a una mujer. Uno se planta delante de mí, me mira sonriendo y se arrodilla. Me agarra las piernas y me introduce la lengua. Noto cómo me lame la sangre, cómo me chupa hasta la última gota de los muslos y los labios de abajo. Al momento, la habitación está repleta de gemidos, míos, de las otras mujeres y de la nueva chica del centro.

De nuevo recuerdo estar en su posición. Pensar en que todo el mundo me observa, en ser el centro de atención, solo hace que me excite más; mientras tanto, entre mis piernas, el joven intensifica la presión de su lengua en mi clítoris. Mis músculos empiezan a caldearse, listos para contraerse mientras me vengo. Sin embargo, justo en el momento en que creo que estoy lista, el vampiro se detiene y me deja con una tensión insoportable. Tengo un breve descanso hasta que se me acerca el siguiente. Este se mueve con mucha elegancia y es muy educado; seguro que no será así de amable al final, cuando no me permita venirme. Procede conmigo igual que el anterior: se arrodilla y comienza a lamerme, muy lento y con suavidad. Es una tortura. Quiero que me coja, quiero que me dé más.

Miro a mi alrededor. Todas las demás están compartiendo mi misma experiencia. Veo sus caras lujuriosas y a los hombres que las besan por todas partes. Entonces le echo un vistazo a la mujer del centro. En esos momentos la tiene entretenida un vampiro de cabello largo. Veo que ella está con los ojos cerrados, la cara colorada, el pecho en movimiento. Observo cómo la verga grande de él entra y sale del culo de ella, que gime más alto que todas las demás.

«Cógeme», le digo a mi vampiro. Le distingo la ceja levantada detrás de la máscara cuando alza la vista y me mira, con la cara llena de sangre. Tengo que pedírselo, sí. Aquí estamos para que beban de nosotras; para todo lo demás hay que darles permiso. Así que se lo suplico. Me sonríe y dice: «Como desees». Entonces se pone de pie, se limpia la cara ensangrentada con la manga y se saca la verga.

«Así no —le digo—. Así». Y entonces miro a la mujer del centro.

La sonrisa se le agranda. «Como desees», repite.

Mientras se coloca detrás de mí, me toca los pechos. A continuación, me separa las nalgas y me mete la verga en el culo. No necesito calentamiento: estoy preparada y el agujero de mi culo se lo chupa. El vampiro la mete tan profundo que siento la punta presionándome el vientre y los huevos dándome en el trasero. Se pone entonces a empujar, fuerte, muy dentro. Me coloca las manos en los pezones y me los aprieta. Solo unos embistes más y siento que necesito mear. Estoy desesperada, quiero venirme. La urgencia de mear se hace más intensa y de repente noto un montón de líquido que me sale chorreando. Todos los músculos del cuerpo se me tensan y por fin puedo terminar.

Abro los ojos y estoy de vuelta en mi habitación. Le sonrío a mi pareja, que levanta la cabeza de entre mis piernas y me devuelve la sonrisa. Quizá estoy confundida por lo que acabo de ver en mi mente, pero me meto bajo la regadera y vuelvo a ser una feminista que odia la sangre y les dice a los hombres qué hacer en vez dejarse dominar.

Blanca austriaca | De educación católica pero no religiosa | <49 999 £ | Bisexual/pansexual | En convivencia | No

Mi madre murió cuando yo tenía trece años. Había asumido la carga de enseñarme todo lo que pudiera, porque sabía que su final estaba cerca. Recuerdo que me instruyó sobre la circuncisión y sobre penes, y por supuesto: «Asegúrate de que tu marido se lave por abajo de esa piel». Me enseñó a retirar el prepucio valiéndose de un lápiz envuelto en un trozo de papel. De joven me resultaba todo muy extraño. Sentía muchísima curiosidad por saber cómo era un pene, cómo crecía. En primaria, todos tuvimos que hacer un trabajo sobre el sistema fisiológico; yo elegí el sistema reproductor masculino, claro.

Cuando alcancé la madurez reparé en que los penes son preciosos. Además, se me da muy bien lavar y complacer a los hombres en la regadera. ¡Gracias, mamá! Creo que los hombres no son conscientes de hasta qué punto a las mujeres nos gustan los penes a veces. Esto me lleva rápidamente a mis fantasías. Le he contado esta fantasía a mi pareja y hemos experimentado un poco con ella. Me encanta el aspecto del pene mientras orina; me excita. Tiene un toque muy masculino, y muy de dominación, cosa que también me encanta. Es algo que no comparto con cualquiera que se me cruza, y siempre me dio demasiado miedo contárselo a alguien hasta que llegó mi actual pareja. Mear. Me excita lo de mear. ¡ME ENCANTA UN TIPO MEANDO! Es estresante, pero también satisfactorio.

Guyanesa canadiense | Atea | <100 000 £ | Bisexual/ pansexual | Casada/en una unión civil | Sí

Llevaba un tiempo sin salir a la calle sin mi bebé. Está bien poder hacer los recados sola. Sin embargo, hoy la cosa me está llevando mucho más tiempo del que había previsto. Tengo los pechos llenos de leche y me empiezan a doler, y a cada minuto que pasa el brasier me resulta cada vez más incómodo. Intento decirme a mí misma que no me queda mucho para acabar y, después de mirar alrededor para asegurarme de que nadie me ve, me quito rápidamente el brasier con la esperanza de ganar un rato más. Sin embargo, mientras busco las últimas cosas que necesito en la tienda, noto esa tirantez cálida que conozco bien y que me indica que tengo los pechos demasiado llenos, a punto de soltar lastre. Vacío la cesta de las compras en la cinta de la caja confiando en poder salir de allí a tiempo. Demasiado tarde: me empiezan a aparecer unas manchas húmedas en la blusa. Mierda. «Perdón, ¿hay algún sitio en el que pueda meterme para arreglar esto?», le pregunto al joven de la caja. Sin dudarlo, bloquea su puesto y me dice:

«Sígueme». Me lleva hasta la «sala de lactancia», al fondo de la tienda. Para cuando llegamos allí, la leche me gotea ya por la blusa. Avergonzada, le pido al dependiente que me sujete las cosas mientras me adecento. «Por supuesto, pero antes de volver a la caja, a lo mejor puedo ayudarte», se ofrece. Me toma por sorpresa. «¿A qué te refieres?», le digo. Se disculpa por ser tan lanzado y añade: «Veo que estás incómoda. Sacarte leche con la mano para sentirte mejor seguramente te lleve un buen rato. Además, es probable que te duela bastante. Chuparla no sería tan molesto al principio». Lo pienso un segundo y acepto, reacia. Tiene razón: tardaría siglos en extraerme la leche con las manos y me dolería. Me siento en una silla y me quito la blusa empapada. De inmediato me empieza a salir la leche de los pezones en chorros potentes. El hombre se arrodilla delante de mí y se lleva el primer pezón a la boca. Lo chupa a la perfección, con la fuerza suficiente para liberarme la presión de las mamas palpitantes, pero lo bastante suave para no provocarme dolor. Pasados unos minutos, me siento mucho mejor; aunque todavía tengo el pecho lleno, ya no me molesta. Entonces, horrorizada, veo que el hombre ha empezado a tocarse.

«¿Qué estás haciendo?», le grito. Deja de chuparme el pezón. La leche aún me sigue chorreando y ahora me cae por el vientre.

Me dice que lo siente, que no pretendía incomodarme, pero que chuparme los pechos tan llenos lo ha puesto muy caliente y el pito se le ha puesto tan duro que nota que le va a explotar. Su idea era venirse en los pantalones sin que yo me diera cuenta. Dice que, si lo prefiero, podemos parar.

Me detengo a pensar. La presión vuelve a aumentarme en los pechos. Sigo necesitando ayuda, así que le digo que continúe.

Entonces me pregunta si me importa que se saque el pito para aliviarse mientras me alivia a mí. Entiendo cómo se siente. Después de todo, mi desesperación ha sido tal que he permitido que este dependiente desconocido me chupe los pechos. Aún me gotea leche de los pezones. «Haz lo que necesites», le respondo.

Se baja el cierre y deja a la vista un pito muy duro, muy gordo. Estoy verdaderamente asombrada de lo grande y lo grueso que es. Se lleva de nuevo mi pezón a la boca y comienza a chupar mientras se menea el miembro. Intento no mirar, pero tiene un tamaño impresionante. Empiezo a excitarme mientras lo veo jalársela al tiempo que engulle con ansias mi flujo de leche. Trato de apretarme el pecho que tengo libre para que le caiga leche en el pito, pero no le atino. Al final le digo: «¿Te gustaría que te echara leche en la verga?».

Casi se viene ahí mismo al pensar en su pito cubierto de leche, pero logra contenerse. «Me encantaría», me responde. Me aprieto los pechos y la leche se derrama sobre su verga palpitante. Sigue meneándose el pito y chupándome los pechos y yo me excito aún más. Comienzo a preguntarme cómo sería tener su verga metida. Y entonces le pregunto si quiere venirse adentro de mí.

Me libera el pecho mientras me levanta la falda. Una gota de leche me cae del pezón. Me aparta las pantis a un lado y lentamente me mete la verga gorda, y me llena la panocha. Noto todos los movimientos que hace. Cuando empieza a empujar hasta el fondo duele un poco, pero no es desagradable. Con toda la intensidad de mi excitación, la leche me empieza a fluir de nuevo con más ganas. Me agarra un pecho y me lo chupa mucho durante un buen rato. Le salpica leche en la boca y el pecho. Y en esas estalla dentro de mí y el pito le palpita mientras se viene. Yo también llego al orgasmo y le aprieto la verga con la panocha. Me escurren gotas. Él sigue chupándome la leche hasta que por fin deja de salir. No consiente desperdiciar ni una gota.

<100 000 £ | Heterosexual | Casada/
en una unión civil | Sí

GENTE DESCONOCIDA

«¿Habrá reparado este hombre en mí? Si nuestros hombros se tocan la próxima vez que frene el tren, ¿sentirá la misma excitación que yo en el estómago?».

Cualquiera se ha cruzado alguna vez por la calle con una persona desconocida, interesante, a la que hemos mirado dos veces. O nos hemos sentado junto a alguien en un vagón, o hemos espiado a una persona de lejos en una librería o en una fiesta porque nos inspiraba alguna fantasía sexual. No sabemos nada de ese ser desconocido; en realidad, podría ser una persona horrible, pero a veces una simple mirada fugaz basta para que nuestra imaginación vuele libre. En una carta se describe una experiencia que a muchas nos resultará familiar: «El tren va abarrotado. Cuerpos sudorosos y cansados, todos amontonados tratando de llegar a nuestros destinos. Estas personas de aquí, a las que nunca he mirado a los ojos y con las que mucho menos he entablado una conversación, pasan una a una por mi cabeza: pienso en cómo se llamarán, fantaseo con cómo sería nuestra vida juntos». Se trata de una trama arquetípica que ha quedado enormemente romantizada por la cultura popular: la emoción de cruzar la mirada con un extraño, conectar y seguir espontáneamente a esa persona a lo desconocido está en la esencia de innumerables libros y películas.

Por tanto, no me sorprendió la gran cantidad de cartas dedicadas a la fantasía de la persona desconocida. Pero ¿qué es exactamente lo que nos atrae tanto de la idea de tener relaciones sexuales con un extraño? ¿Es el aluvión de lujuria que acompaña a una mirada persistente, y que inyecta cierto erotismo inesperado en el trayecto al trabajo de una mañana cualquiera? O a lo mejor es la sensación de anonimato: esa persona no sabe nada de ti y surge así una página en blanco sobre la que crear una identidad nueva y excitante, liberada de los males domésticos diarios. ¿O será la tensión generada por estar en un espacio público, en el que cualquier excitación sexual debe reprimirse sin más remedio? El hecho de compartir rituales con una persona desconocida —esperar un autobús, estar en el cine o recoger comida para llevar— y notar su mirada ardiente sobre nuestro cuerpo guarda un componente extrañamente íntimo.

Y además, claro, está lo sencillo del asunto: es la encarnación definitiva del «sin compromiso alguno». El anonimato intrínseco supone que cualquier atracción es puramente física, sin las complicaciones añadidas de los detalles personales o de una posible relación. Fantasear con un extraño ofrece la oportunidad de alejarse de la rutina de las primeras citas o de la búsqueda de pareja, para por el contrario buscar la satisfacción en el aquí y el ahora. Y sin preguntas.

En el episodio inicial de una serie que protagonicé hace algunos años, titulada *La caza*, mi personaje, Stella Gibson, una célebre comisaria, le hace una proposición indecente a un joven detective la primera vez que se ven. En todas las entrevistas que me hicieron tras la emisión de ese capítulo, los periodistas me preguntaban sobre esa escena. Incluso ahora, una década después, me siguen haciendo preguntas al respecto. Claramente la gente se quedó intrigada, aunque también impactada. ¡Qué descaro! Las mujeres la envidiaban y los hombres la deseaban. En todo caso, lo que más evidenció la exagerada reacción de los medios fue que esa escena, hace solo diez años, servía de materia prima para la fantasía.

Como mujeres, se nos ha enseñado a temer la fascinación de un desconocido atractivo, y con razón; la promesa de la seducción o del sexo con una persona desconocida podría traducirse en un peligro mortal. No obstante, en la fantasía, ese riesgo resulta excitante y, por contraintuitivo que sea, parece englobar una sensación de seguridad. En esas fantasías, el anonimato es protector; el extraño existe sin todo el bagaje que implica conocer a alguien demasiado bien. Las personas desconocidas se nos unen durante un único momento de placer en el que tenemos el control absoluto o nos encontramos, con gusto, bajo el control ajeno. Para quienes fantasean a continuación, el misterio inherente al anonimato contiene una potente fuerza erótica.

Estoy en una clínica especializada en ayudar a la gente a alcanzar el orgasmo. Me registro para mi cita y me piden que me desvista, me siente en una camilla y coloque los pies en unos estribos. Alguien entra en la sala para hacerme saber que, con el objetivo de llegar a la parte buena, debo estar limpia. Con mucha delicadeza me lava con una esponja y me describe todo lo que me hace mientras lo hace. A continuación, un médico me pasa a una cama y me pide que le detalle lo que me ocurre y por qué no puedo venirme. Mientras me escucha, me pasa el dorso de un dedo por la vulva, arriba y abajo, de un modo reconfortante. Cuando he acabado de hablar, me pregunta si me parece bien que me frote el clítoris para ver si logro humedecerme. Le respondo que sí y lo hace, y me dice que soy una buena chica cuando nota el primer matiz de humedad. Se muestra muy alentador y me pide permiso antes de cada cosa que va a hacer. Continúa así hasta que se detiene y mira hacia abajo; está muy duro. Me dice: «Lo siento mucho, tengo el pene demasiado duro y me duele, así que no voy a poder seguir si no soluciono esto antes. ¿Le importa si me toco un segundo?». No me importa en absoluto, y verle la mano moverse sobre su miembro tan duro me pone cada vez más cachonda, y entonces soy yo quien se toca. Él cada vez la tiene más y más dura, hasta que parece que no puede soportarlo más, y en ese instante me pregunta si me importaría tenerlo dentro hasta que se viniera. Le respondo con un sí rotundo y empieza a meterme la punta de la verga dentro, pero estoy tan caliente que no ha acabado de entrarme hasta el fondo cuando tengo un orgasmo enorme.

Blanca estadounidense | Espiritual | >100 000 £ |
Bisexual/pansexual | En una relación | No

Me imagino el tranvía de la línea que va a la universidad por la mañana, cuando siempre está atestado. A veces ni siquiera abren las puertas porque hay demasiada gente, aunque si no lo hicieran la situación de mi fantasía no funcionaría.

Me han dado instrucciones de que me suba en el final de la línea del tranvía, en dirección a mi parada habitual. Hay muchos asientos libres, pero no ocupo ninguno. Me quedo de pie donde me han dicho que me coloque, al fondo, cerca de las puertas, y me agarro al tubo. El tranvía llega al centro de la ciudad y sube más y más gente. Se llena, luego se abarrota y al final está a reventar. Espero a alguien: a un hombre al que no conozco de nada. Debería subirse en la plaza principal, aunque no sé si lo hará. A veces fantaseo con que llueve afuera y los paraguas húmedos de la gente me rozan en las piernas desnudas; no llevo medias, aunque hace frío. Tampoco llevo pantis, porque por teléfono me dijeron que no me las ponga. El ambiente en el tranvía es cálido y húmedo, y huele a café, a aliento matutino y a sudor. Por megafonía, una voz de mujer va anunciando las diversas paradas. Este es mi tranvía, es mi ciudad, pero en mi fantasía soy nueva aquí y no estoy segura de adónde voy.

Sigo agarrada al tubo, al fondo del tranvía. Viajamos ya muy apretados. La gente no para de darme empellones con las mochilas; tengo la cara cerca de la axila de alguien, que apesta a desodorante Lynx; hay un bebé llorando, pero no puedo verlo. No alcanzo a ver mucho más allá de la altura del pecho. En la vida real soy más alta. Es raro porque hablo el idioma, pero no en estos momentos.

El tranvía avanza a trompicones, se detiene y arranca, y la gente cae una encima de la otra. Alguien derrama el café sobre la camisa de otra persona. Oigo voces airadas, pero no entiendo nada. El café se desliza por el suelo y me toca los zapatos. Ahí es cuando noto la mano en la cadera. Miro hacia abajo. Es una mano grande y sucia de hombre, con las uñas mordidas y llenas de porquería. Parece una mano fuerte. Noto el aliento del tipo en el cuerpo cabelludo, aunque no me giro para mirarlo porque no verse forma parte de todo. A lo mejor tampoco podría girarme si quisiera; el tranvía va muy lleno, mucho. Miro fascinada hacia abajo, a la mano, que avanza bajo mi falda y me acaricia la parte superior de los muslos. Estoy nerviosa y excitada, porque así es como me habían dicho que sería. Se frota contra mí mientras estoy ahí de pie, aplastada contra su cuerpo. Tiene los pantalones sucios, con manchas de pintura o yeso. No puedo apartarme porque no hay hueco donde moverse, así que tengo que quedarme ahí y dejar que ocurra. Noto la mano que se mueve, oculta por mi falda; ahora se restriega contra mi clítoris, y no puedo hacer nada al respecto, así que aprieto la barra a la que sigo sujeta y trato de abrir las piernas un poco.

La gente que nos rodea está viendo el celular. Nadie tiene ni idea de lo que está pasando aquí. Y este hombre al que no puedo ver debe de haberse bajado el cierre, porque de repente no están solo los dedos sucios frotándome con esmero, sino que también hay un pene, duro como una roca, que me entra de un empujón. Me deja sin respiración porque no me lo esperaba en absoluto, ni siquiera aunque estoy en el tranvía para esto. Duele. Trato de no hacer ningún ruido, aunque es una cosa excesiva y estoy segura de que me está desgarrando. Pierdo el equilibrio de un embiste y me agarro a la barra con los nudillos ya blancos, mientras el tranvía se mueve y para y más y más gente cae contra mí. Parpadeo mirando al suelo y el hombre sin rostro me eyacula dentro. Da un paso atrás, se sube el cierre y desaparece. Creo que ha logrado abrirse paso y bajar del tranvía. El suelo es de linóleo negro y veo las salpicaduras de semen sobre él, semen que gotea de mí. Antes de que me dé tiempo a pensar con claridad, noto otro par de manos en las caderas y otra erección que me presiona por detrás. Entonces me doy cuenta de que no había entendido el plan. Levanto la mirada y veo que la gente que me rodea, que me tiene cercada, son todos hombres. Todos me miran con rostro inexpresivo. Algunos se están tocando por encima de los pantalones, distraídos, y otros tienen los penes ya en la mano. Y el desconocido número dos ha empezado a restregarse contra mí, bajo la falda.

<15 000 £ | Gay/lesbiana | En una relación | No

263

Una de mis fantasías es como sigue: soy un hombre con un «mayordomo» que me consigue a mujeres dispuestas a tener relaciones conmigo. Hay cinco mujeres a las que presentan ante mí desnudas, acostadas, con las piernas abiertas sobre una cama muy grande. Ninguna está depilada. Yo también estoy desnudo y tengo una erección enorme mientras me paseo lentamente, mirándolas a todas por turnos. Me deleito la mirada con las vulvas jugosas expuestas, ofrecidas. Mi «mayordomo» dicta a cuántas tengo permitido dedear, a cuántas comérsela y a cuántas cogerme. Se muestra más generoso cuando es mi cumpleaños. Hoy puedo dedear a dos, comérsela a tres y cogerme a una. Normalmente hago un poco de trampa oliéndolas a todas, de una manera un tanto aleatoria, antes de decidir cómo proceder. Me tomo mi tiempo, miro y huelo, y a veces les acaricio el vientre o la zona interior de los muslos. Empiezo por acariciar una de las vulvas, notar lo húmeda que está, y entonces cobra vida bajo mi dedo, que le frota el clítoris. La mujer responde abriendo más las piernas y empujando contra mi mano. Primero le meto un dedo, luego dos. Sigo dándole placer mientras dispongo a comérsela. Paladeo su olor y su sabor a miel explorando el interior con la lengua, y alterno eso con lamerle el clítoris. Con la otra mano me acaricio el pito. Cuando panocha y verga se han venido, paso a otra panocha, que lamo y sondeo con la lengua. Este tiene dos boquetes que están suplicando que les meta los dedos al mismo tiempo. ¿Y quién soy yo para negarme? Los complazco gustosamente de forma simultánea y me excito cada vez más mientras llegan al clímax bajo mis dedos atentos, mi boca y mi lengua. Entonces me meto en uno de ellos, deslizando la verga dentro con lentitud, y noto la humedad aterciopelada y abultada que me atrapa. Me la cojo vigorosamente unos minutos, consciente de qué es lo que quiere, hasta que se viene y los jugos de la panocha le cambian en consistencia. Nada de orgasmos fingidos aquí. Al acabar, me retiro y me acuesto de espaldas, y le pido que me monte. Qué rico sentir cómo baja sobre mi pito, que espera impaciente. Una de las suertudas mujeres a las que les comí la panocha se me sienta en la cara. La agarro por las nalgas mientras mi lengua vuelve a explorar su hermosa vulva. Noto que las dos vuelven a venirse. No hace falta decir que soy incapaz de aguantar mucho más y le suelto toda la leche dentro. Mi «mayordomo» comienza entonces su turno mientras yo miro. Él no tiene ninguna restricción con respecto a cuántas puede complacer.

Bisexual/pansexual | Casada/en una unión civil | No

Es una noche cálida, húmeda y oscura. He salido por ahí con las chicas y llevo las piernas recién bronceadas y una falda corta. Se han girado varias cabezas y he disfrutado con la atención despertada. El mesero está coqueteando y saboreo el trago extra que nos ha servido a las chicas y a mí. Empieza a sonar una canción conocida y todas nos ponemos a bailar; el aire palpita y hay sexo en el ambiente cargado. La multitud está plagada de hombres, juguetones, ansiosos, y la pista de baile está tan abarrotada que apenas podemos movernos más allá de bailar y pegarnos. De repente tengo una mano en la parte interior del muslo, que va subiendo y tocándome. Hay otra mano en mi cintura que me acaricia. Una más me aparece bajo el top, me toca la parte inferior del pecho y se abre paso, insistente, hacia el pezón. Yo sigo bailando, frotándome contra el hombre anónimo que tengo detrás. Dos hombres, uno a cada lado, me soban los pechos, y delante de mí otro hombre se ha puesto de rodillas en ese sitio abarrotado, como si se le hubiera caído algo, pero está levantando la mano para tocarme. Es todo muy poderoso. La multitud es tan densa que nadie ve lo que está pasando, pero yo lo sé. El hombre de detrás me levanta la falda y me empuja ligeramente hacia delante, me palpa con las manos para prepararme. Me baja las pantis y entonces lo noto: está dura como una piedra, es enorme, entra muy al fondo. Me coge mientras los otros hombres miran, con las manos puestas en mí, en sus vergas, empapándose de todo. Nadie de la multitud lo ve, nadie salvo nosotros. La sensación es muy poderosa. Me llena. No les veo las caras. No me importa. Se acercan y sus vergas me van llenando una tras otra, y lo único que quiero es que mi panocha mojada los reciba.

<49 999 £ | Heterosexual | Casada/en una unión civil | Sí

Estoy apoyada en la barra de un bar de iluminación tenue, muy concurrido. En el frontal de la barra, de madera, hay varias aberturas ovaladas cubiertas por dentro con un panel móvil. Sabiamente, las mujeres llevan falda pero no pantis y están ahí de pie, con la entrepierna pegada a los paneles. Al otro lado, meseros escondidos eligen qué panel abrir. En secreto, meten dedos, comen panochas, juegan con vibradores, a veces hasta que llega el orgasmo; otras veces paran de repente y cierran el panel. Fingir que no está pasando nada es una tortura gloriosa. Esta fantasía me funciona siempre.

Neerlandesa | <15 000 £ | Heterosexual | Soltera | No

Una noche, temprano, estoy de fiesta en una gran mansión al norte de Londres con unas amistades. En realidad nunca me han gustado las multitudes, así que después de hacer el recorrido obligado me pierdo por ahí yo sola. Por suerte hay pinturas y esculturas preciosas por todas partes y me entretengo paseando por los pasillos de las plantas de arriba, contemplándolas. En un momento de mi visita oigo un estruendo en la distancia: una tormenta se dirige hacia aquí. Sigo mirando las obras de arte y de pronto me encuentro en lo que, a mis ojos estadounidenses, parece una galería, quizá un salón de baile de la época en que se construyó la mansión. Enorme, vacío casi por completo salvo por las pinturas de las paredes.

Tras completar la vuelta por esa sala, me acerco a la entrada y, de repente, las luces parpadean y se apagan. Me quedo totalmente quieta un momento, preguntándome qué ha ocurrido. Miro a mi alrededor pero no veo nada en la más absoluta oscuridad. Quizá haya algo de luz en el pasillo, pienso, así que, con cautela, avanzo a tientas hacia la puerta. La encuentro y continúo con cuidado hacia el pasillo. Me detengo, incapaz de ver nada, aunque sí oigo voces leves que provienen de abajo. Las voces no suenan asustadas, así que me relajo un poco al entender que seguramente solo sea la tormenta, que ha provocado un corte de luz.

Me doy la vuelta y trato de recordar el camino a las escaleras, con intención de volver a la fiesta, y entonces me encuentro con algo sólido y grande. Suelto un grito ahogado cuando empiezo a caer hacia atrás y en ese momento noto unos brazos cálidos y fuertes a mi alrededor que me mantienen de pie. Con las manos estoy agarrando las solapas del saco de un hombre. Estoy demasiado sobresaltada para hablar o para moverme. El hombre tampoco se mueve y nos quedamos ahí en lo que es casi un abrazo. Es alto y huele ligeramente a whisky y a una especia que no sé identificar del todo. De golpe ya no siento necesidad de moverme, salvo quizá para acercarme más a él.

Después de lo que parecen minutos, el hombre baja la cabeza hacia mi oído y con un susurro ronco me pregunta si estoy bien. Levanto la cabeza un poco, sin soltarle la chaqueta, y murmuro: «Sí, ¿y tú?». Ninguno de los dos ha hecho ningún movimiento para soltar al otro; tengo aún sus manos cálidas en la espalda. Unos instantes después mueve los brazos y siento que la decepción me inunda por dentro, pero no me deja ir: sencillamente me desliza las manos más hacia la cintura. Entonces inclina la cabeza de nuevo y me sugiere que busquemos uno de las recámaras en los que quizá haya más luz. Me guía por el pasillo oscuro hasta que llegamos a una puerta cerrada. La abre y me da paso, y cierra detrás de nosotros. Sigue sin haber luz por ninguna parte, ni siquiera un leve atisbo por las ventanas: nada excepto oscuridad. De pie detrás de mí, el hombre se me acerca y me dice: «Qué mal, aquí tampoco hay luz». Su voz me provoca escalofríos en la espalda. «A lo mejor deberíamos esperar en esta habitación a que pase la tormenta», propongo.

Su cabeza se roza con la mía al inclinarse aún más cerca de mí y tengo las piernas como la gelatina cuando noto que sus manos se mueven hacia mis caderas, y luego sus labios me llegan al cuello, y me acerca a él. Me apoyo en su cuerpo y lo oigo gruñir suavemente. Me giro para ponerme de frente a él. Quiero probar su boca y me complace, y me besa con suavidad y lentamente al principio, mientras nuestras lenguas se exploran entre ellas. Pasados unos instantes se aparta y levanto la mirada hacia donde doy por hecho que tiene la cara, pero ninguno de los dos ve nada. Se ríe. «Como no podemos vernos, ¿nos presentamos por lo menos?», me dice. Pienso un segundo antes de responder: «Mejor no».

Noto que se inclina hacia mí y empieza a besarme de nuevo, con las manos en mi espalda, atrayéndome hacia él. Me doy cuenta de que estoy frotándome contra su erección y mi cuerpo responde al compás: el corazón me late con fuerza y la respiración se me acelera cada vez más. Le desabrocho la camisa y sus manos encuentran el cierre de mi vestido y lo bajan poco a poco; es más rápido que yo, así que me quita el vestido por los hombros antes de que me dé tiempo a acabar con su camisa. El vestido cae a mis pies, mientras él se quita el saco y la corbata. El último botón está desabrochado y le subo las manos por el pecho antes de quitarle del todo la camisa. Abro el botón y el cierre de sus pantalones. Al otro lado de la tela, le noto el pene duro, deseoso de que lo liberen. Le bajo los pantalones. Nuestras bocas vuelven a encontrarse, y nos lamemos y nos probamos. Nuestras manos se pasean por todas las partes que logran alcanzar y se deslizan sobre cada centímetro del otro. De repente noto que me levanta, así que lo envuelvo con las piernas y siento cómo su pene se cuela dentro de mí, como si lo hubiéramos practicado antes, muchas veces. Gimo y vuelve a besarme, y su lengua se hunde en mi boca como reflejo de su verga en mi vagina. Camina un par de pasos y encuentra la cama, y me baja lentamente sin deshacer el contacto con ninguna parte de mi cuerpo. Al principio nos movemos con lentitud y luego con mayor urgencia, hasta que es demasiado para aguantarlo. Los dos nos venimos al mismo tiempo; tenemos el cuerpo pegajoso del sudor y respiramos fuerte, rápido. Nos quedamos unos minutos acostados, abrazados, hasta que nuestra respiración regresa a la normalidad. Noto que se separa de mí y durante un instante deseo que siga dentro. Se coloca mirándome de frente, mientras me roza suavemente la cadera, y entonces se ríe y me pregunta cómo me llamo. «¿Por qué arruinar el misterio?», le digo. Se me acerca y me besa. «Cierto», responde, y oigo de nuevo la sonrisa en su voz. Nos levantamos de la cama y buscamos a tientas la ropa, y cuando la encontramos, recojo el vestido y vuelvo a ponérmelo. Suspirando digo que debería volver a la fiesta antes de que mis amistades se preocupen.

«¿Volveré a verte?», me pregunta. «Si no me has visto», le respondo.

Y entonces lo beso con suavidad y salgo por la puerta, con la esperanza de encontrar el camino escaleras abajo antes de que vuelva la luz.

Blanca estadounidense | Heterosexual | Casada/
en una unión civil | No

En mi fantasía, caigo en manos de un hombre al que nunca había visto antes y me entrego a él sin condiciones. En el pasillo del hotel, desnuda bajo el vestido de botones y con una venda en los ojos, la puerta se abre y entro. Me toco, me masturbo mientras él mira. Dice que quiere ver mi dedo desaparecer dentro de la panocha; que no va a rozarme ni un pelo hasta que llegue el momento de metérmela, cuando me esté viniendo. Necesito respirar hondo, de verdad: pensar en recibir un pito duro en ese preciso momento es alucinante; dejar que mi panocha lo apriete mientras yo me vengo y él me empuja más y más al fondo... Me pone eufórica. Es un hombre peligroso y me está encantando todo, y dejo el vestido caer. Estiro la espalda, muevo las caderas de un lado a otro y noto mi propia humedad, que chorrea. No sé dónde está la cama. Doy un paso, dos, y toco la colcha con la rodilla. Alargo un brazo, luego otro y me subo. Me empino y me estiro como una gata. Agacho la parte superior del cuerpo, abro las piernas de par en par, y más, y apoyo la cabeza en la cama. Alargo la mano por abajo del vientre y me toco. ¡Qué abierta tengo la panocha! Dejo que mi dedo se deslice sobre el clítoris y noto el aliento cálido de él justo ahí encima; está observando muy de cerca. Ahí, con la venda en los ojos, sumida en mi propia burbuja, sacando el culo para buscarlo a él, palpándome con la otra mano el agujero del culo, estirado y suave, deslizando el dedo entre las nalgas hasta alcanzar la raja de la panocha abierta, mientras con la primera mano me abro los labios y remuevo un dedo sobre el clítoris, me encuentro en el culmen de una necesidad incontrolable y salvaje. Solo puedo pensar en tener su pito dentro de mí pronto. Lo quiero ya, antes de venirme. Sin reparar en que está de pie detrás de mi trasero —mi trasero que se mueve y lo busca—, de repente noto la presión exigente y precisa de una carne dura sobre mi clítoris supersensible jugando conmigo unos segundos. Cuando empuja el pito dentro de mi agujero húmedo y hambriento, la panocha palpitante se agita a su alrededor. Quiero que me llene, sin moverse: que me deje chuparlo hacia dentro. Noto que el orgasmo se me extiende por el cuerpo como un incendio y me deja totalmente débil e indefensa, como una masa temblorosa. Nunca he tenido un orgasmo tan explosivo. Lloro, porque siento algo muy emocional naciéndome de adentro: felicidad, desesperación, amor incluso. Es demasiado intenso. Noto que sus manos me agarran por el culo y me acercan más. Me sujeta con fuerza: los dedos me aprietan la carne, tranquilizándome. Sabe muy bien lo que está haciendo. Nos mecemos el uno contra el otro mientras las oleadas siguen llegando. Esto es muy nuevo para mí, ya que por lo general me aparto cuanto empiezo a venirme y a menudo el orgasmo queda en un débil repullito diminuto, por lo que nunca logro que la mente abandone mi cuerpo. Pero él no me suelta, me llena de forma que sigo viniéndome sin parar. Necesito gritar. Entonces hace algo aún más inesperado. Noto una presión en el agujero tenso del culo y eso hace que la vagina y el clítoris se me pongan como una bola, y su pulgar se me cuela lentamente dentro. La sensación es una locura; no sé ni qué hacer. Es demasiado para mí, no lo soporto, y al mismo tiempo no quiero que se detenga. Estoy teniendo otro orgasmo antes de que el anterior haya remitido siquiera, y me brotan lágrimas de los ojos.

Finlandesa | Bisexual/pansexual | En una relación | Sí

Me pasé los primeros veinticinco años de mi existencia reprimiendo casi todo lo que tenía en mí para protegerme de una vida en casa muy perniciosa en la que me centraba exclusivamente en sobrevivir. Desde entonces, mi proceso ha consistido más que nada en descubrir mi identidad sexual. No sé cómo se habría desarrollado todo (o debería haberse desarrollado) si mi infancia y años posteriores hubieran sido normales (signifique lo que signifique «normal»). Hace cuatro o cinco años, mi libido seguía siendo inexistente y el sexo no era algo con lo que siquiera supiera relacionarme. Creo que me avergonzaba querer saber lo que me estaba perdiendo, me avergonzaba mi curiosidad en torno a mis propios deseos. Una niña buena india no piensa en el sexo ni en cosas así... Ese fue el patrón con el que me crie en los años noventa y que se alimentó muy bien de la mentalidad reprimida que yo ya tenía.

Dado que me he esforzado por liberarme de esa mentalidad, he intentado aprender cómo soy en cuanto a personalidad sexual: qué quiero, a quién quiero, qué me excita... Y he sanado lo suficiente para ser capaz de saber, al menos en parte, cuáles podrían ser mis preferencias sexuales, algo que para mí ya es mucho. Dicho esto, cuando permito que mi sensualidad dicte mis pensamientos, lo que veo son mi cara y mi cuerpo (con su baja estatura, sus curvas y todo) y me permito ocupar el centro de mi deseo.

Me imagino en una lujosa habitación de hotel con el mar afuera; oigo las olas que rompen en la orilla. Estoy totalmente desnuda, acostada en una cama grande, con una brisa cálida colándose por las ventanas. Varios hombres de lo más atractivos, todos desnudos y muy bien dotados, me rodean en la cama y me untan un aceite de aroma exquisito por el vientre y las piernas, en los pies, la espalda, los muslos y las nalgas. Por todo el cuerpo. Dos de ellos me masajean lentamente los pechos con el aceite y me acarician los pezones hasta que se me ponen duros. Otro me masajea las caderas; sus manos se mueven lentas hacia el interior, camino de mi vagina, y un dedo largo se desliza entre mis pliegues, muy húmedos a esas alturas: me acaricia los labios inferiores y me rodea el clítoris, lento, muy lento. Otros hombres me abren las piernas por completo de forma que quedo totalmente expuesta, mientras tengo los brazos sujetos por encima de la cabeza, con un nudo amplio. Más dedos empiezan a acariciarme entre las piernas y más aceite me va cubriendo los muslos por dentro, y un poco sobre el ano. Entonces, unos dedos ligeramente fríos se mueven lentamente en círculos en torno a mi clítoris y me lo acarician de vez en cuando. En cuanto empiezo a notar que me viene el orgasmo, los dedos que me rozan se detienen. Cuando el cuerpo se me calma, reanudan los círculos y los roces.

Ese ciclo se repite una y otra vez. Más dedos empapados en aceite me rodean la vagina y el clítoris, y poco a poco empiezan a penetrarme. Primero un dedo, luego dos, luego tres. Se mueven lentos, dentro y fuera y, mientras tanto, van describiendo círculos en mi interior. Me frotan el punto G muy ligeramente, lo suficiente para jugar conmigo y nada más. Un hombre me lame los pechos y me chupa los pezones, y la presión aumenta poco a poco. Una lengua me lame el clítoris y luego una boca se cierra alrededor y me lo chupa lentamente, y entonces la lengua me penetra con fuerza. Entra y sale de mí cada vez más y más rápido. Noto que el orgasmo se acerca. Pero en cuanto estoy a punto..., de nuevo, todo se detiene.

Los hombres me colocan bocabajo de manera que ahora estoy de rodillas, con las piernas muy abiertas y las nalgas hacia arriba. Me han puesto abajo una especie de asiento elevador acolchado; tiene un hueco grande en el centro, así que cuando me apoyo de frente a él, la zona de la entrepierna queda totalmente accesible desde abajo. Dos de los hombres están abajo de mí, chupándome los pechos, aunque ahora tienen unos cubitos de hielo en la boca y de vez en cuando me los deslizan contra los pezones. Otro hombre me frota el ano con más aceite y muy lentamente me introduce unas bolitas anales. Me empuja primero una y luego la saca, con extrema lentitud. Seguidamente, a un ritmo pausado y agónico, van dos cuentas, luego tres... Y así hasta que está empujándome todas las cuentas dentro, hasta el fondo, para luego sacarlas, a veces más rápido, pero casi siempre lento. Entre las piernas, alguien se mete dos o tres cubitos de hielo en la boca y me los introduce en la vagina, uno a uno, y luego pasa a empujarme la lengua dentro. Ese mismo hombre me acaricia y me frota el clítoris, y cada vez aplica más presión. De nuevo me lleva al borde del clímax, pero se detiene en cuanto estoy cerquísima.

A continuación noto algo largo y duro que me entra por la vagina: es uno de esos conejitos vibradores. Lentamente me lo sacan y de nuevo me lo meten. Y otra vez, y otra y otra, y las vibraciones me excitan el clítoris. Las cuentas anales me entran cuando me sacan el vibrador. Más dedos me masajean aceite entre las piernas y entonces se detienen; las cuentas anales me entran y se quedan ahí dentro. Algún que otro dedo me acaricia el clítoris, pero aparte de eso nadie me está tocando entre las piernas. Noto una seda fría y gruesa pasándome por la piel caliente; me recorre los pies, las nalgas, la espalda, los pezones. Tras unos minutos, uno de los hombres se desliza por debajo de mí y me acaricia los pliegues con el pene totalmente erecto y muy grande. Se ha frotado un lubricante de frescor en la verga, bien dura, y cuando me acaricia con él siento un escalofrío. La seda deja de deslizarse por mi cuerpo y las cuentas anales empiezan a moverse de nuevo, dentro y fuera, muy lentamente. Noto que el hombre que tengo abajo me empuja el pene a un ritmo lento pero firme y me entra hasta el fondo. Es una verga ancha y larga, y me está abriendo entera. El hombre me aparta entonces el prepucio del clítoris, que queda por completo expuesto, y me lo roza con su vello púbico, dándome unos toques suaves como plumas mientras me empuja con la verga una y otra vez.

Me están chupando los pezones con fuerza y el hombre que tengo atrás me azota las nalgas, mientras me mete y me saca las cuentas, cada vez más y más rápido. Me doy cuenta de que el orgasmo está por llegar y tengo los labios abiertos de par en par para dejar lo máximo posible de mí expuesto al aire. El hombre de abajo me embiste fuerte, más fuerte, más fuerte, y mueve las caderas ligeramente en círculos, así que me está dando en el punto G. El clímax no para de aumentar y el cuerpo entero me arde con el orgasmo. Sigo viniéndome a chorros hasta que creo que voy a desmayarme. Entonces me derrumbo, saciada del todo. Noto unas toallas húmedas y cálidas que me limpian y caigo dormida.

Al acabar de escribir esto, me doy cuenta de que es una cosa totalmente anónima. Los hombres son unos desconocidos. No imagino a mi pareja ni a nadie de mi entorno, aunque me siento del todo segura con ellos. Como dije antes, no creo que esté en ese punto todavía; o quizá nunca vaya a estarlo, y a lo mejor no pasa nada. Mi vida se ha convertido en una búsqueda de la verdad sobre quién soy y sé que esto ha pasado a ser un momento definitorio de esa misión. Somos criaturas muy frágiles y complicadas. Hay mucho que proteger, y a veces mucho ante lo que protegerse. Así de valiosas somos. Me siento muy afortunada de ser mujer.

Asiática británica | Agnóstica | >100 000 £ | Heterosexual |
Casada/en una unión civil | No

El tren va abarrotado. Cuerpos sudorosos y cansados, todos amontonados tratando de llegar a nuestros destinos. Estas personas de aquí, a las que nunca he mirado a los ojos y con las que mucho menos he entablado una conversación, pasan una a una por mi cabeza: pienso en cómo se llamarán, fantaseo con cómo sería nuestra vida juntos...

Un hombre entra y se sienta junto a mí, sin dedicarme ni una primera ni una segunda mirada. Es mucho mayor que yo; le asoman ya canas en las sienes, tiene líneas de expresión y luce un aspecto de señor distinguido. Empiezo a notar mariposas en el estómago. ¿Habrá reparado este hombre en mí? Si nuestros hombros se tocan la próxima vez que frene el tren, ¿sentirá la misma excitación que yo en el estómago? Cuando el hombre comienza a leer las últimas noticias en su celular, no puedo evitar fantasear con que me coloca la mano —la que tiene apoyada en la rodilla que no deja de rozarme la pierna cada vez que aceleramos un poco o tomamos una curva— entre los muslos y palpa lo húmeda y cálida que me puse por dentro. Empiezo a preocuparme por si mis pensamientos suenan muy alto. Lo imagino susurrándome al oído que lo siga mientras me agarra de la mano y nos bajamos juntos del tren, y entonces me lleva a un sitio oscuro y aislado. Por fin nos miramos a los ojos y, antes de darme cuenta, me está besando con intensidad y empujándome apasionado contra la pared, hasta que acabo montando sus caderas. Me besa el cuello de arriba abajo y me arranca la camisa para dejarme los pechos al aire, mientras su bulto, perfectamente alineado entre mis muslos, se hace cada vez más insistente. De pronto, el tren se detiene y el hombre procede a levantarse y a bajarse, sin dedicarme una sola palabra ni una mirada, sin saber siquiera la tremenda movida que acabamos de compartir.

Sencillamente, otro desconocido en un tren del que desenamorarme.

Blanca australiana/birmana | <29 999 £ | Bisexual/
pansexual | En una relación | No

PODER Y SUMISIÓN

«Degradación, humillación, peligro. Quiero todo eso».

«Acuéstate y piensa en Inglaterra». Ese fue durante un tiempo el consejo típico que les daban las madres a sus hijas para la noche de bodas. Pasivas, dóciles y castas, de las mujeres se esperaba que cerraran los ojos y abrieran las piernas. Un siglo después, las cosas por suerte han cambiado; y aunque incluso las madres de mente más abierta quizá no les hablen con sinceridad a sus hijas sobre masturbación, estimulación del clítoris o punto G, en muchos países la actitud con respecto el sexo ha experimentado una revolución, mientras que en las escuelas se imparte ya una educación sexual básica. Este progreso, obviamente, no se ha dado en todo el mundo, y en muchas zonas persisten las dinámicas de poder «tradicionales», que sin duda se extienden a la cama.

El papel de las mujeres en el trabajo, en el hogar y en las relaciones ha cambiado y, al mismo tiempo, hemos seguido ganando terreno en nuestra capacidad de actuación, ligada no solo a la expresión de nuestra sexualidad, sino también a la autonomía sobre nuestro cuerpo. Por tanto, quizá no resulte nada sorprendente que, en los cientos de cartas que me han escrito, el tema predominante haya sido el del poder: la dominación y la sumisión, y el baile entre ambas, fascinante en ocasiones.

En algunas cartas, la fantasía de la dominación o la sumisión representa el reverso definitivo de la cotidianeidad. Una de las mujeres cuenta que ella es una profesional, que es feminista y que controla todos los aspectos de su vida, y que, aun así, todas sus fantasías se centran en que su marido la domine, la degrade y la humille. Varias cartas describen la emoción inherente a ceder «el poder que tanto me ha costado ganar», mientras que para otras ese efecto lo produce la situación inversa: lo que les genera carga erótica es tomar la iniciativa con una autoridad inquebrantable e indiscutible. ¿Someterse a la voluntad de otra persona dentro de una fantasía es una manera de rechazar la presión de tener que rendir constantemente y tomar decisiones responsables tanto en nuestra vida profesional como en la privada? ¿O es algo que enraíza en sentimientos más profundos ligados al síndrome de la impostora, que nos hace creer que en cierto modo lo que merecemos en realidad es la degradación? Quizá la ausencia de ambigüedad en los papeles de sumisión o dominación sirva para liberarse de planteamientos ligados al lugar en que nos situamos en una situación concreta; o, a lo mejor, cuando fantaseamos con asumir la autoridad estamos encarnando un poder que no creemos tener en la vida real. Podría pensarse también que estas aportaciones son un modo de juguetear con una mayor confianza sexual, o incluso de alcanzarla. En última instancia, sea cual sea la motivación subyacente, lo que nos ofrecen nuestras fantasías es eso: un lugar en el que la pelea por el poder y por el control es una lucha placentera y no dolorosa, y en el que se aprovecha y se despliega el poder de las mujeres.

Con cuarenta y tantos años experimenté en persona lo que es asumir tu poder sexual al interpretar uno de mis personajes favoritos: el de la comisaria Stella Gibson en la serie *La caza*. Pido disculpas por mencionarla de nuevo, pero Stella me impactó muchísimo. Mostraba una confianza muy natural en sí misma, no solo en el plano físico, sino también en el intelectual y en el sexual. Iba tras todo lo que quería, ya fuera con hombres o con mujeres, y para mí era importante que la viéramos tener la sartén por el mango también en la cama. Ya me he pronunciado públicamente sobre el hecho de que interpretar a Stella desencadenó en mí algo nuevo en términos de confianza sexual en mí misma, además de despertar en mí cierta sensación de feminidad y sensualidad. La mayoría de nosotras no tiene la suerte de contar con una Stella Gibson que modifique su propia narrativa sexual, pero si yo pude llegar a ese punto «actuando como si fuera ella» es posible que todas alberguemos el potencial de hacerlo. Resulta excitante pensar en cómo podríamos canalizar nuestras fantasías de mayor poder y dominio y encaminarlas a un empoderamiento tangible para las mujeres, fuera donde fuera. Y, por supuesto, aunque ese en concreto sea un proyecto a largo plazo, entretanto tenemos al menos la posibilidad de entregarnos a nuestras fantasías: una ventana a un posible futuro en el que nuestra voz tenga un poder ilimitado, más allá de cómo elijamos usarlo.

Soy lo que cualquiera llamaría una mujer histérica. Retuerzo los dedos de los pies y luego los devuelvo a su estado normal; me levanto porque no aguanto demasiado sentada; sueño porque me parece demasiado incómodo vivir con esa sensación que acompaña a los planes cancelados: *cacoetes*, «una necesidad insaciable, una manía, en especial la relativa a algo desaconsejable o perjudicial». Mientras me exploro los callos que me convierten en semianimal, noto ese molesto cosquilleo entre los dedos de los pies. Nadie ha sido capaz nunca de quitármelo con acostones, aunque así es como imagino que sería:

Llega cuando ya es de noche y recorre los pasillos de piedra con un caminar ligero, mientras a su alrededor la capa susurra un canturreo suave. Es alto, aunque no demasiado; es fuerte, pero no obscenamente; es refinado, sin ser aristócrata. Los aristócratas no cogen como él. Dobla una esquina a propósito: tiene una cita. En su cabeza va repasando las escenas antes de que ocurran: el desgarro de la tela, un jadeo urgente en la quietud, el temblor de una pierna desnuda. La mía. Ya se va poniendo duro.

Gira en otra esquina y baja por una escalera de caracol. Nuestra cita es en las mazmorras. Lo estoy esperando y la respiración se me agita por la expectación. Sin embargo, no es solo por lo que yo siento, sino por lo que él siente por mí. Ahí reside mi deseo. Ya lo oigo llegar: sus pasos se vuelven lentos hasta caer en el silencio cuando se detiene detrás de la puerta. Y entonces entra sin pedir permiso. El fuego cruje en la chimenea, a mi izquierda, arrojando un resplandor naranja por toda la habitación. Según se acerca, lo veo parecido a Hades. Tiene la cara tapada (con algún tipo de pasamontañas rudimentario, solicitado por aquí la señorita) y los ojos le brillan desde dos agujeros negros; no los aparta de los míos. Imagino que lleva semanas pensando en esto, que ha planeado sus movimientos con meticulosidad, que ha seguido los míos mientras me paseaba por el castillo en mi soledad ociosa. Estoy entre sus brazos, igual que él entre los míos. Cuesta decidir quién va a la caza de quién en esta fantasía. Imagino que la idea le germinó en la cabeza después de los poemas que le pasé; se los deslicé por la mesa una noche tranquila. Imagino sus ojos inteligentes explorando la cubierta y sus finos dedos guardando el librito encuadernado en piel, sin decir nada; con su movimiento, el librito suelta un destello, untuoso a la luz del fuego.

Lo imagino esa misma noche, más tarde, acostado de espaldas y con el libro abierto apoyado sobre el pecho. Imagino que lo estuvo leyendo durante ciento cincuenta días, a diario, antes de dormir, antes de lavarse, después de tocarse. Imagino que estoy acostada en mi habitación minuto tras minuto, preguntándome si sus labios esbozarán las palabras en alto, enredándose entre su lengua igual que su nombre se enredaba en la mía.

Ahora está delante de mí. «Ponte de rodillas», me dice. Obedezco. La sumisión es el placer. Lo veo moverse en los pantalones y se libera.

«Chúpamela», me indica.

Me detiene cuando llego hasta él y me revuelve el cabello con los dedos.

«Lento», dice.

La letra pequeña es la trampa. En ese momento me entra. Mi garganta se expande en sincronía con su gemido. Quiero que me llene por todas partes: todos mis agujeros, todas mis grietas, toda posible salida de un mundo y entrada a otro, subsumidas, sumergidas, estiradas hasta el extremo.

«Levántate».

Con su voz derriba mi alivio temporal. Me jala con brusquedad y reclama mi boca, con una lengua caliente y húmeda. Parte de este deseo está en las ganas que tengo de él, las ganas que llevo semanas teniendo. Aunque seguir su sombra por el castillo también es un placer concreto. Otro placer es que te observe desde lejos el objeto de tu deseo. Imagino que me encuentro con él mientras está mirando un retrato mío. Imagino que veo el perfil de sus pantalones creciendo cuanto más mira. Contemplarte a ti misma observada (sé que me deseas) es algo palpable, otro tipo de placer. Hay placer en la espera. Ahora me jala del cabello hacia atrás y me deja el cuello expuesto. Con delicadeza me pasa la lengua desde la clavícula hasta la oreja.

«Apóyate en la mesa», me susurra.

Voy dando tumbos hacia la mesa, ansiosa, y su risita disimulada me provoca un escalofrío por la espalda. Me echo bocabajo en la mesa y noto la superficie de madera suave como el terciopelo contra la mejilla. Me levanta la falda. Llevo unas pantis de color rosa fuerte: una transgresión en esta sociedad en la que el color se considera promiscuo. Hace una pausa y todo se queda quieto un instante. Me retuerzo, impaciente, y me manda callar, mientras me acaricia ligeramente el parche húmedo que ya asoma en la tela. «Paciencia», murmura. Me lo tengo merecido. Entonces noto que algo me toca levemente las nalgas. Cuero. Ahí está la risita de nuevo, y un crujido rápido cuando me golpea. Gimo y vuelve a golpearme, y otra vez, y otra, y otra, y me tiemblan las rodillas. «Por favor», jadeo. Ya estoy empapada, chorreando. Mete el dedo por abajo del filo de las pantis y las aparta a un lado, y emite un sonido de apreciación. Me abre más las piernas a la fuerza y me extiende los labios como si fuera mi dueño. Noto entonces que su lengua se abre paso dentro de mí, hacia el fondo, y permanecemos así un rato. Y entonces se detienen, justo cuando estoy a punto de caer. Vuelve a apartarme los labios. No veo lo mismo que él, pero me doy la vuelta y tengo sus ojos encima, hambrientos.

«Ahora voy a cogerte», me dice, y se me mete de un empujón, con un solo movimiento fluido.

En realidad no sé decir qué ocurre a continuación. En mi cabeza ahí es dónde acaba la fantasía: todo entra en una espiral y los colores se funden como una acuarela, y es como si cayera por la madriguera del conejo de Alicia. La mayor parte de mi placer reside en los preliminares, en la espera. La mayoría de mis deseos más profundos está en el deseo en sí. A veces no sé cómo decir algo si no es mediante la poesía, porque eso es lo que quiero: que me deseen con la misma exquisitez con la que suenan las palabras apoyadas unas en otras; estar tan cautivada como cuando leo un soneto. Eso es lo que busco: que me dominen con la perfección de la poesía.

Británica grecochipriota | Agnóstica | <49 999 £ |
Bisexual/pansexual | Soltera | No

Soy virgen, así que nunca he experimentado el sexo, pero sí he leído y he visto mucho a mi alrededor. Me doy cuenta de que me gusta dejar que otros tomen la iniciativa, y siempre he fantaseado con mantener una relación con mi jefe, con alguien que tenga autoridad sobre mí, alguien que me diga lo que debo hacer.

Y aunque en realidad no lo apruebo, la idea de estar casada y al mismo tiempo acostarme con mi jefe me parece aún más atractiva.

Fantaseo con hacerlo en su oficina, en su casa, donde se pueda. Fantaseo, de hecho, con que me «castigue» por cagarla con algún proyecto importante, y que el castigo sea hacérmelo en plan rudo al final de la jornada laboral, jugar conmigo y provocar que le suplique.

Fantaseo con estar atada, a una mesa o a una silla, mientras me tocan en mis puntos más sensibles. La idea de sus manos grandes, cálidas y experimentadas tocándome mientras me dice qué hacer es lo que más me prende.

Negra estadounidense | Cristiana | <15 000 £ |
Heterosexual | Soltera | No

Soy una mujer alta, pansexual, muy dinámica. La mayoría de los hombres me ve como a una dominatrix, y la mayoría de las mujeres también. Sin embargo, mi fantasía me permite ser otra cosa. En ella aparece un compañero de trabajo; no es nadie en concreto, aunque imagino que es alguien que me conoce, que me ve todos los días, que toma café conmigo. Siempre me ha fascinado pensar en cómo coge o se viene gente distinta. Así que, sí, tiene que ser un hombre a quien vea a diario. Además, tengo que ser la supervisora de ese compañero de trabajo. Ahora que lo pienso, me viene alguien a la cabeza, así que voy a continuar la fantasía con él.

No es tan alto como yo, pero sí muy fuerte y con un cuerpo magnífico; hace pesas. Estamos en una fiesta, en su casa, con mucha gente. Es una noche cálida de verano. Bebemos, bailamos, nos reímos, coqueteamos. La gente empieza a irse a diferentes habitaciones para mantener relaciones. Nosotros estamos haciéndonos insinuaciones en un sillón, junto a la piscina. Mi compañero me toca la pierna con un gesto despreocupado, aunque de inmediato se disculpa, dado que nuestra relación hasta el momento ha sido profesional y amistosa. En algún punto, el coqueteo se pone serio; yo estoy ya húmeda y su traje de baño me indica que él está duro. Bromeo al respecto y se ríe incómodo, aunque me mira con lujuria. Le digo que voy a entrar a la casa por una cosa.

Me acompaña. Entonces me agarra y me pone contra una pared, bien sujeta. No me besa, solo me mira. Le pregunto: «¿Y ahora qué?», pero no responde nada. Noto su verga contra mi cuerpo. Me agarra de la mano y me lleva a un cuarto vacío, y allí vuelve a ponerme contra la pared y esta vez me besa apasionadamente. Me sujeta por el culo, me levanta y me tira a la cama. Se me pone encima y empezamos a besarnos de nuevo. Me agarra una teta y me aprieta con fuerza el pezón. Dejo escapar un leve gemido de placer y para de besarme, me mira y sonríe: «Nunca te había imaginado así», me dice, y me da la vuelta con violencia. Me coloca sobre sus rodillas y me azota. Una vez. La música está muy alta. Dos veces. Comprueba si estoy húmeda: lo estoy. Otra vez, y luego otra, y otra. Mientras me pone el culo rojo de azotes, baja la cabeza y me susurra al oído: «No tienes ni idea de cuánto tiempo llevo queriendo hacer esto». Me da una fuerte nalgada y me las agarra. Lo tengo ardiendo. Intento moverme un poco y me azota con más fuerza. «¡No te escapes!». Me azota hasta que empiezo a gemir de dolor.

De repente se detiene, me toca con un dedo la panocha y me busca el clítoris. Entonces empieza a azotarme a un ritmo lento pero constante al tiempo que me frota el clítoris. Siento que el cuerpo me arde, quiero que me coja hasta reventar. Está haciendo que me venga y grito mientras me azota con más y más fuerza. Se coloca encima de mí y con la verga dura me toca el culo enrojecido. Me agarra del cabello, me pone la mano en la panocha. Me está volviendo loca. Mis fluidos le empapan la mano. Comienza a frotarme el agujero del culo lentamente, lo tengo húmedo, y un dedo se cuela dentro. Me susurra al oído mientras me sujeta del cabello: «¿Te gusta esto?». Lo repite una y otra vez y siempre le respondo: «Sí». Me mete dos dedos y me muevo, gritando. Entonces me agarra más fuerte del cabello y me dice: «Dime si quieres que me detenga». Le contesto: «No, sigue». Me coge el culo con los dedos lentamente. A continuación saca los dedos y me empuja la verga justo a la entrada del agujero. Al principio no se mueve más, pero empiezo a retorcerme, a frotarle el culo contra el pito. Me suelta el cabello, se endereza un poco y se pone a azotarme otra vez. De pronto para, me agarra de nuevo por el cabello y me mete la verga por el culo. Grito de dolor y de placer. Me coge el culo y lo oigo gemir y susurrarme al oído: «Quiero que digas mi nombre». Me frota el clítoris mientras me coge con más fuerza. Repito su nombre muchas veces. Estoy teniendo un orgasmo tras otro mientras me coge. Entonces se viene adentro de mi culo y dice mi apellido: así es como me llama en el trabajo.

Pienso en esta fantasía casi todas las noches y juego yo sola. Lo estoy haciendo incluso ahora.

Blanca griega | Atea | <15 000 £ | Bisexual/pansexual |
En una relación | No

Mi fantasía más antigua, la que tengo desde que fui capaz por primera vez de conceptualizar el sexo, es que una figura tipo emperatriz sea mi dueña, mía y de más gente. Por lo general nos ordena a otra persona y a mí que mantengamos relaciones sexuales. A menudo me imagino que ocurre cerca de una cascada, en un bosque frondoso, y la cosa siempre tiene un toque que recuerda a una. La persona con la que lo hago a veces está ansiosa y forma parte de la fuerza sexual dominante global; otras, está nerviosa y se muestra reservada, igual que yo, pero se siente obligada por la autoridad. La «emperatriz» nos trata como a mascotas; mide unos cuatro o cinco metros de alto. Tiene aires de diosa mitológica, y somos como sus ninfas.

Blanca estadounidense | Pagana | <15 000 £ | Bisexual/
pansexual | En convivencia | No

Mi fantasía es que soy una humilde marinera de cubierta en un barco pirata cuya tripulación son solo mujeres. Yo soy hetero. Ellas son mujeres fieras: peleoneras, sexis, lujuriosas. Si discutes con ellas, acabas desnuda y azotada. Son todas lesbianas. Cuando el barco está atracado beben ron y van a burdeles. Visten blusas holgadas con encajes y unos corpiños rojos ajustados que dejan a la vista las curvas de sus pechos, además de pantalones apretados y botas cafés.

Una noche me llaman a los aposentos privados de la capitana. Está todo oscuro, iluminado solo por unas velas que parpadean, y veo formas que se mueven rítmicamente. Entro: hay parejas de mujeres desnudas, chupándose y frotándose unas a otras, gimiendo en éxtasis. Siento mariposas en el estómago y empiezo a entender por qué estoy ahí. He oído rumores sobre esas reuniones y he deseado y ansiado en secreto notar una lengua suave en el clítoris, dentro de mí, y chuparle los pezones a otra mujer. El clítoris empieza a palpitarme.

Hay un grupo de mujeres acostadas en un círculo, como formando un reloj. Están bocarriba, masturbándose mientras observan a una pareja que hay en medio cogiendo, como si fueran unas luchadoras. Algunas gimotean, otras se masturban con frenesí. La capitana está sentada en una mesa con las piernas abiertas de par en par, desnuda de cintura para abajo; lleva el sombrero de capitana, el corsé y la blusa, aunque la tiene abierta y le cuelgan los pechos firmes. Quiero chuparle esos pezones. Se masturba mientras observa al grupo de mujeres. Le ordena a una de las otras piratas que me desnude y luego me ordena a mí que me acueste en mitad del círculo. Noto cómo se me sonrojan las mejillas y me pongo húmeda entre las piernas. La capitana estudia mi cuerpo desnudo y le dice a la pirata qué hacerme. La pirata me pasa los dedos ligeramente por la piel, a un lado y otro; hacia arriba, entre los pechos, por el cuello. Me agarra la cara y me besa con fuerza, metiéndome la lengua en la boca; luego baja con los dedos y me recorre uno y otro pezón, y sigue hacia el vientre y me frota entre las piernas. Me chupa los pezones con fuerza. Qué ganas le tengo.

A mi alrededor están todas cogiendo unas con otras. La capitana le ordena a la pirata que se siente sobre la boca, así que la mujer sube y empieza a restregarme la panocha por la lengua. Quiero hacer que se venga. Le empujo la lengua contra el clítoris y se la meto un poco. Estoy tan húmeda que siento que necesito algo entre las piernas, dentro de mí. Quiero que la capitana me restriegue la panocha y deseo que me coja de cualquier manera que pueda; se ve de lo más sexi ahí sentada, frotándose los pezones y la vagina. Me da igual que me la coma o me la chupe, o que se me restriegue o me coja con algo: una vela, una botella, lo que sea.

La capitana me llama «sucia, putita», me dice que lo estoy disfrutando y agarra a la pirata para apartarla de mí. Entonces me dice que me ha estado observando y que le han entrado ganas de cogerme. Me lame los pezones y frota los suyos contra los míos. Me besa mientras me sujeta la cabeza por detrás de forma que me empuja contra su boca. Seguidamente baja la cabeza hasta mi clítoris y empieza a lamer y a chupar, y a meterme un poco la lengua. Es puro éxtasis. Gimo de placer y muevo las caderas con ritmo. Sin embargo, estoy tratando de aguantarme y no venirme, porque quiero sentir su clítoris contra el mío. Se aparta de mí para jugar conmigo y se sienta sobre el cuello de otra marinera de cubierta como yo. Se echa el cabello hacia atrás y comienza a frotarse el clítoris contra el cuello de esa marinera, arriba y abajo, con fuerza, para irse. Jadea en alto y maldice. Me mira intensamente a los ojos y me promete que después de eso va a cogerme hasta reventar. Se estremece y le eyacula en el cuello a la marinera. Luego la aparta de un empujón y se me sube encima. Tiene el clítoris húmedo y lo desliza sobre el mío. Estoy palpitando. La agarro y me la acerco con rudeza, y mi boca está sobre la de ella. Le acaricio los pechos con las manos y le doy apretones, tirones y chupetones en los pezones, con fuerza. Me vengo, fuerte, gritando de éxtasis.

Inglesa | Pagana | Bisexual/pansexual

Tengo veintidós años y la gente me dice que soy bastante atractiva. Hago deporte, nado, monto a caballo y me mantengo en forma. Mi fantasía es que un grupo de seis o siete hombres ya arrugados, de sesenta, setenta y ochenta años o más, me ponga a hacerles cosas, y que hagamos otras cosas juntos. En mi fantasía me dicen que me desnude para ellos y luego sueltan comentarios lascivos sobre mi cuerpo, y me hacen pasear mientras me dan pellizcos y nalgadas en el culo. Me dicen que me siente en sus rodillas, uno a uno, y por turnos me pasan las manos por todo el cuerpo, por fuera y por dentro. Me hacen acostarme en mitad de todos ellos y masturbarme hasta que alcanzo el orgasmo. En una variante entra en escena un bastón, pero por lo general estoy ahí acostada mientras me jalonean y se refieren a mí con palabras muy obscenas. A veces me hacen quedarme en la casa de alguno de esos hombres a pasar el fin de semana y vienen más amigos suyos y se turnan para tener relaciones sexuales conmigo durante horas.

Creo que esta fantasía me viene de una ocasión en la que un hombre muy viejo me encontró en el baño; se quedó con los ojos clavados en mi desnudez, y eso me puso tan cachonda que tuve la impresión de que me estaba tocando con la mirada. El hombre se pasó unos minutos en trance total, mientras yo seguía ahí sin más. La sensación es de una sumisión plena, pero también de un empoderamiento absoluto, ya que les doy algo que llevan años sin tener o que probablemente no vuelvan a tener nunca. Me hace sentir de lo más sexual y me permite liberarme por completo de la realidad... Quizá, algún día.

Blanca inglesa | <15 000 £ | Heterosexual | En una relación | No

En un mundo en el que como mujer se me ha dicho que tengo que controlar mi peso, mi actitud, mi vulnerabilidad, y estar siempre alerta, lo que deseo es liberación pura y dura. En mi vida diaria soy una mujer fuerte que conquista el mundo empresarial y en mis encuentros sexuales normales soy la fuerza dominante. Mi fantasía es que no sea así: renunciar por completo al control y por fin ceder el poder que tanto me ha costado ganar. No quiero tomar decisiones; yo quiero que me digan qué hacer. Mi fantasía es que se ocupen de mí; quiero que me aten y me lleven al borde del estallido una y otra vez. Quiero ser una niña buena, que me mantengan a raya con nimios castigos de dolor que me despierten el cuerpo y me centren la mente; que me metan en una jaula en la que, si descuido mi postura, se me vayan clavando unos pinchos. Quiero estar a plena disposición de la persona que sea mi ama, gimotear a los pies de alguien suplicando un poco de alivio.

Lo de querer ser sumisa para variar es una especie de sucio secreto. Y ojalá este concepto de sumisión no me pareciera tan ajeno. Me resulta duro y potencialmente devastador desvelar esta parte de mí. Aun así, ansío un encuentro sexual en el que me resulte imposible pensar demasiado porque la dinámica esté establecida; en el que se ocupen de mí y, a cambio, me den permiso para ocuparme de la otra persona.

Latinoamericana | Judía | >100 000 £ | Bisexual/
pansexual | En una relación | No

Soy una mujer feminista y trabajo en el ámbito jurídico, y creo que las mujeres deben ser tan poderosas como quieran. En muchos sentidos, tengo un control enorme sobre quién soy y sobre lo que hago: cómo me gasto el dinero, cómo trato mi cuerpo y cómo me visto; y sin embargo quiero perder ese control.

Todas y cada una de mis fantasías giran en torno a que mi novio me domine. Quiero que me domine como lo hizo el hombre con el que perdí la virginidad. A lo mejor ansío el peligro. Un hombre de verdad, masculino, que me asfixie mientras me coge. Que me susurre al oído lo puta que soy, que soy su putita, y lo orgulloso que estaría mi papi de saber cuánto me gusta tener dentro una buena verga gorda. Que me azote el culo mientras estoy en cuatro hasta dejarme las nalgas moreteadas. Que me ponga un vibrador en la panocha y esperar a que lo active él a distancia mientras me paseo por el supermercado.

Degradación, humillación, peligro.
Quiero todo eso.

Blanca estadounidense | Atea | >100 000 £ | Bisexual/
pansexual | En convivencia | No

Llevo ya bastante tiempo preguntándome cómo sería tener relaciones sexuales con una mujer. La idea me da vueltas en la cabeza y es terapéutica en muchos sentidos. A decir verdad, me asusta un poco agarrar papel y pluma por el miedo a que se me juzgue con demasiada dureza, pero aquí estoy, compartiendo esto con toda la valentía que tengo. Quiero hacerlo con una mujer de forma salvaje, muy salvaje, listo, y que en ciertos sentidos sea rudo (todo consentido, por supuesto). Como si estuviera a su merced. Me gusta la idea de que una mujer de autoridad me domine, que tengamos un espejo delante y observar cómo me hace lo que me tenga que hacer. También quiero que me hable mientras vamos al tema y la tengo metida muy adentro; que me diga las cosas sucias que quiere hacerme, que me hable mal, que me coja con brutalidad y que me dé empujones. Deseo un poco de placer y estar sujeta, con una cuerda o unas esposas de cuero, atada y desprovista de todo control. Tener pinzas en los pezones, que juegue conmigo, que me controle el orgasmo. Las manos atadas a la espalda, de una manera muy concreta, con el torso agachado o a cuatro patas, y que me jale del cabello mientras me coge con su arnés, fuerte, hasta el fondo. La necesidad de sobreestimulación; tengo el clítoris demasiado sensible, pero un pellizquito ocasional o algún juguete para mantener el estira y afloja siempre son bienvenidos. Vibrar cuando menos me lo espere (sobre todo si estamos fuera). Recibir nalgadas de pasión y no de enojo. Quiero que me duela cuando se haya acabado (dolor en el buen sentido, en el satisfactorio), no exactamente ese dolor profundo y oscuro, sino uno que sea bueno, que me abra la piel. La piel llena de arañazos, mordiscos y chupetones.

Quiero la conexión emocional e íntima que existe en las relaciones de amistad entre mujeres, en las que nos permitimos sentirnos lo bastante cómodas para explorar y experimentar unas con otras, sin espacio para los juicios de valor. Quiero sentir el suave contacto de una mujer. Que me acaricie todas y cada una de las curvas del cuerpo, explorándome. Quiero una sesión completa de cachondeo, que vaya subiendo de tono minuto a minuto; a veces solo habrá susurros de dulces naderías, y quiero que me hagan todo eso para notar que la piel se me pone visiblemente de gallina, pero que además me provoque un temblor intenso, que me haga implorar más. Quiero que se me acelere la respiración, que de vez en cuando se me escapen por la boca jadeos y gemidos rotos cuando unos dedos o una lengua me lleguen a rincones ocultos que apenas han visto la luz. Quiero tener las manos de ella en el cuello, asfixiándome mientras me da unos besos descuidados y me dice lo buena chica que soy por aceptarlo todo. Un poco de jugueteo con los pezones al borde del clímax, que me los retuerza entre los dedos mientras me tira de ellos. Que rebaje el ritmo cuando me haya puesto los pezones duros, y me los lama más fuerte y me los chupe hasta que ya no pueda aguantarme más y ceda a la oleada de placer que me recorrerá el cuerpo entero. Seguramente siempre quede la duda de si una sabe dar tan bien como recibe. Quiero que nuestros cuerpos desnudos estén apretujados en una noche de verano, con los pezones frotándose unos con otros. Al apartarnos, con la respiración pesada, y los labios rojos y moreteados, quiero ir por más y hacer que se derrita. No necesariamente quiero que siempre me dominen por completo. De hecho, me gusta cambiar. A veces ella renuncia al control, confía lo suficiente en que sé todas las cosas que quiere que le hagan ese día, en qué orden y con qué intensidad. Y entonces tomo la delantera y en esa mezcla entra un poco de juego de poder. Mi turno de explorar su cuerpo, de trazar círculos en todos los rincones de su piel, de susurrar las cosas indecibles que pienso hacerle. Está tirada sobre la mesa, con las piernas abiertas de par en par, la panocha reluciente de humedad, deseoso de que la toquen. Quiero verla masturbándose, con uno, dos o tres dedos metidos, bombeando, y un intenso contacto visual entre nosotras. Me prende muchísimo que la cosa se caliente tan rápido, tanto que apenas tengas tiempo de ser consciente de tu siguiente movimiento, por lo que te dejas fluir y avanzas según las respuestas de su cuerpo. Mis dedos dentro de ella, masajeando sus puntos hasta que se pone a gimotear y a retorcerse pidiendo más, con la cabeza inclinada hacia atrás. Que pruebe su propio sabor en mis dedos. Después de todo eso, quiero que se me siente en la cara y lamerle los pliegues suavemente con la lengua, adelante y atrás, con las manos en sus pechos, pellizcándoselos, y al mismo tiempo avanzar para chuparle el clítoris y llevarla al límite hasta que se ponga a eyacularme encima y la vea venirse y caer desde las alturas, felizmente inconsciente de todo lo que la rodea. Pero confía en mí por completo, y he de decir que saber que estoy ahí para ella es otro elemento afrodisiaco.

Lo más importante es que el sexo es, sin duda, algo más que solo sexo. Hace falta un cuidado posterior. Dedicar un tiempo a recuperarnos y a saber las necesidades emocionales y físicas de la otra persona. Comprobar cómo estamos mientras nos acurrucamos en la comodidad de la cama y compartimos un porro. La sensación de euforia cuando todo se te asienta en los huesos. Comer e hidratarnos con lo que más nos guste. Un masaje íntimo de cabeza, jugar con el cabello de la otra y arrullarnos para dormir. Una de mis cosas favoritas es turnarnos para lavarnos en la regadera, para sentirnos con los pies más en la tierra, un paso de vuelta a la realidad.

Anglo-india malaya | <49 999 £ | Gay/lesbiana | Soltera | No

He aquí el meollo de la cuestión: estoy atada a la cama. A veces tengo un vibrador atado a la cara interior del muslo y me veo forzada a experimentar un orgasmo tras otro contra mi voluntad. Otras veces, cuando fantaseo con esto, no hay nada: estoy ahí acostada, esperando y ya. El objeto de mi deseo adopta muchas formas distintas; por lo general está modelado según el actor o músico sexi que protagonice esa semana mis sueños (y que casi siempre es un «él», pese a que soy una mujer *queer*). Entra y se sirve de mí cada vez que se le antoja. Mi servidumbre dura todo el día, así que puede sentir la necesidad de saciarse en varias ocasiones (¡según lo que aguante!). Yo no soy nada más que un agujero dispuesto para él y estoy encantada: soy algo que está ahí para que él se lo coja y se sienta bien. A veces me hace venirme, como recompensa. Otras me deja ahí, con su semen goteando de mi interior o secándose en mi cara, en mi cuerpo. Sea como sea, estoy loca de contenta, porque es mi cuerpo, mi panocha y mi boca lo que usa. Y él no es más que un amante generoso. Cuando acaba el día, se asegura de darme un baño y me libera de mis cadenas, y me ofrece besos y caricias en la piel roja e inflamada de muñecas y tobillos. Me lava, y después me elogia por mi generosidad y me lo devuelve todo en la misma medida dándome una recompensa: su boca y sus dedos, usados ahora para servirme a mí.

Blanca estadounidense | Católica no practicante |
Queer | Soltera | No

Desde hace ya mucho tiempo mi fantasía gira en torno a un hombre dominante. Un hombre rico con un gran trabajo que sea muy bueno en la cama, pero muy bueno. La fantasía «Christian Grey». Todos y cada uno de los novios que he tenido, desde los diecisiete años, han sido horribles en el sexo y han necesitado que me ocupe de ellos de algún modo. Por lo general, eran muy ricos y no tenían experiencia sexual de verdad.

En mi fantasía, sin embargo, estoy con un hombre que me sorprende reservando mesa en restaurantes sin preguntarme. Me compra un vestido nuevo y me lo deja en la cama con una nota que dice: «Ponte esto». Me recoge en un coche caro, paga él la comida, por supuesto, y luego en la cama no tengo que hacer nada. Soy por completo sumisa y me veo complacida más allá de lo concebible. Creo que eso es lo que les falla a algunos hombres. No quiero que me pregunten si quiero ir a cenar ni tampoco meterme a planificar una cita.

Solo quiero que tengas ingresos disponibles suficientes para hacerlo tú solito. Creo que lo que más me excita es la parte de la libertad. No estar involucrada en nada. Muchos de los hombres con los que me he acostado han sido sumisos, creo. Han intentado ser dominantes, por mí, pero en realidad querían que lo hiciera yo todo. Que rindiera, que lo hiciera bien, que fuera sexi. ¿Y si te ocupas tú, para variar?

Heterosexual | Soltera | No

Cuando quiero tener un orgasmo reproduzco la siguiente película en mi cabeza. Nunca veo las caras. Un hombre de negocios rico me ha elegido para estar a su servicio durante un año. Este empresario ha mandado a sus personas de confianza a que busquen la panocha de sabor perfecto, el orgasmo más bonito e intenso y la vagina y el culo de mejor tacto. Sus expertos me han lamido, me han metido los dedos, me han olido y me han cogido. Soy adecuada para este hombre por lo que tengo de único: la forma de mis pechos y de mis pezones, la carne y la fuerza de mis muslos y de mi culo, las cicatrices, mi olor y mi sabor. Solo soy un cuerpo, nada más. Es un honor que me hayan seleccionado para este empresario y se me va a tratar con veneración. La primera semana, lo único que pasa entre mis labios es su semen, y lo único que él come es mi panocha. Todas las mañanas me despierta en silencio abriéndome los muslos a la fuerza para darse un banquete conmigo y luego me alimenta con su semen. Eso forja la conexión y el intercambio que vamos a compartir durante un año entero. El empresario elige mi ropa para que se ajuste a su estado de ánimo y a sus deseos. Las prendas están confeccionadas siguiendo sus especificaciones: una blusa de seda color crema que me cae sobre los pechos sin brasier y le permite ver mis pezones, largos y cafés; unas pantis de seda negra con una abertura para que me pueda ver y tocar la vulva cuando quiera. A veces quiere que la tenga depilada. Otras me dice que esté una semana sin bañarme para disfrutar de mi olor intenso. A menudo me pone en cuatro bajo su mesa y me deja el pito apoyado en la boca, hasta que se le para y me mueve para que se lo chupe.

Durante las reuniones de negocios en su oficina me coloco a su lado, de pie, para que pueda tocar mi panocha con facilidad, pedirme que me siente sobre su mano, jugar con mis pechos o chuparme los pezones. A veces quiere quedarse con el olor de mi panocha, así que me hunde el dedo y se pasa un poco de mis jugos por la nariz para estar todo el día respirándolo. Comparte mi preciada concha con los socios valiosos. Utiliza unas cucharitas de nácar con labrados intrincados para recoger mi jugo y que esa gente la pruebe. Me involucran en una negociación empresarial especialmente arriesgada, de cara a cerrar un trato lucrativo. En preparación, me dejan desnuda y totalmente depilada, al gusto del otro hombre. Me han frotado aceites cuidadosamente por todas partes para que me brille el cuerpo.

La negociación comienza conmigo a cuatro patas delante de los dos hombres. Mi empleador está disfrutando de amasarme las nalgas mientras tengo los huevos del otro hombre en la boca y se los lamo con suavidad. La presión de las manos de mi empleador me indica que aumente la intensidad. Me deslizo el pito del otro hombre en la boca y empiezo a chupárselo, y al mismo tiempo mi jefe me frota la panocha y me pone húmeda. Me mete los dedos con toda facilidad y sus movimientos crean un ritmo precioso que yo traslado al pito que estoy chupando. Las negociaciones van bien, así que al invitado se le ofrecen mi vagina y mi culo. A estas alturas, vista desde atrás, estoy colorada, hinchada y húmeda. El invitado me abre del todo para contemplarme entera. Ahí está, mis turbios jugos empapando toda mi vulva, y el agujero del culo, firmemente cerrado. El hombre se muere de ganas de abrírmelo y mi empleador lo sabe, pero hasta que las negociaciones no avancen a nuestro favor, solo podrá admirarme y olerme.

Se alcanza una cifra que desbloquea la posibilidad de que el invitado me meta un dedo. El hombre me cubre el agujero del culo con mi venida: un movimiento útil. Se saborea el dedo y aumenta la oferta para poder meterme el pito en la panocha. Mi empleador está disfrutando de observar este juego de poder; lo sé porque me está meciendo lentamente la verga dentro de la boca. Noto que el invitado se pone más intenso mientras me coge conforme las negociaciones progresan. Me está abriendo el culo con los dedos al tiempo que me coge la panocha y sé dónde quiere venirse: muy dentro del agujero apretado de mi trasero. Mi empleador lanza una cifra de locos según aumenta la intensidad. Empieza a empujarme más y más la verga en la boca. El invitado me da unas arremetidas más duras en la panocha, acepta la cifra astronómica, recibe el asentimiento de mi empleador y me abre el culo del todo para poder meterme el pito, justo a tiempo para que me llene todo su semen contenido. Mi empleador me levanta y me pone en su mesa, me separa las piernas de par en par, me pega la cara a la panocha y empieza a lamerme como solo él sabe. Cuando me llega el orgasmo, me mete la verga para vaciar su preciosa carga dentro de mí. Noto el cálido semen de los dos empresarios que se me filtra lentamente de la panocha y del culo. El trato se cierra con éxito.

Europea/australiana | Judía | <49 999 £ | Bisexual/
pansexual | Casada/en una unión civil | Sí

Tengo una fantasía sexual recurrente con un dentista. En concreto, implica la presencia de la silla del dentista y yo atada. No sé lo que significa y seguramente me encabronaría muchísimo si mi verdadero dentista intentara cogerme, pero haz lo que quieras con esta información. Listo.

Blanca estadounidense | Cristiana | <15 000 £ |
Bicuriosa | Soltera | No

Estoy en una suite de hotel muy sofisticada. Me di un baño, me puse un vestido elegante en tonos pastel, como lila o rosa palo, una ropa interior mona con transparencias y encajes, medias claras de nailon y unos tacones bajos espectaculares. Me veo fantástica, y mi cita, un hombre más alto que yo, está en calzones, arrodillado en el suelo delante de un sillón. Me siento ahí, lo uso a él de reposapiés y me masturbo mientras lo miro; se disculpa por ser más alto que yo y también por estar cachondo.

Después de venirme le sujeto la cara con los pies, sin quitarme mis preciosos zapatos. Le ordeno que me baje el vestido, pero sin tocarme la ropa interior. Quiero ponerle mis taconcitos en la verga mientras no para de disculparse por tener una erección. No se le permite mirarme mientras lo hago; si alcanza el orgasmo demasiado rápido, entonces tendrá que hacerlo unas cuantas veces más y la cita habrá acabado, pero si aguanta se le permitirá comerme la panocha.

Y me agradece que así sea; me sujeta las caderas mientras me la come como si fuera lo único que pudiera saborear en la vida, y gimotea cuando le restriego la pucha por toda la cara. Si se me antoja llego a la parte de la penetración. Me dice que no merece ese honor y yo le respondo que tiene razón, pero que no tenía otra opción mejor. Me da las gracias y me la mete. Sigo con la ropa interior puesta, incluso con las medias de nailon, porque no tienen entrepierna. Se viene en mis medias, que luego me limpia lamiéndolas. Después se disculpa por existir, por estar cachondo y por ser un pinche fracasado, y a continuación lo acaricio y le digo que no está tan mal. Durante la segunda ronda, llora mientras me agradece que sea tan buena con él y que le permita estar en la misma habitación que yo. Me coge mientras hace la cucharita conmigo y vuelve a venirse en mis medias, que, de nuevo, me limpia con la lengua.

Hispana venezolana | Católica | <15 000 £ | Heterosexual | Soltera | No

MI REALIDAD: Soy una mujer muy tímida, diagnosticada recientemente dentro del espectro Asperger a los cuarenta y seis años. En el pasado tuve una buena dosis de malas relaciones y siempre me ha costado mucho confiar en mis enamorados, sobre todo por una experiencia de abusos que viví en la infancia, aunque al mismo tiempo me enamoraba siempre rápida e intensamente, así que no era capaz de terminar cuando la cosa se ponía amarga. Tengo problemas de abandono.

Llevo ya cuatro años con mi nueva pareja y es mi llama gemela, encajamos a la perfección. Con él no extraño nada. En la(s) vida(s) que he vivido hasta ahora no podría haber soñado con un sexo mejor.

Cuando me masturbo y quiero venirme rápido, imagino que soy un macho alfa dominante, un jefe del crimen. Estoy de pie o sentado en un sillón blando de cuero negro mientras una muñequita rubia me la chupa; la mujer va maquillada como una puerta, tiene los ojos azules y el cabello largo y voluminoso, peinado con un estilo setentero, y es increíblemente guapa, como una reina de la belleza. Está arrodillada delante de mí, ansiosa por darme placer. Es muy sumisa, le encanta que le dé órdenes y se pone cachondísima cuando le digo: «Tú, putita de mierda, eres mía y punto. ¡Haz tu puto trabajo!». Entonces se detiene un instante, levanta la vista y me mira con amor e intensidad a los ojos, y me agarra la verga más fuerte con sus dedos, con las uñas pintadas de rojo oscuro. Tiene confianza plena en mí y se siente segura, y contesta con devoción: «¡Sí, señor!». La abofeteo y, en respuesta, ella me hace la mejor mamada del mundo hasta que me vengo como un huracán. Me imagino teniendo de verdad el orgasmo con un pene en vez de un clítoris. Imaginar la eyaculación mientras me masturbo intensifica mucho mi orgasmo real.

Blanca suiza | Teísta/budista | <100 000 £ | Bisexual/ pansexual | En una relación | No

En mi mente ocurre siempre así. La llave la encuentro bajo el tapete, tal y como pedí. Ella está esperándome. Somos solo conocidas y compartimos un grupo grande de amistades, pero nadie pensaría ni siquiera que nos gustamos por lo poco que hablamos entre nosotras; puede que ni nos dirijamos la palabra. Sea lo que sea lo que pensemos la una de la otra, hacemos lo siguiente. Entro en su casa y voy directa a las escaleras. Cuando miro al final del tramo de escalones veo que está ahí de pie, con ese vestido negro. No dice nada ni yo tampoco. Le subo la mano por el muslo cuando llego a su altura y noto que no lleva nada bajo el vestido. Me besa impaciente y se inclina hacia mí. Dejo que mis manos le exploren el cuerpo sobre la tela, noto cómo se mueve el vestido contra su piel, siento su cuerpo por abajo, ese cuerpo que me muero por ver. Seguimos sin hablar.

La conduzco hasta la recámara y le doy la vuelta para ponerla frente al espejo de cuerpo entero. Me coloco detrás de ella y le bajo los dedos por el cuello y los hombros, seguidos de cerca por mis labios. La observo relajarse y recostarse en mí. Mis manos encuentran las suyas y las guían hasta la abertura del vestido, por delante. Entiende lo que quiero ver. Deseo verla entera. Quiero verla tocándose, exactamente como le gusta que la toquen. Está deliciosa con ese vestido y libro una batalla conmigo misma para no arrancárselo. Pero la imagen es importante. Es un vestido poderoso, aunque ella no tiene el control. Está obedeciendo mis órdenes y lo hará hasta que me vaya.

La llevo a la cama y nos arrodillamos una frente a la otra. La beso apasionadamente, le bajo el vestido por los hombros; no puedo evitarlo. Cuando alarga la mano para quitarme los jeans, se la aparto. No quiero que me toque. Deseo experimentar el efecto que genera en mí usando otros sentidos. Quiero verla, saborearla, oírla y olerla. Quiero observarla, entenderla físicamente sin nublar eso con mi propio cuerpo. La acuesto y devuelvo sus dedos al punto donde habían empezado, solo que ahora tiene el clítoris caliente, mojado e hinchado. Lentamente le desabotono el vestido negro para poder pasarle los dientes por los pezones y oír sus quejidos de placer. Le sujeto una mano por encima de la cabeza para impedir que siga intentando tocarme. Nuestros cuerpos se mueven el uno contra el otro al ritmo dictado por sus propios dedos. Sus potentes muslos se chocan conmigo, me atraen hacia ella. Le suelto la mano y me echo hacia atrás, de forma que ahora estoy arrodillada entre sus piernas. Le veo hasta el último centímetro, le paso las manos por las piernas y la jalo hacia mí, y me envuelve la cintura con las piernas. Sus dedos se aceleran mientras su respiración se hace más superficial y apresurada. Oigo cómo se le atasca el aire levemente en la garganta, y noto que me voy humedeciendo más y más cada vez que le pasa.

Intenta incorporarse pero la empujo de nuevo en la cama: quiero verla entera. Me agacho para saborearla y, al hacerlo, oigo que dice mi nombre. Levanto la vista y le sostengo la mirada mientras noto que sus dedos se mueven bajo mi lengua. Está concentrada, observándome observarla. Me apoyo suavemente en sus caderas y me sostengo encima de ella mientras noto que empieza a llegar al clímax. La cosa se intensifica rápido y, cuando comienza a temblarle el cuerpo, le meto los dedos adentro. Arquea la espalda cuando le estalla el orgasmo. Es espléndida. Tiene el cuerpo empapado en sudor, las mejillas sonrojadas y la boca deseosa. Vuelvo a besarla. Para mí ahora está más irresistible que nunca. No puedo aguantarme. Mi determinación de permanecer pasiva se ha desvanecido. La coloco de rodillas y le doy la vuelta en la cama. Cuando mis manos le llegan a la cintura y noto que sus caderas empujan hacia mí de nuevo, la obligo a apoyarse en manos y rodillas. Ni siquiera necesito moverle el vestido: lo tiene levantado lo justo para poder colarle los dedos dentro. Gime cuando lo hago y, ahogada, dice: «Más fuerte». Sé lo que quiere. Es lo que más le gusta. Pero espero unos segundos más, notando lo caliente y húmeda que está en mis dedos.

Rápido, tomo del cajón que hay junto a la cama su juguete favorito; también es uno de los míos, para ser sincera. Me sujeto el arnés a las piernas y a la cintura y oigo su jadeo cuando le meto la verga. Tiro de sus caderas contra mí y empujo muy hondo. Vuelvo a notar lo increíbles que son esos muslos gruesos a mi tacto. Por fin le quito el vestido y le sostengo el cuerpo entero contra el mío. Tiene la cabeza apoyada en mi hombro y siento su lengua contra la mía cuando la beso. Veo que desplaza de nuevo los dedos hacia el clítoris para tocarse mientras la penetro cada vez más y más. Levanta una mano y me la enrosca en el cuello, para mantenerme bien cerca, detrás de ella, al tiempo que se mueve de nuevo contra mí, a su propio ritmo. La sujeto con fuerza para que no haya ningún hueco entre nosotras. Esta vez la cosa tarda en intensificarse. Le veo los dedos demorarse y vuelvo a meterme en ella. Lo está alargando a propósito, y por mí, bien. Me gustaría tenerla así toda la noche si su cuerpo lo aguantara. Me respira al oído mientras me la cojo: «No te detengas», me susurra una y otra vez. No tengo intención de detenerse. Lentamente le llevo una mano al cuello y aplico una suave presión, para que sienta que no puede moverse. Cuando lo hago, gimotea y se estremece, y noto lo húmeda que está al otro lado de mis jeans. Deslizo la mano hasta su clítoris y siento cómo me gotea en los dedos.

Mientras me la follo, grita y se cae apoyada de manos delante de mí. No puedo evitar llevarme los dedos a la boca para saborearla. Me quito las tiras y dejo el juguete a un lado, y la tengo acostada frente a mí. Está exhausta y le beso suavemente la espalda, le subo hasta el cuello y luego le echo la sábana por encima. Le susurro que me escriba cuando quiera que vuelva. Y entonces me voy.

Blanca británica | <15 000 £ | Gay/lesbiana | Soltera | No

La capacidad para intercambiar sin problemas perspectivas consideradas por lo general excluyentes (como encima/abajo, incapacitada/empoderada, pasiva/activa) está en el núcleo de mis fantasías más íntimas. Nací con una grave enfermedad neurodegenerativa que me convierte en una persona débil físicamente y muy delgada, cosa que encaja bien con las nociones prevalentes sobre la feminidad; solo que mi personalidad nunca ha hecho juego con mi aspecto. De pequeña era ruidosa, espabilada, entusiasta, necia, todo lo que se suponía que no debía ser una niña a finales de los ochenta y principios de los noventa. En la escuela era la única persona en silla de ruedas y, desde luego, en la tele no salía nadie como yo de quien sacar inspiración para mis fantasías adolescentes. No tenía ni idea de cómo combinar la iniciativa sexual con mi cuerpo en concreto, así que recurrí a un improbable mecanismo argumental: el intercambio de cuerpos. En secundaria me sentí atraída por una de mis profesoras. Esa mujer tenía la autoridad y la autonomía corporal que yo ansiaba, y no se me ocurría ninguna situación que me permitiera insinuarme ante ella desde mi silla de ruedas, así que imaginé que, por alguna intervención alienígena o mágica, de repente intercambiábamos los cuerpos. En su cuerpo podía hacer lo que quisiera: subir escaleras, recoger a su hija de la guardería, ser capaz, ser seductora. Usando sus extremidades capacitadas, por fin podía mantener relaciones con ella, que a su vez ocupaba mi cuerpo discapacitado. Era una manera de verme activa, y al menos le permitía a mi cuerpo participar de actividades sexuales, aunque tuviera que imaginármelo temporalmente como si perteneciera a otra persona.

Cuando por fin tuve una experiencia sexual en la vida real, descubrí que todo lo que había creído desde pequeña sobre el sexo y la discapacidad era impreciso. Mis fantasías íntimas aún giran en torno al cambio de perspectivas y de papeles, pero ahora sé que no hay necesidad de intercambiar cuerpos. Un asiento eléctrico en la silla de ruedas y otras ayudas mecánicas pueden resultar prácticas (si necesitas un mejor ángulo para lo oral, por ejemplo), pero participar activamente en el sexo no depende de ninguna capacidad concreta. La mayor parte está en la mente, así que en realidad lo único que necesito para asumir en un papel de persona empoderada es que mi pareja admita esa posibilidad.

Actualmente sigo fantaseando con un cambio de dinámica, pero permanezco implantada en mi cuerpo. A lo mejor subvierto algún cliché, como el de la enfermera buenota que pudiera estar cuidándome durante alguno de mis muchos ingresos hospitalarios. Esa mujer supervisaría el respirador que necesito utilizar. Sería de noche, en cuyo caso yo estaría metida en la cama, sin mi silla de ruedas. Sin duda yo sería la pasiva, la que necesita cuidados, la que no puede ni levantar bien los brazos, mientras que la enfermera sería la cuidadora activa. Pero ¿y si cambiamos la perspectiva? No los cuerpos implicados, sino lo que esperamos de ellos. Digamos que la enfermera es un poco insegura. Quizá se haya mostrado demasiado autocrítica en el pasado para saber dejarse ir del todo con sus parejas, pero conmigo puede aceptar su propia vulnerabilidad, dado que cualquier intento forzado de perfección carecería de sentido ante una discapacidad grave. Digamos que la veo como una persona con necesidades, no solo como un recurso, y como alguien de quien yo podría cuidar. No soy capaz de levantarla, ni siquiera puedo salir de la cama sin ayuda, pero sí puedo decirle qué hacer. Puedo comunicar mi deseo y preguntarle por el suyo, y para mí ese intercambio es de lo más excitante. Poner la intimidad en palabras. Pedir consentimiento. Llegar a conocer la una el cuerpo de la otra sin dar por sentado que funcionan de una manera concreta. Invito a la enfermera a mi cama. La beso por todas partes mientras se agacha para encontrarse conmigo. La tengo sentada en la cara y le provoco múltiples orgasmos sin detenernos a recuperar el aliento, porque cuando tienes un respirador en realidad no te hace falta. Yo soy la cuidadora activa en esta situación... Y la enfermera también lo es, porque una cosa que he descubierto es que no tiene sentido tratar de definir lo que cuenta como activo frente a lo pasivo, el dar frente al recibir, el ayudar frente al necesitar ayuda, y además es un poco capacitista.

En mis fantasías obtengo muchísimo de darle placer a otra persona, así que en realidad recibo tanto como doy, lo que significa que las dos, la enfermera y yo, somos cuidadoras al tiempo que recibimos cuidados. Me convierto en una persona empoderada y fuerte, y no a pesar de ser físicamente débil, sino sencillamente porque esos dos estados no son excluyentes. El buen sexo consiste en ser capaz de experimentar con plenitud ambas caras de la moneda de forma simultánea. Así se subvierte la diferencia, se supera la distancia que me separa de otra gente, una distancia basada sobre todo en el prejuicio y en la falta de imaginación. Por suerte, la mente creativa es capaz de estar por encima de ambas cosas.

Blanca danesa | Agnóstica | <29 999 £ | Gay/lesbiana | Casada/en una unión civil | No

Solo quiero tenerlo. Jugar con él, llevarlo en la bolsa. Quiero que me domine, que me haga gemir y pedirle un respiro. Quiero atormentarlo, quiero verlo de rodillas, desesperado por recibir órdenes mías. Todo él es un equilibrio perfecto entre feminidad y masculinidad. Es duro, distante, individualista, y al mismo tiempo solícito, cariñoso, tierno. Me rechazó muchísimas veces; nunca le he permitido a nadie hacerme eso, pero a él lo deseo. Es mi mejor amigo y quiero verlo desnudo por completo, y cogérmelo desde atrás. Quiero que me asfixie. Quiero que se vista de mujer y tener relaciones sexuales con él como si yo fuera un hombre. Quiero que se vista de hombre y tener relaciones sexuales con él como si yo fuera un hombre. Quiero que se vista de hombre y que tenga relaciones sexuales conmigo como si yo fuera una mujer. Quiero que se vista de mujer y que tenga relaciones sexuales conmigo como si yo fuera una mujer. Y en realidad soy una mujer, pero cuando pienso en él soy otra cosa. Soy más y estoy completa.

A veces lo imagino en la arena del Coliseo, pero en vez de estar luchando lo veo metido en la jaula con las manos atadas y la lengua fuera. Cada vez que se le acerca una mujer, grito: «Cómele la panocha hasta que se venga». Está agotado, tiene la boca seca, está sufriendo, pero no puede detenerse porque no se lo permito. Cuando ha satisfecho a todas las mujeres de ese día, entro en la arena y por fin se merece comerme la panocha a mí. Soy más feliz que nunca. Es el infinito. Lo amo.

Rusa | Judía | <15 000 £ | Bisexual/pansexual | No

Como asistente personal, soy responsable del correcto funcionamiento de la oficina. Mi jefe es atractivo y claramente le gusto... mucho. Un día cometo un error terrible y provoco que la empresa pierda varios miles de libras. Espero a que me manden llamar, aunque antes voy a mi taquilla por las medias de liga que utilizo para salir por las noches; entro en el baño de señoras a ponérmelas en vez de las pantimedias. Me quito las pantis y las guardo en la taquilla junto con las pantimedias. Justo a tiempo. Me llaman y voy a la oficina de mi jefe y toco a la puerta. «¡Pasa!», ladra. Entro y cierro discretamente la puerta con seguro detrás de mí. Me siento en la silla que hay frente a él, ante la mesa.

«Sabes muy bien lo que hiciste. Debería despedirte... pero...», dice, y se da unos golpecitos en la rodilla.

Lo que me esperaba. Rodeo la mesa y me acuesto sobre sus rodillas. Me levanta la falda y suelta un grito ahogado al verme las nalgas desnudas. Levanta la mano y me azota. Yo abro ligeramente las piernas y me da también azotes en la panocha. Me vengo sobre su mano. Gime. Me levanto y utilizo un pañuelo de la caja que tiene en la mesa.

«Bueno, fue un castigo justo», me dice.

Blanca escocesa | Agnóstica | <29 999 £ | Heterosexual | Casada/en una unión civil | No

Esta fantasía es un proyecto en curso. Cada vez que vuelvo a ella añado más deseos, más necesidades, más exigencias. Comienza siempre del mismo modo: un mensaje enviado a un hombre, en el que expongo cómo quiero que se me complazca. El hombre, que podría ser cualquiera, llega a mi puerta y espera a que esté lista para dejarlo pasar. Tal y como se le ha indicado, viene recién bañado, vestido con elegancia y trae un regalo. Algo inesperado... Cualquier cosa menos flores. Lo observo desde la ventana de arriba mientras me acaricio el clítoris. Llama a la puerta y da un paso atrás, consciente de que me tomaré mi tiempo. Levanta la vista y me sorprende mirándolo. Mantenemos el contacto visual. No sabe lo que están haciendo mis manos ni lo húmeda que estoy ya. No digo nada cuando abro la puerta. No ofrezco ninguna parte de mi cuerpo para darle la bienvenida. No hace falta ser amable. Los dos conocemos las normas. Viene detrás de mí en silencio, admirando lo guapa que estoy. Cómo el vestido me roza los muslos por detrás. Lo delicados que son mis pies desnudos. Murmura algún cumplido: que se muere de ganas por tocarme, abrazarme, notarme. No le devuelvo el mismo sentir. Me acomodo en el sillón y le doy un sorbo a la copa de vino. No le ofrezco nada de beber. Sabe que no debe contar con ello. Espera de brazos cruzados, con esa mirada que dice: «Haré todo lo que me pidas, hasta que deje de hacerlo».

Le digo que se arrodille. Obedece y le levanto la barbilla, y le meto de golpe el pulgar en la boca y le empujo la mejilla por dentro, a un lado. Abro las piernas y le digo que me bese la panocha. Lo hace, tras apartar mi ropa interior a un lado y deslizar la lengua dentro. Le empujo la cabeza contra mí y le agarro un mechón de cabello. Le pregunto si le gusta el sabor y me dice que está riquísimo. Lo echo hacia atrás y me siento sobre él, en el suelo. Me restriego contra él; me encanta esa fricción entre los dos. Está sonriendo porque cree que ha llegado casi el momento del intercambio. Le doy un guantazo en la cara, aferrándome al poder todo el tiempo que puedo. Sonríe y vuelvo a abofetearlo. Se le tensa el cuerpo. No queda mucho. Me agarra por las muñecas y me dice que no lo ponga a prueba. Me río y me suelto. Muevo la mano hacia atrás y noto lo duro que tiene el pito. Está listo. Y yo también. Me pongo sus huevos en las manos ahuecadas y se los aprieto. Fuerte. Se encoge y se incorpora para demostrar así que mi peso no tiene ningún poder sobre él. Noto su aliento caliente en mis mejillas y me agarra por la nuca.

Ahora le toca a él, dice, y guía mi cuerpo hacia atrás, tratando de acostarme. Me resisto, pero sé que quiero ceder. Me deja luchar un momento y luego me fuerza y me acuesta de espaldas. Ahora está sentado sobre mí y su peso me clava al suelo. Es la perfecta inversión de papeles, coreografiada para mi placer.

Me dice que me dé la vuelta y levanta las caderas para dejarme espacio para moverme.

Pero me muerdo el labio. «Oblígame».

Niega con la cabeza, impresionado al ver que sigo dando batalla.

Repite su petición, con una voz más profunda ahora. Y más alta. Es la advertencia final de que está a punto de perder el control. Cuando me río, me agarra, me gira para ponerme bocabajo y gime. No puede aguantarse más. Noto el suelo frío contra mi mejilla mientras se desabrocha el cinturón y me levanta el vestido. Yo vuelvo a bajármelo, pero de inmediato me da un jalón para subirlo.

«Basta ya».

Y basta, por ahora. Me azota con el cinturón. En cada impacto, la punzada es mejor que la anterior. Va parando a ratos para comprobar si estoy bien y si la presión es lo bastante intensa. Una y otra vez. Me acaricia el cabello y me dice lo buena que soy. Entonces se acerca más y me susurra al oído: «Es un privilegio ser sumisa, ya lo sabes».

Y tiene razón. Mi cuerpo cede y él lo nota. Me libera de su agarre y permite que me dé la vuelta. Tiene las mejillas coloradas. Me pasa las manos por todo el cuerpo y me abre las piernas. Me pregunta cómo quiero hacerlo. Lo jalo hacia mí y le envuelvo las piernas en la espalda. Nos miramos fijamente, respirando hondo. Dos iguales. Listos para cogerme.

EXPLORACIÓN

«No logro quitármela de la cabeza, ni siquiera mientras mi marido me está cogiendo».

La curiosidad y el juego están en la esencia de la exploración y, pese a que sean elementos que alimentamos activamente durante la infancia, a menudo quedan reprimidos cuando alcanzamos la madurez, sobre todo en lo que al sexo se refiere. Parece que el miedo y la aprensión siguen presentes en la intersección entre curiosidad, sexo y sexualidad. De hecho, algunas personas expertas en la materia son de la opinión de que estamos viviendo una recesión sexual, por la que década tras década vemos una disminución constante en la cantidad de relaciones sexuales que tiene la gente. Tal y como lo planteaba de maravilla un artículo de *Esquire*, «el sexo es como una moneda emitida en exceso»: demasiada oferta sin la demanda suficiente. Cuando el suministro sobrante se hace demasiado aburrido o básico, es normal que las mujeres busquen el placer en lugares inusuales.

Y luego está «la brecha del orgasmo», es decir, la brecha que existe entre el índice de orgasmos declarado por hombres y por mujeres, que demuestra de manera bastante sistemática que las mujeres implicadas en relaciones heterosexuales tienen muchos menos orgasmos que sus homólogos varones. Quizá por eso muchas de las cartas de esta sección muestran con claridad hasta qué punto las mujeres fantasean y alcanzan el clímax por su cuenta.

En una encuesta que promoví para mi marca de bebidas G Spot, un pequeño porcentaje de mujeres afirmaba que era igual de capaz de llegar al clímax de ese modo que con su pareja, y el sesenta y tres por ciento de esas mujeres lo achacaba a que ellas conocían mejor su propio cuerpo. Por un lado, esto indica una falta de comunicación, aunque también quizá una ausencia de juego y, desde luego, de exploración. Me surge la siguiente duda: cuando estás más satisfecha con tu pareja y te diviertes más con ella, ¿aumenta o disminuye el deseo de explorar a fondo con otra persona o con otras cosas? Si las mujeres se sintieran más cómodas guiando a sus parejas para que les dieran el máximo placer posible, ¿sería menos prevalente la fantasía de salir a explorar afuera de la relación? ¿O sería más fácil introducir a la pareja en dicha fantasía?

Se cree asimismo que la brecha del orgasmo es menos una cuestión de diferencias biológicas o anatómicas y más del modo en que los hombres y las mujeres heterosexuales alcanzan la cima del placer. En las películas y el porno convencionales, las mujeres tienen unos orgasmos trascendentales gracias al coito con penetración, lo que cultiva la creencia prevalente de que ese es el sexo «de verdad» y todo lo demás son meros «preliminares». Para las mujeres y sus parejas resulta complicado no acabar asimilando esta idea y dando por hecho que ella «debe» llegar al orgasmo solo con la penetración. De nuevo, considero que la comunicación es la clave aquí.

Así pues, algunas mujeres recurren a la exploración inherente a la fantasía para superar esa brecha. En estas cartas abundan los orgasmos, el placer, la eyaculación y el clímax, ya sea con las manos, la lengua o los genitales de una pareja, o con objetos o incluso robots. En esta sección podemos leer a personas que asumen sus deseos y trazan sin miedo rutas por territorios nuevos; incluso aunque ese territorio a veces roce lo surrealista, como lo hace cuando leemos la visión de una mujer que tiene relaciones con una segunda versión de sí misma, quizá con el afán de conocerse mejor eróticamente. «Mientras estoy haciéndome el amor en esta fantasía, todos los pasos que doy son perfectos», dice. En nuestros mundos imaginarios no existe la brecha del orgasmo.

Estoy casada con un hombre, pero una mujer que vive en mi calle me tiene enamorada. Llamémosla Edith. Edith se mudó aquí hace poco más de un año con su esposa. Aunque no la conozco mucho, es el ser humano más bonito que he visto en mi vida. No tiene ni idea de lo que siento. Siempre es amable, y buena vecina, pero, carajo, cómo me gustaría que se fijara en mí, que me deseara como la deseo yo a ella. Siempre he sabido que, hasta cierto punto, me atraen las mujeres, pero no creía posible sentirme así con alguien de mi mismo sexo. Ni siquiera estoy segura de que esto sea ya una cosa de género. Esto es una cosa de ella y punto.

Nunca he tenido relaciones sexuales con una mujer. Solo me he tocado mis propios pechos, mi vagina. Quiero saber cómo es tocar a otra mujer. Quiero saber cómo es tocarla a ella. Quiero saber cómo hacerle el amor a una mujer, y concretamente a ella, que podría enseñarme todo lo que sabe. No puedo dejar de pensar en ella, en estar desnuda en la cama con ella, en lo que me gustaría hacer con ella. Quiero tocarle la piel suave, besarle los labios blandos, sentir sus pechos apretados contra los míos. Quiero complacerla, hacerla gemir, hacer que se venga. Sentir sus músculos contrayéndose en torno a mi lengua, a mi dedo. Tener el poder de hacer que se sienta saciada por completo. Que me desee como la deseo yo. Porque sé que ella tendría el poder de darme muchísimo placer, más del que yo haya experimentado nunca antes en mi vida; más placer del que podría darme cualquier hombre, no, cualquier otra persona, en la vida.

Sueño con nuestras piernas entrelazadas, estimulándonos el clítoris la una a la otra. Sueño con su lengua jugando lentamente con todo mi cuerpo para acabar entre mis piernas mientras le paso las manos por el cabello oscuro. Entonces ella alarga la mano para acariciarme los pechos y eso me lleva al límite. Grito de éxtasis mientras mis jugos fluyen en su boca. Me besa profundamente y me saboreo a mí misma en su lengua. Baja la mano y me pone un dedo entre las piernas. Me repasa lentamente con el dedo primero por fuera. Sigo sensible por el orgasmo y aún goteo. Gimo mientras noto que la cosa vuelve a intensificarse. Me toca el clítoris en círculos con el pulgar y me mete el dedo corazón. Se mueve, dentro y fuera, lento como una tortura al principio. Se mete uno de mis pechos en la boca y poco a poco acelera el ritmo del dedo que me entra y me sale. Gimo más alto cuando siento que aumenta el calor que tengo dentro, hasta que exploto de nuevo y me vengo encima de su dedo. Después de acabar de venirme, me saca lentamente el dedo, se lo lleva a la boca y chupa mis jugos. Sueño con hacerle también a ella todo eso. Quiero dedearla mientras ella me dedea a mí. Deseo que terminemos al mismo tiempo. Quiero que usemos vibradores la una con la otra. Quiero que utilice un dildo conmigo. Disfruto del sexo con un pene y no me gustaría perderme esa sensación mientras lo estoy haciendo con ella. Sin embargo, no puedo imaginarme usando un dildo con ella. No estoy segura de si lo disfrutaría. ¡Aunque supongo que solo hay una manera de averiguarlo! Creo que la dejaría hacerme lo que quisiera, y yo le haría cualquier cosa, para complacerla. A lo mejor usaría un dildo que nos diera placer a las dos al mismo tiempo para que pudiéramos venirnos juntas.

¿Ocurrirá algo de esto alguna vez? Seguramente no. No puedo soportar verla tan feliz con su esposa. No puedo soportar verla por la calle, sonreírle ni saludarla, ni mantener una conversación educada con ella, cuando no me es posible tenerla a ella, estar con ella. Sé que cada vez que la veo me pongo colorada, mientras me asaltan la mente mis fantasías salvajes e intento ocultar mi vergüenza, aterrorizada ante la idea de que sepa que me gusta, de que se dé cuenta, de que su mujer se dé cuenta, de que mi marido se dé cuenta. No logro quitármela de la cabeza, ni siquiera mientras mi marido me está cogiendo.

Blanca británica | Agnóstica | Bisexual/pansexual | Casada/en una unión civil | No

Tengo sesenta y dos años y mi deseo/fantasía sexual es que mi marido se abra más a cosas nuevas y asuma el control. Que sea un poco brusco, que me use de juguete, que utilice *plugs* anales o que practiquemos sexo anal por primera vez. Fantaseo además con que dos mujeres me exploren el cuerpo, me chupen los pezones, me metan los dedos muy adentro y que mi marido también forme parte de esto. Que tengan el control absoluto de mi cuerpo, de mi placer. Que me jalen de los pezones y me los retuerzan mientras me meten los dedos hasta el fondo o me cogen con fuerza. Quiero una pasión dura y absoluta, explorarlo todo, sin remordimientos.

Blanca estadounidense | >100 000 £ | Heterosexual | Casada/en una unión civil | Sí

Fantaseo con estar en un bar de algún sitio de Berlín y que la mesera me invite a pasar a una cabina. El espacio está envuelto en una luz roja. Me pregunta si me gustaría ser miembro de su club de sexual (aunque lo dice de una manera mucho más sensual que eso). Acepto, me entrega una carta con una dirección y me dice que vaya allí esa misma noche, más tarde. Llego a una mansión misteriosa. Adentro veo a unas diez mujeres de todas las razas, cis y trans, en lencería. Me preguntan si me gustaría ser su juguete sexual durante esa noche. Respondo que sí y entonces lo soy. Es decir: hacemos prácticamente de todo. Penetración vaginal, anal, doble penetración, oral, BDSM, de todo. En resumen, ¡me dominan hasta que se hace de día! Es importante señalar que todas mis parejas se muestran atentas y que siento que tengo una confianza plena en esas mujeres. En la vida real soy una mujer cis que se identifica como pansexual, pero en el fondo nunca he tenido la oportunidad de explorar esa parte de mí, dado que estoy comprometida en una relación con un hombre (al que quiero y con el que pretendo casarme), y así ha sido desde los dieciocho años. Supongo que en mi fantasía no solo logro explorar mi orientación sexual, sino que no se espera de mí ninguna experiencia sexual con otros géneros; porque, amiga, no sé absolutamente nada sobre vaginas, aparte de la mía. Y cosas como esta situación y otros sueños me sirven para reafirmar muchísimo mi sexualidad, aunque no haya tenido encuentros sexuales con mujeres y quizá no los vaya a tener nunca. ¿Quién iba a saber que fantasear con una orgía lesbiana podría ser tan empoderante?

Blanca estadounidense | Atea | <100 000 £ | Bisexual/ pansexual | En una relación | No

Soy una mujer joven lesbiana y vivo feliz saliendo con la persona con la que seguramente vaya a casarme. Entonces ¿por qué mi fantasía sexual más reciente (y más «eficaz») es con mi supervisor del trabajo, un hombre que ronda los sesenta años? No sé a qué se debe. Tenemos una relación muy jovial y bastante normal de mentor-protegida, y en el pasado nunca había fantaseado con hombres ni con ninguna otra persona de mis sucesivos trabajos.

La fantasía comienza así: estamos en un congreso juntos, en el bar de un hotel, bebiendo, riéndonos y pasándola bien. Roces suaves y miradas de coquetas nos llevan a irnos a su habitación, donde nos besamos con voracidad y me desviste, sin dejar de besarme, tocándome el pecho. Yo le desabrocho los pantalones y dejo a la vista su pito erecto; me lo meto en la boca y empiezo a hacerle una mamada (algo en lo que no tengo ninguna experiencia, porque solo me he encontrado con vaginas; pero, oye, un clítoris es un pene diminuto, ¿no?

¿Qué diferencia va a haber?). Él agarra las sábanas con una mano y con la otra me sujeta la cabeza por detrás, y me obliga a metérmelo más, acercándolo al clímax. Cree que el trabajo oral va a ser lo único que consiga de mí, pero yo voy más allá. Parece alarmado hasta que la jalo para ponérmelo encima y trato de guiarle el pene hacia mi interior. Una vez que está ahí, me empuja con ansias, fuerte y muy al fondo, hasta que los dos nos venimos.

Entre otras fantasías está la clásica situación de «oficina del profesor». Mi favorita es presentarme en una reunión con mi profesor ataviada con un vestido y sin ropa interior. Me coloco su mano bajo la falda para que note que estoy desnuda para él y acabamos haciéndolo conmigo sentada en su regazo, en la silla o sobre la propia mesa.

Estas fantasías no me han provocado ningún problema en la vida real y, para ser sincera, nunca pienso en ellas cuando estoy trabajando con mi compañero. Sencillamente su existencia me deja perpleja, y tenía que compartirlo.

Blanca | Agnóstica | <49 999 £ | Gay/lesbiana |
En una relación | No

Tengo la imagen de un hombre al que apenas conozco (aunque he jurado que ya solo voy a estar con mujeres). Hace años nos veíamos menos que esporádicamente... Y, bueno, está detrás de mí, dentro de mí, entero, con las manos enredadas en mi cabello, desgarrándome y jalando. El rímel se me corre por la cara y la habitación huele a hierba de la buena y a desodorante del malo. Sigue habiendo un gramo de coca esparcido por la mesa y, al otro lado de este hombre, hay otro más, más grande, más alto, que está dentro de él, cogiéndoselo con más fuerza de la que usa él conmigo. Nada de condones, piel con piel. Estamos haciendo un sándwich simultáneo, llenos de sudor, dolor y gloria. Una cogida monumental.

Aunque hay otra fantasía más, una que incluso va en contra de cierta moral personal, algo tan secreto y tan profundo que nunca se lo contaría a nadie. Vivo a las afueras de la ciudad. Sábanas limpias, una casa limpia de barrio periférico. En esa imagen suele haber un hombre atractivo que me toca suavemente con unas manos rudas recién salidas de trabajar (como ningún hombre las tiene). Me mueve mis partes con cuidado y me dice que me quiere (lo dice de verdad) y después nos quedamos dormidos juntos (yo también lo quiero). Esta fantasía es la que me pone más cachonda. ¿Qué dice eso en cuanto a la sexualidad? ¿Y en cuanto a mí?

Blanca estadounidense | No convencional, de educación baptista sureña | <49 999 £ | Bisexual/pansexual | Soltera | No

Soy adulta, joven todavía, y he tenido relaciones sexuales con hombres y con mujeres. Mi relación con el sexo y con el género es confusa, y sigue siendo un viaje de destino cambiante. Antes soñaba con lo que quería durante el sexo, con lo que me veía haciendo y con lo que deseaba que alguien me hiciera, pero eso cambió hace unos meses después de mi primera vez. Fue con un hombre y la experiencia resultó de lo más decepcionante. Durante los preliminares estaba excitada, pero hicimos dos rondas y en ninguna sentí nada. Para sorpresa de nadie, él se vino las dos veces.

Ahora he pasado página y he encontrado a una mujer encantadora con la que llevo un tiempo hablando. Todavía no hay nada sexual, pero obviamente espero que la cosa vaya por ahí. Y en este punto es donde germina mi confusión con el género. El sexo con mujeres no me resulta nada extraño. Lo he visto muchas veces y, aunque sé que el porno puede ser falso, creo que sabría arreglármelas. No obstante, mi idea del sexo con una mujer es penetrarla con un pene. No tengo pene, y no me refiero a un dildo ni a un arnés. He intentado masturbarme con la idea de mantener relaciones con una mujer llevando puesto un arnés, pero nunca funciona igual que si me imagino con un pene acoplado al cuerpo. En mis fantasías me veo con un pene, aunque no hay ninguna otra imagen clara; por ejemplo, no estoy segura de si en esa situación soy un hombre o el resto de mi cuerpo sigue siendo de mujer. De todos modos, tengo relaciones con una mujer y me la estoy cogiendo, de forma muy brusca, con mi pene.

Todo esto me ha llevado a preguntarme si seré transgénero, aunque he llegado a la conclusión de que en mi mundo mágico calenturiento sencillamente quiero cogerme a mujeres de forma apasionada, siendo mujer, con un pene imaginario. Eso sí, me aseguraré de hacer mucho mejor trabajo a la hora de complacer a la mujer del que hizo aquel tipo conmigo mi primera vez.

Blanca neerlandesa | Atea | <15 000 £ | Bisexual/
pansexual | Soltera | No

A veces pienso en aquel chico tan dulce con el que estuve saliendo. Era francés, joven y rubio; tenía un rostro femenino y con su forma de sonreír era capaz de derretir montañas. Fue hace mucho tiempo y ya perdimos el contacto. No sé si estará saliendo con alguien o estará casado, ni qué trabajo tendrá, y tampoco tengo ni idea de dónde vive. Con el paso del tiempo me cuesta cada vez más imaginarlo; su acento y sus facciones delicadas, que tanto aprecié en otra época, se desvanecen de mi memoria y se entremezclan en un ente rubio menos definido, y lo que recuerdo de él ha mutado a una sensación de ternura.

Cuando salíamos, él tenía poca experiencia sexual y yo estuve encantada de ser su maestra. Hay una cosa que siempre quise hacer con él, pero nunca me atreví a pedírselo, y después de todos estos años sigo soñando con ello. Todo empezó durante el carnaval. Yo me estaba pintando los labios de rojo, mirándome en el espejo, y vi detrás de mi reflejo que mi cita francesa me estaba observando. «No necesitas labial para estar guapa», me dijo. Yo sonreí: los hombres siempre sienten la necesidad de dedicarle un cumplido a la chica que va sin maquillar. Pero en ese momento pensé que me encantaría pintarle los labios a él. Que cada cual imagine lo que quiera sobre lo que pasó después, pero lo que a mí más me interesa es lo que no pasó, o por decirlo de otra forma, lo que ocurrió en mi fantasía.

La cosa es como sigue: con algo de música de fondo y una copa de vino tinto, abro mi clóset para probarme diferentes modelitos, para mí y para mi cita. Por supuesto, solo tengo ropa de mujer, pero como es carnaval él me sigue el juego. ¿Una falda? ¿O esos tacones? Intento convencerlo de que elija algo entre mi selección de prendas, desde el negro con lentejuelas hasta el amarillo. Algo picante, algo corto, algo femenino. Por favor. Una vez que ha elegido, yo me pongo también mi selección: un arnés con un dildo que había comprado mucho antes y que estaba ahí triste, sin usar. Entonces le hago el amor a mi chico francés desde un ángulo distinto. Sí: lo empujo sobre la cama, le levanto la falda... Me imagino entrando en él, con la misma delicadeza con la que me había entrado él antes, me imagino susurrándole palabras francesas de amor, acariciándole la piel sedosa y blanca. Podría pasarme horas tocándole el cabello rubio, el cuello fino, el jugoso agujero del culo. Y, por encima de todo, me gustaría hacerle lo que me han hecho a mí los hombres, como una especie de reciprocidad, para experimentar el otro lado.

Blanca | Atea | <15 000 £ | Heterosexual | En una relación | No

Mi fantasía sexual mejor guardada y más secreta lo es solo porque al contársela a alguien resultaría vanidosa. No obstante, no es eso para nada; sencillamente lo abarca todo. Por eso me emociona tanto decirla por fin en alto: mi mayor fantasía sexual, la más secreta, soy yo misma. Hace unos años tuve un sueño lúcido muy vívido. Estaba en una reunión de negocios formal, en un hotel. Corría la bebida, y la gente estaba frita por enrollarse. En el sueño volvía sola a mi habitación, después de haberme rendido en la tarea de encontrar a alguien que llevarme conmigo, algo que me pega mucho en la vida real y que sirvió para reforzar la lucidez del asunto. Mientras me preparaba para acostarme llamaron a la puerta. La abrí y delante de mí, de pie, estaba yo. No era una gemela, tampoco era un clon. Era yo misma. Pero al otro lado de la puerta también estaba yo. Y entonces me hice pasar y me senté en la cama, a mi lado. Me resultaba bastante encantadora, como era de esperar. Me besé en la boca, me besé en el cuello. Me toqué en todos los sitios pertinentes con el vigor y la lujuria debidos. Llegado ese punto, no había manera de diferenciar cuál de mis versiones era la de la puerta y cuál la que estaba primero dentro de la habitación. Las dos eran yo, aunque fuera una única persona. Sentía todas y cada una de las cosas que me hacía como la que daba y como la que recibía. Me arrancaba la ropa y descubría que tenía un pene precioso y firmemente erecto, pero también una vagina deseosa; cada una de las dos tenía una cosa, pero se intercambian. Acostaba a mi otro yo en la cama de un empujón, como un animal hambriento, y devoraba hasta el último pedazo, chupando hasta los huesos. Podía penetrarme y sentir cómo era estar dentro de mí, al tiempo que disfrutaba de todo lo que ya sabía. Los suspiros y gemidos eran extraños e inquietantes, pues eran sonidos que hasta ese momento solo había oído en mi cabeza. Me hacía el amor con suavidad y con pasión, y me cogía con brusquedad, y me asfixiaba y me jalaba del cabello. Gritaba pidiendo más. Me decía: «Más lento». Me pedía acelerar... Pero no hacía falta decir nada. Ya lo estaba haciendo y era exactamente lo que quería. Estaba de pie contra la pared. Estaba en el suelo, la alfombra me rozaba, me daba la vuelta y me entraba muy hondo y muy fuerte desde atrás. Dolía pero era impresionante. Era más que impresionante, era sobrenatural. Al venirme, ni siquiera sabía qué hacer. Era mágico tener dos orgasmos simultáneos.

Intenté desentrañar este sueño, convertirlo en una metáfora. Pero es lo que es y nada más: ser capaz de ser quien eres y de recibir justo lo que quieres. Sentir lo que estás dando y no solo lo que recibes. Mientras estoy haciéndome el amor en esta fantasía, todos los pasos que doy son perfectos. Cuando le hago el amor a mi pareja en la realidad, le hago a él lo que querría que me hicieran a mí. Si le satisface, siento envidia. Quiero saber lo que siente. Quiero saber si las emociones que envuelven a nuestro encuentro amoroso o a nuestro sexo son las mismas o no. Da igual si lo son. Solo quiero el conocimiento, la sensación. Mi fantasía secreta definitiva es ser la otra persona y a la vez yo.

Blanca estadounidense | Pagana/budista | <100 000 £ | Bisexual/pansexual | En una relación | No

Descubrí que soy bisexual más tarde de lo deseable, y tengo mayor tendencia a sentir atracción por las mujeres. Me casé con un hombre antes de permitirme a mí misma conocer más a fondo mi sexualidad. Además, era virgen cuando empezamos a salir y solo he intimado de verdad con él. Me pongo más cachonda con las formas femeninas que con las masculinas, me masturbo fantaseando que estoy con una mujer y prefiero el porno entre mujeres a los encuentros heterosexuales. Agradezco mi rico mundo interior, porque puedo fantasear con algo que quizá nunca tenga la oportunidad de experimentar en la vida real.

No obstante, lo complicado es que a veces me entristece o me deprime asumir que quizá nunca en la vida podré intimar con otra mujer. A menudo esta constatación me asalta mientras lo estoy haciendo con mi marido. Por ejemplo, si me chupa los pechos intento imaginar a una mujer haciéndolo. En ocasiones mi cerebro coopera y me permite experimentar placer con la fantasía y con el acto en sí, en sincronía; pero otras veces mi cabeza me saca por completo del momento y del estado mental erótico. Por ampliar el ejemplo anterior, me molesta muchísimo pensar que seguramente nunca vaya a chuparle los pechos a otra mujer. Me muero por saber qué se siente al meterse el pezón de una mujer en la boca o al hundirle la lengua en la vagina. Quiero pasar las manos por unas curvas suaves mientras tengo la cabeza anidada entre sus piernas y le doy placer sexual a esa otra mujer. En la cama no soy tan aventurera, aunque creo que lo sería si estuviera con una mujer. Cuando mi marido expresó su deseo de incluir juegos anales, acepté reacia y le permití que me comiera el culo y me lo cogiera con los dedos. Me pareció muy estimulante y disfruto participando de eso cuando soy la receptora. No siento deseos de actuar con reciprocidad con mi marido y él lo entiende, y se contenta con que lo disfrute cuando me lo hace. Poco después de introducir eso en nuestros juegos sexuales, tuve la misma constatación repentina de que probablemente una mujer nunca vaya a darme placer así. Entonces me llegó otra desalentadora epifanía: si tuviera la oportunidad, sin ninguna duda me implicaría en el sexo anal consensuado (darlo y recibirlo) con otra mujer usando juguetes, pero en mi caso la idea de hacerlo con un hombre no funciona. Creo que sería más expresiva en mi amor y mi afecto si mi pareja fuera una mujer. Quizá tuviera una actitud totalmente distinta respecto al sexo si no me hubiera comprometido con un hombre tan pronto en la vida. La mayoría de mis fantasías gira en torno a una personalidad alternativa, en la que soy libre de explorar deseos sexuales con quien yo elija. Y estoy convencidísima de que elegiría a mujeres antes que a hombres la mayoría del tiempo si tuviera la libertad de hacerlo. Esto me lleva a un panorama bastante desolador con respecto a mi futuro romántico y sexual.

Confieso que también fantaseo con divorciarme de mi marido para sentir ese tipo de libertad, pero sigue siendo eso: una fantasía. Fantaseo asimismo con ser viuda. En realidad no quiero perder a mi marido, pero a veces pienso en un futuro en el que él ha muerto y yo sigo siendo hasta cierto punto lo bastante joven o físicamente capaz para tener actividad sexual. Sueño con cómo sería coquetear sin reparos con una mujer o tener una cita con una, y a menudo fantaseo con enrollarme con otras mujeres. ¿Cómo sería tener un encuentro sexi de una noche? Quiero experimentar numerosos aspectos de una relación lesbiana, pero quizá nunca vaya a estar en posición de hacerlo. Como resultado, mis fantasías están salpicadas por una nostalgia muy concreta, por el anhelo de un camino que no sabía que existía cuando era más joven. El acto de fantasear me resulta complicado y agridulce, aunque también forma parte de mi identidad. Prefiero desde luego saber estas cosas sobre mí que no saberlas. Eso me permite comprenderme a un nivel más profundo y compasivo, y para mí es importante, pues me veo sumida en una vida que ahora mismo no habría elegido.

Italiana y portuguesa estadounidense | Atea (educación católica) | <100 000 £ | Bisexual/pansexual | Casada/ en una unión civil | Sí

MÁS, MÁS Y MÁS

«¡Soy un terminal de placer! Se van turnando conmigo y juegan con mi boca».

Tal y como cantaba la artista británica de *music-hall* Marie Lloyd: «Un poco de lo que te gusta siempre sienta bien». Bueno, de «un poco» nada: parece que muchas mujeres del mundo se excitan con la idea de tener «un mucho» de lo que les gusta.

Nos llegó una cantidad enorme de fantasías protagonizadas por tríos de tres o más personas (y más y más), en todas las combinaciones imaginables de identidades de género, tantas que superaron en número cualquier otra temática de este proyecto. ¿Surgirá este interés hacia parejas múltiples de un deseo por revitalizar el sexo en el seno de parejas que llevan mucho tiempo juntas, por recuperar parte de la insaciable excitación de un nuevo amante? ¿Será quizá una expresión del anhelo de jugar más allá de los confines de una relación estable —sin celos ni repercusiones—, de experimentar y descubrir? ¿O nacerá de un deseo por vivir una experiencia sexual que sea sencillamente más: más cuerpos, más deseo, más sensación, más gratificación?

Cuando estaba grabando *The Crown*, serie en la que interpreté el papel de la primera ministra Margaret Thatcher, me enviaron un *fanfic* erótico en el que aparecían la señora Thatcher, el líder laborista Neil Kinnock y el presidente soviético Mijaíl Gorbachov. Como es lógico, quedé impactada al ver que esa situación de fantasía pudiera resultarle remotamente estimulante a alguien. Sin embargo, al igual que con otros *fanfics* de sexo en grupo sobre los que me han advertido a lo largo de los años (en especial los protagonizados por mi personaje de la agente Scully, emparejada con el agente Mulder y el director del FBI Walter Skinner), sé que ahí fuera existe un universo muy vivo en el que la gente dedica su vida entera a crear estas fantasías, sorprendentes cuando no desconcertantes, y a compartirlas en foros públicos. Como todo en la vida, «para gustos, los colores».

Las fantasías múltiples de algunas mujeres giran en torno a personas que conocen: su pareja y un amigo, una serie de antiguos amantes que conocen bien su cuerpo y que saben cómo ponerlas cachondas, vecinos incluso... Para otras, el disfrute de una fantasía múltiple está en que puede desarrollarse en cualquier parte, y con cualquier persona: en un monasterio dando placer a los monjes, o en una especie de comuna particular en la que todos los hombres tienen tres esposas. Hay mujeres para las que el sexo es un fin en sí mismo, aunque para otras forme parte de un estilo de vida poliamoroso, como una que dice: «Quiero tener múltiples maridos que se conozcan entre ellos y se caigan bien. Quiero que ellos tengan otras esposas. Nadie es dueño de nadie».

Los seres humanos somos una de las pocas especies que tiene como norma la monogamia. Este aspecto puede cambiar inevitablemente y hacer disminuir el deseo sexual con el tiempo; la familiaridad y la repetición llegan a fomentar la intimidad, la ternura y los cuidados, pero no siempre cultivan el erotismo, que sí prospera con lo nuevo y lo inesperado. La inyección de novedad que ofrece el sexo en grupo resulta perfecta para la fantasía y tiene un historial de largo recorrido. Aquí encontramos un apetito insaciable y una búsqueda eterna del orgasmo. Si bien la vida moderna puede parecerse a una rueda de hámster en constante movimiento hacia el progreso, para conseguir más éxito, dinero o estatus, en estas fantasías el placer es el objetivo en sí mismo. Como explica una mujer: «Cuando estoy en una reunión aburrida o a veces en el autobús, desaparezco en mi vida de fantasías obscenas y me encuentro a millones de kilómetros, donde me cogen sin parar». La idea del placer por el placer esconde un elemento liberador y puro, y estas fantasías representan una oportunidad inusual de estar presente de forma plena e intensa en ese momento de exquisito placer.

Por fuera soy una mujer desaliñada de cincuenta años con problemas de sobrepeso. Llevo una vida común y corriente y tengo los intereses y *hobbies* típicos de una señora estadounidense de mediana edad. Mi vida sexual actual refleja la triste trayectoria de numerosos matrimonios que llevan mucho tiempo juntos. El sexo es poco frecuente y, cuando lo hay, es como si mi marido se hubiera olvidado por completo de lo que es un preliminar. Es impotente y la medicación ayuda poco, así que me quedo siempre hambrienta de penetración. La idea de que seguramente nunca vaya a tener de nuevo una gran experiencia sexual me deprime tanto que me evado de la realidad. La gente quizá se sorprendería si viera mi animada vida de fantasía, y pensarlo me hace sonreír.

En mi mente no me lamento por mi figura entrada en años y robusta; por el contrario, soy joven y tengo curvas, unos pechos firmes y piernas largas. Guapa y sexi. Mi alter ego no se avergüenza ni esconde su libido ni sus deseos ante nadie. No hay acto ni pareja que queden vedados. A través de ella sacio mi apetito sexual y me entrego a un sexo increíble con hombres atractivos cuyo único deseo es complacerme. En mi mente me penetran sin parar y, en cierto modo muy mínimo, eso compensa lo que me falta en la realidad.

Mi fantasía más básica es estar en una fiesta sexual, en un *gangbang* con un grupo de hombres: todos los pitos duros que puedo manejar, sin periodos refractarios y, desde luego, sin impotencia. Me encuentro en una casa grande y preciosa por la que se pasean hombres y mujeres, algunos escasos de ropa, otros desnudos, todos con máscaras. La iluminación es tenue y el ambiente huele a incienso y a excitación femenina. Gemidos y suspiros de placer se convierten en la música de fondo. Llevo puesto un salto de cama sobre un camisón sugerente y algo de lencería negra, encaje y satén que se aferran a mis curvas, y el cabello largo me cae por los hombros. En este escenario, los hombres son todos grandes, miden más de uno ochenta y están musculosos, y tienen unos pitos gigantes. Estoy acostada en una cama y se disponen en un círculo a mi alrededor. Con las suaves manos me tocan el cabello, los pechos, la panocha. Un hombre me dedea mientras le chupo la verga a otro; alguien ha bajado a comérmela y yo se las estoy jalando a otro par. Un hombre atractivo se echa sobre mí y me acaricia la cara, y luego me besa; su lengua danza sensualmente con la mía. Por fin, cuando estoy tan excitada que casi no puedo soportarlo, uno de los hombres me abre las piernas y lentamente me mete el pito, una cosa gigante. Me empuja lánguido al principio y me estremezco al sentirlo dentro de mí dándome en todos los sitios oportunos. Los otros hombres me acarician el cuerpo y me besan por todas partes, y se turnan para ponerme por delante la verga y que se la chupe, y cada pocos minutos complazco a uno nuevo. El hombre que me está cogiendo gime por la excitación y me dice lo rica que es mi panocha, mientras me agarra los muslos y me acerca más a él, tratando de llegarme todavía más al fondo. Sus quejidos se hacen más fuertes, empieza a sacudirse y se viene dentro de mí con unos chorros largos y cálidos. Noto que se me escurre su cálido semen, que me baja hacia el culo. Cuando ha recobrado el aliento, se sale de mí y se aparta.

Otro hombre ocupa su lugar, me abre las piernas de un empujón y se me mete. También tiene un pito enorme, aunque es distinto al del hombre anterior, y me deleito con las sensaciones únicas de su erección acariciando los rincones y huecos de mi panocha. Me penetra con tal fuerza que me voy subiendo por la cama y tiene que arrastrarme de vuelta, jalándome de los muslos. Quiero venirme, se lo digo, y me pone el pulgar en el clítoris y me lo frota en círculos. El sonido de mis gemidos ahoga sus gruñidos por el esfuerzo. Subo la montaña hacia ese precioso lugar de luz, paz y éxtasis, y él viene conmigo. Llego a la cima y grito, convulsionando alrededor de su verga mientras vuelo con mi orgasmo. Cuando estoy empezando a bajar, me saca el pito de la panocha y se toca, y se me viene encima de los pechos con unos hilos densos y blancos.

Cuando recobra el aliento se aparta a un lado y deja pasar a otro hombre entre mis piernas, y después de que se venga adentro hay otro esperando en la fila, y luego otro, y otro, y el sexo empieza una y otra vez. La fila de hombres es larga y nunca tengo que esperar más de un minuto a que me llene otra verga enorme.

Estos hombres y sus preciosos pitos me llegan cuando uso el vibrador y cuando estoy intentando hacerlo con mi marido, pero también hacen apariciones frecuentes en otros momentos. Cuando estoy en una reunión aburrida o a veces en el autobús, desaparezco en mi vida de fantasías obscenas y me encuentro a millones de kilómetros, donde me cogen sin parar. Así que la próxima vez que veas a una mujer normal, grande, de mediana edad, no le quites el ojo tan rápido ni des por hecho que lleva una vida común y aburrida. A lo mejor es así, pero su yo interno quizá sea tan salvaje y libre como el mío, repleto de cuerpos lujuriosos y sudorosos y de infinitas fantasías.

Blanca estadounidense | Bruja | >100 000 £ |
Heterosexual | Casada/en una unión civil | No

Mi fantasía no es ningún secreto. Quiero tener múltiples maridos que se conozcan entre ellos y se caigan bien. Quiero que ellos tengan otras esposas. Nadie es dueño de nadie. Nadie está obligado a quedarse. Todo el mundo se siente lo bastante seguro para ser sincero. La amistad es el primer compromiso; el afecto sexual crece de ese respeto mutuo. Compartir el afecto en vez de acapararlo provoca que haya más amor para todo el mundo. La energía sexual puede ser la más sanadora.

Otra/mestiza | Iglesia del Arte Estadounidense |
<15 000 £ | Poliamorosa | En una relación | Sí

Como una de tantas en un mar de mujeres transgénero, me he dado cuenta de que la terapia hormonal tiene un efecto enorme sobre nuestros impulsos sexuales. En esencia, fuerza a nuestro cuerpo a pasar dos veces por la pubertad, con todo lo que eso conlleva. Personalmente, durante la terapia hormonal experimenté una especie de segundo despertar en cuanto a fantasía e impulso sexuales. Pasé de encontrarme a gusto con la idea de pensar en hombres a sentir un deseo excesivo y pleno por su aparato sexual y por los maravillosos fluidos que generan. La mayoría de mis sueños giraba en torno a múltiples tipos a la vez. A veces hasta SIETE. ¡SIETE! No era algo a lo que estuviera acostumbrada: pasé de ser una persona apacible a alguien que quería acabar pareciendo un rol de canela todos los días, con extra de glaseado.

Blanca estadounidense | Agnóstica | <15 000 £ | Bisexual/
pansexual | En una relación | No

En mi fantasía llevo un estilo de vida glamuroso similar al de mi bisabuela. Soy una joven rebelde neoyorquina muy dada a la exploración sexual en los años treinta. Una cantante de renombre en un bar clandestino. Incumplo todas las normas que se esperan de mí como mujer en esa época. Soy descarada y segura de mí misma, complicada y enigmática. Exudo sensualidad con mis vestidos de terciopelo color rubí y mis perlas relucientes, y mi voz seductora cautiva a los clientes habituales que vienen por mí y solo por mí. Acabo mi actuación y una pareja atractiva me propone invitarme a una copa, aunque las copas me las paga la casa, así que pido una ronda para los tres. El hombre es agradable, de trato fácil y sereno, con el cabello oscuro y bien peinado y mucho estilo para vestir. La mujer es tímida y está intimidada. Quizá se sienta deslumbrada. A lo mejor se está preguntando si es suficiente para mí. Me llevo a la pareja por la escalera de caracol a mi departamento, donde los tranquilizo diciéndoles que la ropa en la piscina climatizada es opcional.

Nos damos un chapuzón juntos y disfrutamos de la compañía mutua, y la mujer admite que siempre ha pensado en besarme. Me lo dice mientras nuestras piernas se entrelazan y la complazco con la presión de mis labios. El hombre está eufórico con el rumbo que va tomando la noche, pero no se le permite tocar hasta que yo lo diga. Nos sirve más vino, y la esposa y yo bailamos lento bajo una iluminación sombría con música de Ella Fitzgerald, todavía desnudas y goteando por el agua de la piscina. El hombre observa mientras respira hondo, desesperado; alargo la mano hacia él y entonces se acerca desde detrás de su esposa y empieza a mecerse con las dos. La esposa tiene muy poco interés por él, dado que su atención está centrada exclusivamente en mí. Seguidamente pasamos a la sala, donde mi colección de cuadros, máscaras y esculturas rodea una chimenea enorme. Nos acurrucamos bajo unas mantas y nos calentamos junto al fuego, y el hombre pregunta si puede acariciarme la espalda. Acepto y, mientras lo hace, la mujer comienza a besarme y a lamerme los pechos. Me da unos mordiscos suaves y me chupa hasta un punto que lo noto en la entrepierna. Me baja besándome hasta el centro del vientre y hasta la vulva y, mientras tanto, el hombre se ocupa de mis pechos y continúa con el masaje. Le noto el pito restregándose contra mí, pero no se ha ganado aún poder cogerme. Le digo que baje a comérselo a su esposa y lo hace para que yo lo vea. Los ojos de la mujer no se apartan de mí en ningún momento, ni siquiera mientras se viene. Dice que me desea solo a mí, así que me pongo encima de ella y dejo que me coma la panocha mientras le chupo la verga al marido. Cuando lo tengo al borde del orgasmo, me lanza al sillón y me coloca las piernas sobre sus hombros. Me entra con facilidad y me penetra hasta que casi exploto con el poder de su pito. Cuando se viene lo oigo. Su eyaculación es música para mis oídos. La mujer está llorando por la belleza de haber visto a su esposo cogerme sin medida. Impresionada y temblando de placer, me cubro con una bata lujosa y les ofrezco galletas saladas y unas salsas para untar y compensar el vino. La pareja es amable y quiere quedarse, pero no puedo comprometerme con su amor. Desde luego, los volvería a ver, aunque hay más fans que buscan mis afectos. Hasta que no llegue alguien que me dé motivos para devolverle amor, seguiré siendo libre y esquiva, compartiendo mi cama extragrande solo con mis muchos amigos felinos, que ocupan su espacio.

Rusa-judía estadounidense | Pagana | Bisexual/
pansexual | Soltera | No

Tengo veintitantos años y sigo siendo virgen, algo de lo que a veces me avergüenzo bastante, porque parece que todo el mundo ha vivido su primera vez en la adolescencia. En cualquier caso eso no significa que no sea una criatura sexual, ni que no haya tenido orgasmos nunca. Mientras me doy placer a mí misma, tengo fantasías sexuales, a veces con mujeres, otras con hombres, en ocasiones incluso con ambos. Así que de momento mi vida sexual consiste básicamente en fantasías. Me siento extremadamente insegura con mi aspecto y no estoy cómoda conmigo misma, para nada. Quizá sea demasiado brusco decir que odio mi cuerpo, pero desde luego estoy cerca. Supongo que ese es el motivo exacto por el que aún no he mantenido relaciones sexuales: si no soy capaz de apreciar mi cuerpo ni de sentirme bien con él, ¿cómo voy a ser capaz de creer que otra persona lo encuentre atractivo o incluso sexualmente seductor?

Mis fantasías siempre giran en torno a conocer a alguien a quien le guste de verdad, con todas mis marcas, mi celulitis, mis estrías, la piel suelta... Alguien que me haga sentir atractiva y sexi, que me permita olvidar mis inseguridades. En una fantasía me reúno con una pareja encantadora en un hotel espléndido y acogedor; no los conozco de mi vida cotidiana ni nos hemos visto nunca antes, pero todos queremos probar algo nuevo sexualmente hablando. Cuando los veo por primera vez, me quedo asombrada. Tienen más o menos mi edad, quizá algo mayores. Él es alto, deportista, aunque no está demasiado musculoso, y tiene los ojos cafés verdosos y el cabello corto, rubio oscuro. Ella es menuda, delgada, pero muy femenina, con grandes ojos azules y el cabello rubio y largo. Una de esas parejas en las que no puedes evitar fijarte cuando te las cruzas por la calle. Sin embargo, de inmediato me siento más atraída por la mujer, por su seguridad en sí misma, su elegancia y su feminidad. Tras tomar una copa en el bar del hotel para romper el hielo, subimos a nuestra habitación, los tres apretujados en aquel ascensor estrecho... Noto que mi excitación va en aumento al ver más de cerca a la mujer; su nariz elegante, esos labios tan besables. Y huele de maravilla. Me doy cuenta de que la estoy mirando fijamente y me retiro un poco, pero me sonríe, se me acerca y me besa, apretando sus labios suaves con delicadeza contra los míos; tienen un magnífico sabor dulce, ligeramente parecido al de la copa que se acaba de tomar. Podría quedarme así para siempre, explorándonos la boca la una a la otra, pero el ascensor hace *clinc* y recorremos el pasillo hasta nuestra habitación. Tengo las piernas un poco débiles y el corazón me late a mil por hora. Parece que andamos kilómetros hasta llegar. En cuanto cerramos la puerta, la mujer y yo nos besamos más apasionadamente, olvidando durante un momento todo lo que nos rodea, incluso que el hombre nos está observando. De todos modos, hemos planeado algo distinto para esa noche. Siempre he fantaseado con que alguien me mire mientras lo hago, y he fantaseado con mirar a una pareja.

Hay una cama de tamaño extragrande, enorme, un sillón y una mesa en la esquina de la habitación. Me siento en el sillón y, mientras observo cómo se besan con pasión y cómo se desvisten lentamente el uno al otro en la cama, no puedo evitar tocarme bajo la ropa. Ella está encima, asumiendo el control, y eso me prende muchísimo. Cuando están a punto de alcanzar el clímax, el corazón me late más y más rápido por la calentura y la excitación.

Seguidamente le cambio el sitio a él. La miro, desnuda y sin aliento, brillando pero de verdad. Muy segura de sí misma y muy satisfecha con su cuerpo. Me sonríe, feliz y seductora, y luego me besa. Con pasión. Me quita la ropa y quiero quedarme ahí para siempre, en esa habitación, en ese momento, besando a esa mujer preciosa. Ni siquiera me percato de que el hombre está sentado en el sillón, observándonos. Ella se detiene un momento para mirar mi silueta desnuda con una sonrisa suave en la cara y deseo en los ojos. Luego me jala hacia ella y seguimos besándonos, apretándonos cada vez más, tocándonos, explorando nuestros cuerpos con manos y bocas, dejándonos ir por completo, aprendiendo con rapidez lo que le gusta a la otra, pulsando justo las teclas correctas. Juego con ella y ella conmigo, nos damos placer y tenemos unos orgasmos maravillosos juntas. Me siento comodísima conmigo misma y soy capaz de abandonar por completo toda la vergüenza. Tengo seguridad en mí y la capacidad para pedir lo que necesito y lo que quiero, sexualmente y en todos los demás sentidos. Mi cuerpo parece estar ardiendo y siento que podría volar.

Blanca alemana | Agnóstica | <15 000 £ | Bisexual/
pansexual | Soltera | No

Mi fantasía es que los vecinos nos invitan a su casa a mi marido y a mí. No son nuestros vecinos de verdad, sino unos imaginarios. Bebemos y picamos algo y luego nos dicen que quieren hacer un trío conmigo. Me apunto y empiezo a besar a la mujer mientras el marido nos observa. Mi esposo parece que se ha ido, así que pongo manos a la obra con la mujer y luego con el marido. Nunca he hecho un trío ni creo que lo vaya a hacer porque ya tengo más de setenta. Pero, bueno, una fantasía es otra cosa.

Blanca australiana | Judía | >100 000 £ | Heterosexual | Casada/en una unión civil | Sí

De pequeña me atraían sexualmente los chicos pero nunca hice gran cosa porque vivía en un hogar muy estricto. No obstante, eso me dio tiempo para pensar en cómo quería que fueran mis relaciones sexuales. Quiero que mi hombre me despierte y me toque el cuerpo lentamente y me diga lo guapa que soy. Que me bese el cuello mientras se restriega contra mí. Pero al mismo tiempo ansío besar a una chica y tijerear con ella mientras mi hombre se masturba. Quiero un trío, aunque no quiero compartir la verga de mi hombre. Quiero comérsela a una chica mientras me la comen a mí. Quiero que ella me toque por todas partes mientras la verga de él está dentro de mí, solamente. Quiero tijerear con ella mientras uso un vibrador conmigo misma para venirme y mi hombre eyacula a un lado. Quiero que me compartan, pero yo no quiero compartir.

Hispana mexicana | Heterosexual | En una relación | No

Una de mis fantasías favoritas que siempre consigue ponerme a tono consiste en que me seduce una pareja de lesbianas. Hace muchos muchos años una pareja muy atractiva y muy sexi me echó los perros en la pista de baile. Yo había ido a una fiesta muy sofisticada y terminé apartándome de mi novio y bailando con desconocidos, y antes de darme cuenta esas dos mujeres tan espléndidas empezaron a moverse conmigo. Sus intenciones estaban bien claras y, si hubiera sido más valiente y aventurera, y si no hubiera tenido novio... Quién sabe. A lo mejor las habría seguido a casa. Desde entonces, cuando estoy sola tocándome o tengo la cabeza de mi pareja entre las piernas, fantaseo con lo que habría ocurrido.

La cosa comienza estando todavía en la pista de baile, rodeadas de cuerpos sudorosos que se mueven todos a un ritmo sexi. Una de las mujeres está detrás de mí, tiene el cuerpo entero pegado contra el mío y el aliento cálido en mi oreja. La otra me frota la entrepierna con el trasero, bien firme, siguiendo el ritmo. Dos pares de manos me sujetan las caderas y nos movemos como una sola.

La morena susurra algo sobre irnos de allí y me agarra de la mano. Alargo el brazo para tirar de la rubia y nos abrimos paso hacia la salida y la camioneta que tienen afuera estacionada. Nos colamos en el asiento delantero (de esos largos, corridos) y, mientras una de ellas conduce, ambas me tienen puesta una mano en algún sitio, me acarician, juegan conmigo. Estoy nerviosa. Excitada. Qué calor. ¡Dejé a mi novio en la fiesta! Ya en su casa charlamos un poco, la morena me trae una copa y, después de dármela, se acerca a mí y aprieta sus labios contra los míos. Estamos en mitad de la sala y nos besamos, con suavidad al principio, casi de forma casta, y luego más hondo, más rápido, más calientes. Nos exploramos el interior de la boca con la lengua, con las manos estudiamos las curvas de la otra. Me doy cuenta de que ha empezado a sonar jazz, las luces se han atenuado y entonces... Se nos une la rubia. Me quita la copa de la mano y se aprieta contra mí desde atrás, me agarra por la cadera y me pone los labios en la nuca, mientras sus dedos me recorren lentamente el culo, me sube poco a poco la falda y se abre paso por mis pantis. Estoy empapada.

Me gime en el oído y me cuela un dedo muy dentro, y luego se agacha hasta enterrarme la cara en el culo. Noto su aliento cálido que me traspasa el vestido veraniego, y el dedo que me entra y me sale conforme muevo las caderas. Entretanto, la morena, que se ha estado dando un banquete con mi cuello, me baja hacia los pechos y con la lengua me lame los pezones. Me flaquean las rodillas. Juntas, me bajan las pantis hasta el suelo y me colocan de rodillas. La rubia se me pone abajo y se lleva mi vulva a la boca. Estoy muy cerca de venirme. Con una lengua caliente y suave me lame delicadamente y se mueve dentro de mis labios a ritmo de latido. La morena me repasa los pechos, el cuello y la boca, mientras usa los dientes para morderme con suavidad aquí y allá, y yo me doblo, gimo, me retuerzo y me vengo con más intensidad que en toda mi vida.

Blanca estadounidense | Ninguna | Pansexual | En una relación | Sí

En mi fantasía, unos monjes me han acogido en un monasterio aislado. Al ser la única mujer que hay, paso a participar felizmente en muchas actividades. Algunas las ordena un monje viejo que parece ser el líder. Tengo tareas domésticas que hacer en el edificio viejo de piedra que compartimos. Quiero que todos los miembros (atención: juego de palabras) estén contentos y, por su parte, todos ellos se ocupan de mi felicidad. Cumplo con mis «obligaciones» diarias, entre las que está hacerle una felación a cualquier monje que se cruce conmigo en el pasillo, y despertarlos a todos por la mañana colocándome encima de su cara o de su pito ansioso. Me aseguro de que haya variedad en nuestras «actividades» diarias y, al final del día, entretengo al abad con los relatos de lo que hice. Él me masturba mientras se lo cuento y mi orgasmo es el culmen de una fantasía muy disfrutable.

Blanca canadiense | Atea | <49 999 £ | Heterosexual |
En una relación | No

Mi fantasía se activó durante un viaje de chicas; una despedida de soltera, para ser exacta. En el aeropuerto estábamos todas entusiasmadas con la idea de que en ese viaje «todo valía», dado que técnicamente aquella era la última vez que la futura esposa podía divertirse legalmente y sin repercusiones. Cuando subimos al avión camino de Marrakech, con dos copas de vino ya encima, supe que sería un viaje para el recuerdo. Creo que fue el cuarto día cuando la diversión empezó a agotarse. Lo habíamos hecho todo (emborracharnos bebiendo nuestro peso en alcohol, bañarnos desnudas en la playa, compartir nuestras historias sexuales más locas, mandar mensajes borrachas a exligues) y para entonces nos habíamos quedado sin ideas para «superarnos a nosotras mismas». No estoy segura de quién lo sugirió, pero empezó a circular la posibilidad de ir a una fiesta sexual. «Solo para mirar, claro». «Solo por curiosidad, claro». Así que nos pusimos a investigar y encontramos el equivalente en Marrakech del barrio chino. Cuando llegamos se respiraba una sensación de escándalo y de tensión en el ambiente. Resultaba emocionante, pero muy ajeno, y ninguna de nosotras sabía cómo actuar. Nos quedamos allí sin movernos; solo nos permitíamos explorar el lugar con la mirada. En secreto, todas estábamos esperando a que alguien tomara alguna iniciativa, pero nadie hizo nada. En las habitaciones privadas había sobre todo hombres dándose placer entre ellos. E incluso a las mujeres que andaban por allí parecía que las habían agarrado para complacer a otro hombre. Así que volvimos a casa. Sin embargo, yo no podía dejar de pensar en lo que había visto en esas habitaciones. Descubrí de pronto que deseaba que las cosas hubieran sido distintas, que hubiera habido más mujeres. Que alguien nos hubiera recibido en la puerta y nos hubiera dado la bienvenida a quienes llegaran de nuevas, con nervios. Que hubieran ofrecido juguetes esterilizados a las personas más vergonzosas. Hasta que, al final, creé en mi cabeza una fantasía en toda regla.

Desde aquella noche tengo la fantasía recurrente de abrir mi propio negocio de mazmorras sexuales para despedidas de soltera. Tengo todos los detalles perfilados. Anunciaría el evento como explícitamente destinado a grupos, y me aseguraría de saber las edades y de tener todos los consentimientos. Recibiría a las invitadas con normalidad, le ofrecería a todo el mundo una copa y quizá una boa de plumas para crear buen ambiente. Luego dirigiría a la novia a una habitación privada y le diría que el grupo le había contratado un masaje. La masajearía yo misma y, al final, le preguntaría si quería que fuera más allá. Estaría equipada con toda clase de juguetes y me aseguraría de que recibiera su final feliz. Después, todas las personas de la despedida tendrían la posibilidad de vivir la experiencia de mi sala privada, mientras las demás seguirían bebiendo y pasándosela bien en la sala principal. Sería una noche de éxtasis absoluto para todo el mundo, una celebración del placer de las mujeres. Habrá quien se pregunte por qué esto es una fantasía para mí. Bueno, me supondría una gran satisfacción dar placer a todas esas mujeres y, sinceramente, que me pagaran por hacerlo. Si alguna de las mujeres quisiera ir un paso más allá sin los juguetes, la complacería con gusto.

Negra caribeña británica | Agnóstica | <49 999 £ |
Heterosexual | Soltera | No

Pasaron años hasta que me permití a mí misma tener fantasías durante el sexo. Décadas, de hecho. En todo ese tiempo sentía que cualquier fantasía era una deslealtad hacia el hombre con el que estuviera, así que de manera consciente silenciaba incluso el primer indicio de que mi imaginación se fuera a otra parte. No obstante, cuando ya tenía más de sesenta años, empezó a surgirme una fantasía constante. Era curioso porque mi marido siempre estaba en ella, además de otros dos hombres que son muy amigos y que sé que me aprecian de verdad. En esa fantasía, los tres me tocan y me dan amor por todas partes, todo a la vez: con la lengua, el pene, las manos, el cuerpo, me acarician, me penetran, me estimulan y me dan placer. El impacto colectivo de su alegre colaboración es que me siento hermosa y adorada, de arriba abajo. ¡Sin culpas! De niña no me sentía ni querida ni valorada, y de adulta he batallado contra esos retos de autoestima. Con setenta y dos años me siento revitalizada y enriquecida por tres hombres magníficos, sin ningún rubor, que me quieren por todas partes, con entusiasmo, de manera exquisita y simultánea.

Blanca estadounidense | Judía | >100 000 £ |
Heterosexual | Casada/en una unión civil | Sí

La fantasía comienza como quiero que termine: estoy en la cama, dormida, con lo mejorcito de mis amantes del pasado, los respetuosos, los buenorros, los que saben lo que me gusta y cómo dármelo. Son unos hombres guapísimos, de verdad. Hay unos quince o así, quizá más. Uno de ellos me despierta acariciándome las pantis por encima de la vulva y sus dedos me apartan la ropa interior a un lado y me abren los labios para palpar mi humedad. Veo en la semiclaridad lo excitado que está por mí, por mi cuerpo, por mi presencia. Me meto los dedos y se toca al mismo tiempo. Lentamente, los demás se despiertan poco a poco, como leones que observaran adormilados a la presa que saben que devorarán luego para cenar, y disfrutan del espectáculo. Uno trae un trozo de cuerda y me ata las piernas juntas hasta la altura de las rodillas, con lentitud y respeto. Veo lo dura que la tiene, cuánto placer le da ese momento. Noto la cuerda apretada en mi piel mientras otro se está dando un banquete conmigo, con mi panocha, con mi culo. Aplaca su sed conmigo.

Me paso los dedos por los labios para enseñarles lo suaves que los tengo y cuánto desearé tener sus falos entre ellos después. Estoy atada pero soy yo la que tiene el control. Soy el objeto de deseo y además la dueña de ese objeto. Me encanta, y me encantan todos esos hombres que están dándose placer a sí mismos al dármelo a mí. He orquestado esta situación y he elegido a estos hombres para este viaje. Ahora estoy bocabajo, con las piernas todavía atadas, y me paso un pito por la parte exterior de los labios, una buena verga dura, una verga preciosa. Me la paso por los labios y por toda la cara. Lo disfruto mucho, voy lamiendo, pongo los labios sobre el glande, adelante y atrás, y a cada tanto envuelvo el miembro entero con la boca y vuelvo a empezar. El hombre está gimiendo y se arquea de placer. Juego con él usando los labios. Lo llevo hasta el límite y retrocedo. Otros observan, con las manos en las vergas.

Noto unas manos que me acarician, un azote, dedos dentro de mi panocha ya chorreando, dentro de mi culo. Otro azote. Los muslos me brillan de lo húmeda que estoy. Un tercer azote, un cuarto. Las cuerdas que me atan desaparecen y estoy bañada por caricias y besos en los puntos adoloridos en los que me pellizcaron. La sensación de las marcas de la cuerda me pone aún más cachonda. Besos en el cuello, mordiscos que me inmovilizan, como a una gatita, dedos que me aprietan unos pezones ya duros, vergas a izquierda y derecha, esperándome, deseándome. Dedos dentro de mí, dedos fuera, masajeándome. Estoy en el centro del placer. Estoy reducida, o elevada, a pura sensación, a mero disfrute. Lentamente cogemos, a veces en mi panocha, otras en mi culo, algunas en ambos. Los hombres reciben un placer enorme de observarse unos a otros haciéndome el amor. Reciben placer de mi propio placer. Yo me vengo una y otra vez, me alzo en las oleadas de mi excitación y de la suya. Me vengo con sus pitos, sus dedos, su peso sobre mí... A veces solo con mirarlos me vengo. En ocasiones me pongo en el borde de la cama y me toco y los observo, mientras me miran y me desean. Alguien me dedea con fuerza y la panocha me chorrea de golpe. Me encanta esta sensación de *lâcher-prise*: ese momento de no tener el control. Durante un breve instante estoy por completo a merced de los demás. De nuevo es puro disfrute por verme deseada, tocada y acariciada por todos esos hombres espléndidos. Hay muchas risas, mucha ternura. Estamos jugando a ser amantes. No todos se vienen, no es esa la finalidad última, pero alguno puede eyacularme encima del culo, restregándome el pito entre las nalgas hasta hacerlo. Algún otro a lo mejor se viene mientras observa cómo me cogen. Otro más se me vendrá en los pechos o dentro de la boca, pero no todos, dado que este viaje dura horas, el día entero incluso. Hay descansos en los que dormimos y luego vuelven a despertarme, para coger. Y entonces, al final, todos nos vamos juntos a dormir, acurrucados como unos gatitos, exhaustos y llenos de oxitocina.

Blanca francesa | <15 000 £ | Heterosexual | Casada/
en una unión civil | Sí

Mi fantasía definitiva es algo que de verdad espero que se materialice algún día. Imagino que ocurre mientras estoy de vacaciones con el que es mi marido desde hace diez años. Nos alojamos en un resort de playa con unas vistas al mar increíbles. Estamos en el bar de una piscina, bebiendo y hablando con otros huéspedes, y entablamos una conversación con una mujer que se encuentra allí sola. Tiene una voluptuosidad preciosa y un culo muy bonito. Nos la pasamos genial hablando con ella y las dos salimos a bailar juntas cuando suenan canciones a las que no podemos resistirnos. Mi marido observa mientras esa mujer y yo nos acariciamos, meciendo las caderas en una sincronización perfecta. Después de bailar una canción de un modo especialmente apasionado, estamos ya acaloradas y tenemos el cabello alborotado. Las dos alargamos la mano para quitarle a la otra el cabello de la cara. El hecho de que estemos tan en sintonía nos hace sonreír y soltar alguna risita. Nos miramos a los ojos durante un buen rato. Se nos acelera la respiración y de forma subconsciente nos pasamos la lengua por los labios. Ella sigue con una mano apoyada en mi cadera mientras el pecho le sube y le baja rápidamente y se muerde el labio.

Miro adonde está mi marido, que sonríe. Vuelvo a mirarla a ella y apenas logro respirar. Le paso la mano lentamente del vientre a la cintura y, sin dejar de mirarla a los ojos en ningún momento, la acerco hacia mí con suavidad. Un empujoncito mínimo para hacerle saber hacia dónde me gustaría que fuera esto, pero no demasiado, para no romper la tensión ni la conexión que pueda notarse a nuestro alrededor. La boca se le abre un poco y tiene los labios tersos y brillantes. Suelta un jadeo cuando nos tocamos por completo, pecho contra pecho y pelvis contra pelvis. Le mantengo la mano en la cintura y con la que me queda libre le acaricio un lado de la cara mientras le acerco más la cabeza, suavemente, para que nuestros labios se toquen. Es todo muy suave y sensual, y cada tanto me retiro un poco para verle la cara. Quiero asegurarme de que ella desea lo mismo que yo. Me contempla con tal ardor que siento que voy a derretirme bajo su mirada. Me lleva una mano a la cara para acariciarme la mejilla y luego continúa hasta agarrarme el cabello. Me sujeta con firmeza por la base del cuello y me jala para levantarme la cara hacia la suya. Se está asegurando de que sea consciente de que ha asumido el control. Cuando me jala un poco más del cabello para calibrar mi reacción, jadeo y froto mi cuerpo contra el suyo. Entonces me besa. Tenemos las lenguas enroscadas y estoy retorciéndome contra ella mientras me jala cada vez más y me da los mordisquitos más dulces del mundo. Sé que si me pusiera la boca en los otros labios, los de abajo, sentiría pura felicidad. De repente se aparta y me mira a los ojos. Veo hambre en los suyos y noto que la entrepierna se me tensa en lo más profundo. Sé que esa mirada de deseo puro en los ojos es por mí. Nos volteamos hacia mi marido, que tiene la respiración pesada; lo que hacemos lo ha excitado. La mujer nos pregunta si vamos a su habitación o a la nuestra. Miro a mi marido para asegurarme de que está aquí, con nosotras, y lo oigo decir: «A la nuestra».

De camino a la habitación, la mujer no aparta el cuerpo del mío, como si no pudiera soportar perder el contacto. Mientras esperamos el ascensor, me besa apasionadamente y me pasa las manos con lentitud por la cintura y el costado de los pechos, como intentando memorizar mi cuerpo con el tacto. Por suerte, el ascensor está vacío y solo subimos nosotros y, en cuanto se cierran las puertas, la mujer y yo cruzamos miradas. Le sonrío pícara y las dos dirigimos la mirada a mi marido. Entonces nos acercamos lentamente hacia él, como animales hambrientos que se aproximaran furtivos a su presa. Le agarro el culo a mi marido, lo atraigo hacia mí y le restriego la pelvis para notar lo excitado que está. Me resulta fácil leer su cuerpo y sé que está plenamente presente y contento con lo que está pasando. Con suavidad acerco también a la mujer, y ella se aprieta contra la cadera de mi marido y deja que sus pechos le rocen el costado, vacilante al principio, tanteando el terreno. Entonces le dedico a ella una sonrisa juguetona y deliciosa y la acerco más, para que sepa que no tengo problema ninguno. Se restriega con mayor fuerza contra él y empieza a gemir profundamente. La respiración se le acelera. Sé que está cerca de terminar, así que la jalo hacia mí. Quiero que tenga un orgasmo explosivo, que no sea cosa de un instante en un ascensor.

Irrumpimos con rapidez en nuestra *suite*. Empujo a mi marido contra la pared y le lamo el cuello. Noto que se estremece por la sensación. La mujer sigue un poco insegura y no sabe si tocar a mi marido, porque no quiere molestarme, así que le lanzo una mirada lasciva y la guío más cerca, de forma que acaba con la pelvis apretada contra el pito de mi marido y sus pechos pegados al de él. Yo me echo contra ella y le coloco la mano en la parte baja de la espalda, mientras le susurro: «¿Quieres pasártela bien con nosotros?». La mujer asiente frenética mientras le paso los dedos por el cuerpo, como si tuviera todo el tiempo del mundo para acariciarla entera. Quiero que sepa que me entretendré lo que sea necesario para que la experiencia sea increíble para los tres.

Sigo frotándome contra su espalda y su culo, girando lentamente. Al mismo tiempo acaricio a mi marido para estimularlo. Él empieza a besarla y yo le paso las manos por el torso a la mujer. Aumento la presión mientras le subo una mano bajo la camisa; la otra se la metí por el brasier para tocarle los pechos. Mi marido le come la boca con un beso. La mujer tiene los pezones muy sensibles y noto lo cachonda que está. Le agarro un pezón y le doy vueltas suavemente con el índice y el pulgar. Interrumpe entonces el beso y arquea la espalda, gimiendo muy fuerte. Empiezo a besarle el cuello y a chupárselo por un lado, mientras le agarro a mi marido la cadera y lo acerco a nuestro abrazo, asegurándome de que los tres estemos conectados. Mi marido y yo nos restregamos contra ella en absoluta armonía, y la hacemos gemir y quejarse. Deslizo entonces la mano hacia abajo, hacia sus pantis, por adentro; está empapadísima y sisea cuando le froto ligeramente el clítoris antes de meterle dos dedos. Doblo los dedos cada vez que se los empujo con lentitud, para darle siempre en el punto G. Está gimiendo porque se muere de ganas de terminar, pero aún no basta. Le empujo unas cuantas veces más para llevarla de verdad al borde de venirse y me detengo justo antes de que pueda. Le saco los dedos de la panocha y grita a modo de protesta. Tengo los dedos empapados de sus jugos y se los enseño a mi marido, que lentamente chupa su miel de mis dedos con un gemido profundo y dominante. Me siento en la cama. Mi marido tiene a la mujer contra la pared, justo al lado de la puerta. Van serpenteando el uno contra el otro, con las bocas abiertas, sin poder respirar. Están camino de alcanzar el tope mientras yo los observo. La mujer necesita venirse con desesperación. Se aprieta contra mi marido y él le mete la mano entre las piernas para frotarle el clítoris, y la lleva al borde del clímax. Entonces me mira, pero niego con la cabeza: «no», así que se detiene. Ella gime de frustración y mi marido la conduce hasta la cama y la coloca suavemente junto a mí. Empiezo a acariciarla y a frotarme contra ella. Con la cabeza, le digo que sí de manera sutil a mi marido, que la besa antes de dar un paso atrás, y las dos nos quedamos observando con lujuria cómo mi marido se quita la ropa. Cuando está desnudo, la mujer y yo cruzamos miradas y poco a poco nos quitamos la ropa para él. Y después la mujer me está comiendo la panocha como si fuera el durazno más jugoso y sabroso del mundo. Grito de éxtasis por el placer que me está dando. Entretanto, mi marido la monta desde atrás. Me vengo rápido mientras la mágica lengua de la mujer me devora. A ella le resulta imposible no sucumbir ya a él. Me sube por el cuerpo y se coloca encima de mí, frente a frente. Me mira a los ojos al tiempo que mi marido la monta desde atrás. Yo no dejo de acariciarla en ningún momento y le sujeto los hombros frente a los embistes de él. La mujer grita fuerte y dice que la tiene muy adentro y que le gusta demasiado. Me acerca más la pelvis y me besa, y mi marido la penetra desde atrás. La mujer tiene una mano puesta en mi nuca, tratando de aferrarse a algo frente a esa arremetida de placer. La otra mano la tiene en mi entrepierna, y me mete los dedos a empujones con la fuerza de los embates de mi marido contra nosotras, y de ese modo, con absoluta facilidad, consigue que me venga de nuevo para ella.

Me mira con evidente desesperación en los ojos. Ella también quiere venirse a chorros. Le muerdo el cuello y le sujeto los hombros para que mi marido le entre a la fuerza más al fondo, y la mujer me agarra por las caderas desesperada mientras se viene más fuerte que nunca antes en su vida. Mi marido llega al clímax entonces y los tres nos quedamos ahí acostados un momento, como un sándwich sexi.

Asiática y blanca estadounidense | Agnóstica/pagana | >100 000 £ | Bisexual/pansexual | Casada/en una unión civil | No

En mi fantasía soy una mujer que llega nueva a una comunidad en la que hay ciertas normas y directrices sobre cómo llevar la sexualidad y las relaciones. A los recién llegados los introducen en la comunidad mediante un periodo de iniciación a cargo del líder (el hombre más poderoso de la comunidad). Dicho periodo implica una amplia apertura sexual y el desarrollo de prácticas tántricas, y al acabarlo hay un ritual en el que todos los hombres de la comunidad me hacen el amor como una especie de bienvenida, para sellar la red de pertenencia de la que ahora formo parte. Durante esa segunda fase debo llevar algún accesorio que me identifique como propiedad de cualquier hombre que quiera tener relaciones sexuales conmigo. Al ser la miembro más reciente de la comunidad, soy consciente de toda la atención que recibo y de los hombres que me codician, y también de la tensión que genera eso en las incipientes relaciones de amistad con las demás mujeres que me rodean; siento sus celos, conscientes todas de que sus maridos vienen a verme durante el día. En la fase final de la iniciación me «entregan» a un hombre para que sea una de sus tres mujeres. El resto de mi fantasía gira en torno a la lujuria intensa y a la carga emocional de no ser la «única» y de tener que esperar mi «turno». Lo que más me excita es la fantasía de ser la esposa «de en medio», y de que haya una esposa mayor que está celosa de mí, e incluso una más joven que está embarazada y de la que tengo celos yo, y aun así sentirme sumamente interesada por el apetito sexual y la fecundidad que comparte ella con el hombre al que soy fiel.

Blanca alemana | <29 999 £ | Heterocuriosa |
En una relación | No

Poco después de conocernos, mi marido y yo estuvimos viendo porno juntos. Había un video que nunca olvidaré en el que un hombre compartía a su mujer con un amigo. Esa es mi fantasía. Estoy de rodillas, atada a la isla de la cocina. Mi marido y un amigo común están en la cocina. Son unos cocineros aficionados muy entusiastas y llevan ya un rato hablando de un asado que van a hacer juntos. Yo espero paciente mientras comentan cómo van a trabajar. El amigo se me acerca y sonríe, me baja la parte de arriba y me deja los pechos al aire. Me los saca con brusquedad de las copas del brasier y me los coloca para que sobresalgan bien. Con suavidad me jala los pezones, me los pellizca, me los retuerce y juega con ellos durante unos minutos mientras mi marido y él acaban el debate. Tiene la entrepierna a la altura de mis ojos y veo que se está excitando. Noto que me emociono. Entonces me da unas palmadas en los pechos unas cuantas veces, para que me reboten, me echa una uva a la boca y se va a trocear unas cosas. Al momento, mi marido se acerca y me venda los ojos. Se libera de los pantalones y me da con el pene en la barbilla, y yo, obediente, abro la boca. Se le pone dura y gorda ahí dentro, y con la mano me tiene agarrada la cola. Me sostiene la cabeza en su sitio mientras se desliza en mi boca, dentro y fuera, durante un rato, y luego se aparta. Me recompensa con un sorbo de vino. ¡Soy un terminal de placer! Se van turnando conmigo y juegan con mi boca. De forma intermitente, me manosean, me aprietan y me dan palmadas en los pechos, generándome placer y excitándome con un suave dolor para que me convierta en una masa cachonda y desesperada. Cuando han acabado los últimos preparativos para la comida y el asado está en el horno, me desatan y me llevan a la sala. Me colocan apoyada en manos y rodillas sobre un taburete muy amplio. Saben lo caliente que me han puesto. Mi marido está de pie delante de mí y me mete el pene en la boca de nuevo. Nuestro amigo observa desde la sombra mientras se toca. Luego se me acerca y me mete el pene desde atrás. Me dan azotes, me acarician, juegan conmigo y me cogen hasta que siento que voy a venirme sin ayuda de nada. Entonces nuestro amigo me frota el clítoris en círculos con los dedos mientras me coge, mi marido me pellizca los pezones duros sin dejar de embestirme en la boca y me vengo; es intenso y me quedo temblando, y ellos siguen usándome hasta que los dos se han venido también. Entonces me quitan la venda. Después nos acurrucamos juntos en el sillón para esperar a que esté la cena.

Me siento maravillosamente utilizada, pero embriagadora y poderosa. Sentirme deseada y tratada tal y como yo quiero que me traten dos hombres a quienes respeto es (creo) liberador. Me quedo medio dormida, satisfecha, escuchando cómo planean el postre...

Irlandesa | Heterosexual | Casada/en una unión civil | Sí

Antes me parecía raro que a alguien pudiera gustarle el sexo anal. Solo las mujeres que querían agradar a los hombres lo hacían. ¿Cómo podían disfrutarlo? Pero entonces empecé a salir con alguien que era absurdamente compatible conmigo en un plano sexual. Experimentamos cosas nuevas y fui entendiendo por qué a algunas personas les gustaba eso. Disfrutaba de la sensación de tenerlo a él dentro y además un juguete sexual. Y ahora me muero por dos pitos. Me lo imagino. A veces sueño con ello.

Mi fantasía es tener a dos hombres dentro a la vez, por delante y por detrás. Estoy segura de que existe una palabra para eso, pero no sé cuál es. Lo he visto en el porno. Los tríos, tal y como los reproducen normalmente los hombres, son de dos mujeres al servicio de ellos. Pero yo quiero que me llenen dos hombres. Doble penetración. No sé quiénes serían. No estoy segura de si eso importa de verdad. A lo mejor eso quiere decir que me siento culpable por cosificarlos por el mero placer de sus penes, como les ocurre a las mujeres con tanta frecuencia por los pechos, las nalgas, el cuerpo. De todos modos, sí sé que esos hombres serían amables y pacientes, y que me preguntarían si todo estaba bien. Se irían asegurando de todo según avanzamos, escuchando mis indicaciones audibles. Respirando, sucumbiendo físicamente al placer. Intensificando la cosa de manera lenta y gradual. Sin movimientos repentinos, sin sorpresas. A ellos también les gustaría, por supuesto. Eso me importa mucho. Lo disfrutaríamos los tres, nada de ruidos falsos, nada de actuaciones. Todo empezaría con un masaje y aceite corporal. Masajes de yoni y de lingam, todo el mundo tocando a todo el mundo. Vergas sedosas, vulva brillante. Tan relajados y listos que nos reluciría la cara de deseo. Nuestro apetito con ansias de probar y disfrutar unos de otros, casi con desesperación. Una profunda sed que se iría saciando. Pasaríamos a lenguas, labios y lametones. Disfrutando mientras chupamos y lamemos, en cuerpos singulares. Y todo va a más, todo se infla, todo el mundo aguanta hasta el delicioso final, pero saboreando de verdad, mucho, el plato fuerte.

En mi fantasía me llenan. Estoy completa. Repleta. Sostengo mi pequeño vibrador y me lo paso por el clítoris. Es lo único que he deseado desde hace mucho. Todos nos venimos al mismo tiempo. Una liberación física y mental tan poderosa que me dura toda la vida. Euforia residual. Ya no soy insaciable. Estoy llena.

Blanca británica | Atea | <100 000 £ | Heterosexual | En convivencia | No

VER Y QUE TE VEAN

«Fantaseo con ver a mi marido cogerse a otra mujer».

Uno de los muchos cambios innegables que han tenido lugar desde la publicación de *Mi jardín secreto* de Nancy Friday en 1973 es el papel que desempeñan ahora mismo las redes sociales en nuestra vida. En muy poco espacio de tiempo nos hemos convertido en una sociedad dividida entre personas que miran y personas que son objeto de las miradas. Hay gente que quiere tener encima los ojos del mundo en todo momento, que actúa, se exhibe y se expone a sí misma y a lo mundano y extraordinario de su vida. Esta pseudointimidad y sus chutes temporales de dopamina, en forma de «me gusta» y seguidores, nos convierten a todos en mirones, dado que pasamos a ser *voyeurs* de la vida de los otros. Con solo un clic, además, cualquiera con acceso a internet puede ver pornografía de toda clase, si así lo quiere. Sorprende poco entonces que nuestra imaginación sexual y nuestras fantasías se vean alimentadas por un surtido infinito de este tipo de imágenes acumuladas. No obstante, en la cinta de nuestra película personal y privada somos al mismo tiempo público y actor, sujeto y objeto. Las fantasías, como los sueños, no tienen que ajustarse a las rígidas normas de un *casting* realista: podemos intercambiar los papeles según nuestros deseos; podemos imaginarnos como agentes sexuales sumamente irresistibles. Y podemos jugar a estar a ambos lados de la cámara: ver y que nos vean.

Como persona que se gana la vida con que otros la vean, tengo una relación complicada con la privacidad. Cuando interpreto un papel, estoy plenamente a gusto con que me vean, mientras que en mi vida personal siento vergüenza ante la mirada de otros y soy plenamente consciente de ella. Algunos días lo llevo mejor y otros me parece una carga. Si pudiera elegir, me haría invisible para moverme por el mundo. Y de hecho, en lo más hondo de mis fantasías, soy siempre la que mira, no a la que miran. A veces cambio de papel y hago de participante, pero sin ninguna duda soy yo la directora. La privacidad de mi mente es el único lugar en el que de verdad tengo el control de cuándo y cómo se me ve, e incluso de si se me ve o no. Las siguientes cartas dejan bastante claro que no estoy sola en mi deseo de tener el control y el poder de decisión sobre mis deseos, pero tampoco —y quizá esto sea lo más importante— en mi deseo de que se me vea a través de la mirada femenina.

Fantaseo con ver a mi marido cogerse a otra mujer. No es una fantasía que vaya a compartir nunca con él, porque no sé cómo me sentiría si sucediera de verdad. Pero siempre es igual. Hace unos catorce años estuvimos de crucero, y en una excursión fuera del barco había una mujer guapísima con nosotros que estuvo coqueteando con él. Luego la vi en el barco y llevaba un vestido blanco que le marcaba la figura. Fantaseo con que la acompaño a nuestro camarote y le digo a mi marido que tengo una sorpresa para él. La mujer se baja el cierre del vestido y se queda totalmente desnuda, y le comunico a mi marido que puede hacer lo que quiera con ella. Entonces la mujer le cuenta a mi marido que lleva todo el día soñando con cogérselo y él le responde que quiere ver lo que se ha estado imaginando. Yo miro cómo la mujer le chupa el pito y luego lo monta, hasta que mi marido termina adentro. Es mi fantasía favorita mientras mi marido me come la panocha y siempre llego al orgasmo pensando en eso.

Blanca/nativa americana | Cristiana | >100 000 £ | Heterosexual | Casada/en una unión civil | Sí

Mi fantasía sexual más profunda es que me usen como un instrumento de investigación destinado a estudiantes de Medicina. Estoy en el centro de un escenario grande, rodeada por unos treinta estudiantes de Medicina de ambos géneros. Se les permite mirar y tocar siempre que quieran, todo con la finalidad de analizar el cuerpo femenino. Todos me miran la vagina, observan y aprenden cosas sobre las diferentes zonas, y la palpan con suavidad, dándome toquecitos. Llego al orgasmo con todos ellos mirando, en gesto profesional, tomando notas.

Asiática británica | <29 999 £ | Bisexual/pansexual |
Soltera | No

Como mujer que roza los treinta años, casada y sin hijos, tengo una buena dosis de problemas en mi relación. Sufro sobrepeso y mi marido no se siente atraído sexualmente por mí. La mayor parte del tiempo, para mí el sexo consiste en intentar darle placer a él con la boca y luego, cuando termina, mi marido se va de la habitación y yo acabo el trabajo sola, con mi vibrador. Como estimulación, fantaseo con que penetro a mi marido con un dildo y luego hago que mire mientras su mejor amigo me coge delante de él. Creo que tener más deseo sexual que él me genera una mentalidad más masculina y por eso quiero que se someta a mí. Asimismo, quiero también ser la figura femenina que todo el mundo busca, que me empujen contra una pared y que alguien me reviente sexualmente, con fuerza y con cuidado.

Blanca estadounidense | <15 000 £ | Bisexual/pansexual |
Casada/en una unión civil | No

Como mujer trabajadora, casada y madre de tres niños pequeños, para mí el sexo es una cosa rápida, un mero trámite detrás de una puerta cerrada en una recámara en penumbra con el grito amortiguado de «¡Mamá!» en la habitación contigua. Estamos sumidos en obligaciones laborales, citas médicas, prácticas deportivas, cambios de pañal, limpieza de mocos, preparaciones de cena y lavado de platos. Mi alivio temporal nocturno después de meterlos a todos en la cama es doblar la ropa limpia, una tarea que antes odiaba, pero que ahora casi disfruto porque por fin hay silencio en la casa. Las noches frías de invierno, a veces me planteo meterme en la secadora, porque ahí estaría calentita y tranquila. En ocasiones, si lo intento, entre la cacofonía de pensamientos y la logística de satisfacer las necesidades de todo el mundo, aparece un atisbo de mi propia voz, de mí misma. Y entonces pienso en lo que quiero, en lo que necesito. Se me viene a la mente la idea de estar enferma y postrada en cama como una agradable oportunidad de descansar, pero el barco entero se iría a pique si no llevara yo el timón.

Entonces ¿cuándo entra el sexo en escena? La respuesta sincera es nunca. Ahora mismo no estoy recibiendo por ahí ninguna clase de satisfacción. Se ha convertido en algo unilateral y obligatorio; es un elemento más de mi lista de tareas pendientes. Físicamente podemos estar muy cerca (de hecho, lo tengo dentro de mí), pero en cuanto a lo emocional estoy ausente y en mi cabeza me encuentro a kilómetros de distancia. Y cuando la cosa es rápida lo agradezco.

Sin embargo, sí que retozo en la hierba verde de mi mente y logro darme placer en cuestión de minutos cuando fantaseo con una pareja sumergida en un acto sexual natural y necesitado. Él encaja en el cliché del hombre alto y atractivo de cabello oscuro. Es largo, esbelto y musculoso. Abdominales marcados, buenos pectorales, bíceps definidos, pero no excesivamente, sino de un modo atlético y natural. Ella es delgada y tiene el cuerpo un poco bronceado. Él también, aunque no demasiado. Son guapos en un sentido realista. Diría que ella se me parece, pero es una versión mejor, tonificada en todos los sitios pertinentes, con los pechos más grandes y briosos. No tiene las estrías ni el abdomen suave de una madre de tres hijos. No está muy claro si yo soy ella o solo una *voyeur* que mira a esa atractiva pareja que está cogiendo. En mi mente no he acabado de definir el punto de vista porque es irrelevante para la fantasía. Si soy ella, disfruto de verme con ese Adonis. Hay algo en la pareja que convierte su amor en una cosa prohibida; desprenden un aura de «Te quiero, pero no puedo tenerte» que lo impregna todo. Son amantes desafortunados y el sexo es una fruta prohibida. Eso intensifica la situación y genera una sensación de impulsividad y urgencia. A veces él está encima y otras veces es ella. Sea como sea, hay una cosa que siempre me hace terminar. En el momento más crucial, las frentes de ambos se tocan; entonces se apartan un poco y, pese al acto reflejo de vivir el orgasmo más interiormente, él la obliga a mantener los ojos abiertos. Ya tenían los cuerpos conectados, pero con eso la intensidad de sus miradas les une también el alma. Alcanzan el clímax casi al mismo tiempo. Brillando por el sudor y saciados, quien sea que esté encima cae sobre su pareja y le entierra la cabeza en el hueco del cuello. Me doy cuenta de que suena a una escena sacada de una puta novela romántica, pero es esa conexión desesperada, ardiente y emocional entre ellos lo que más me excita.

Estoy segura de que a mi marido le encantaría saber este secreto que me hace venirme, pero prefiero guardármelo para mí.

Bisexual/pansexual | Casada/en una unión civil | Sí

Fantaseo con que uno de mis directores ejecutivos me llama a su oficina. Llevo una blusa blanca y una falda de tubo y voy sin pantis. La oficina es de cristal y cualquiera que pasa puede ver lo que ocurre dentro. Mi director me tiene contra su mesa mientras camina por detrás de mí. Lentamente, me baja el cierre de la falda mientras se va quitando los pantalones. Se saca el pene, muy duro. Me lo mete en la panocha húmeda porque sabe que me muero de ganas. Me coge sin parar hasta que su semen me chorrea por las piernas.

Hispana estadounidense | <100 000 £ | Heterosexual |
En una relación | Sí

Tengo sesenta años y la fantasía que sigo conservando desde bastante joven es la siguiente: mi novio me ha llevado al cine. Estamos en la última fila y, cuando comienza la película, nos ponemos a besarnos y a manosearnos. Mi novio me toca por todas partes y me está quitando la ropa. Yo no pongo objeción porque lo disfruto. Antes de que me dé cuenta me lo ha quitado casi todo, cuando de repente hay un intermedio en la película y se encienden las luces de la sala. En ese momento veo que el resto del público del cine está compuesto únicamente por hombres. Siento un poco de pánico hasta que mi novio me agarra de la mano y me sube al escenario del cine. Estoy de pie desnuda delante de todos esos hombres. Mi novio declara entonces que va a «exhibirme» para que todo el mundo pueda verme las partes íntimas y que luego va a invitar al público a que me vea más de cerca. Asegura que podrán mirar pero no tocar. Me dice además que va a elegir a algunos de los hombres para que se coloquen a mi alrededor y se toquen hasta que me eyaculen encima, y que podrán elegir dónde hacerlo. Me da miedo pero a la vez estoy excitada, porque me siento vulnerable estando desnuda y también protegida por mi novio, que está claramente excitado de lucir a su preciosa chica.

Más o menos ahí acaba la cosa, porque en ese punto necesito ya llegar al orgasmo y sentirme saciada. Nunca le he hablado a nadie de esta fantasía. Siempre ha sido mi secreto y el lugar al que acudo cuando quiero venirme. Nunca he tenido un orgasmo manteniendo relaciones, dado que nunca he sido capaz de dejarme ir por completo con otra persona, ni siquiera con mi marido. Este mes cumplo cuarenta años con él, pero llevamos casi doce años sin hacerlo por problemas suyos de impotencia generados por la diabetes. No he utilizado mi fantasía desde hace un tiempo, dado que he empezado a experimentar orgasmos mientras duermo (no con mucha frecuencia, pero ¡sí la suficiente!) y me parece una cosa sensacional.

Blanca inglesa | Protestante | <29 999 £ | Heterosexual | Casada/en una unión civil | Sí

Quiero a mi esposa, pero parece que ha perdido la libido, así que mientras lo estamos haciendo en realidad pienso en lo mismo que mientras me masturbo. Ni siquiera mi esposa es consciente de mis fantasías sexuales, aunque sí lo es de que me gustan algunos hombres. Mis fantasías sexuales están protagonizadas casi exclusivamente por mí misma emparejada con algún tipo. Quizá sea porque, cuando son hombres, las fantasías no me resultan tan similares a unos cuernos. O a lo mejor me excita lo ostentosamente lujuriosos que son los hombres por lo general, en comparación con las mujeres. Sea por lo que sea, en mis fantasías raras veces estoy con una mujer, pese a que en la vida real me atraen más las mujeres tanto física como mentalmente.

Con el tiempo, mis fantasías han evolucionado hasta convertirse en encuentros sexuales más extremos para lograr ponerme a tono, cosas que en la realidad no forzosamente me gustan. He llegado a imaginar que me miraban comiéndome con los ojos, que tenía múltiples espectadores, que estaba con varias parejas a la vez, que había exhibicionismo, voyerismo y algo de leve sumisión. Para mí, una sesión típica comienza quedando con un hombre al que conozco y en el que confío. Voy vestida un poco demasiado provocativa para el consumo del público general, pero en la medida justa para abrir algunas bocas. Que se me vean los pezones a través de la ropa es de mis cosas favoritas (#pezoneslibres y todo eso, pero la verdad es que a mí me prenden muchísimo los pechos de las mujeres, así que imagino que para los hombres heteros serán igual de excitantes).

A veces mi caballero me lleva a una fiesta así vestida para observar cómo otros me comen con la mirada. Otras invita a algunos amigos y desconocidos a que vengan adonde estemos y poder ver cómo reaccionan ante mí. La figura del repartidor de pizza incauto es muy divertida. Voy con esa. Cuando llega el repartidor, se me indica que abra yo la puerta. Hay un acuerdo tácito entre mi caballero y yo por el que hago todo lo que me dice. Ahí es donde entra la parte de la sumisión. El repartidor se sorprende ante mis pezones visibles y lo que normalmente es una falda corta con medias bonitas y un liguero por debajo. Se me ordenó que se me caiga el dinero y me agache a recogerlo y así dejar ver algo; otro regalito para el repartidor. Cuando está debidamente tentado, mi caballero viene a la puerta para cerrar un trato. ¿Prefiere el repartidor una propina en efectivo o algo un poco más interesante? Por supuesto, el muchacho elige lo que (al principio) es ver mis pechos. La siguiente vez que viene con una pizza (sí, es una historia larga), la propina que escoge es tocarme los pechos con las manos. En el siguiente reparto, elige tocarme los pechos con la boca (no sé con qué frecuencia indica esto que comemos pizza y, aunque todo ocurra a lo largo de varias semanas, en mi mente es una sucesión rápida de acontecimientos). La propina va progresando hasta que se le permite mirarme la panocha y luego tocármela. Culmina con que puede elegir de propina que le chupe la verga mientras mi marido mira. ¿Por qué no culmina con el repartidor cogiéndome? Porque solo mi hombre tiene ese privilegio.

A veces invento situaciones que enojan tanto a mi hombre que tiene que castigarme con unos azotes, y eso es siempre un deporte con público. Únicamente se me azota cuando hay otra gente para verlo y en ocasiones se les pide a los espectadores que participen. Cuando por fin llega el momento de que mi caballero me folle, eso ocurre con varias personas mirando. Es el regalito final para todo el mundo y también mi deleite último. Para cuando llego a ese punto en mi imaginación, estoy cachondísima y lista para venirme.

Blanca estadounidense | <29 999 £ | Bisexual/pansexual | Casada/en una unión civil | No

Por lo general, mis fantasías se desarrollan como si yo fuera el hombre en la situación, cosa que como mujer seguramente sea bastante extraña. Mi marido tiene muy poco impulso sexual. Si hago el esfuerzo por ponerlo cachondo, cuando no está cansado u ocupado, funciona; pero, aunque me dé vergüenza admitirlo, he descubierto que muchas veces ni siquiera me tomo esa molestia. Sencillamente, me resulta más fácil y placentero fantasear y conseguir irme yo sola. Me masturbo varias veces a la semana. Me parece muy erótico imaginar lo que siente un hombre cuando está a punto de venirse. También me encanta la idea de que me miren y de mirar a otra gente.

Mi fantasía predilecta actual gira en torno a un hombre cuya esposa actúa en un espectáculo de sexo en directo sobre un escenario pequeño. Imagino que yo soy el marido y que la observo a ella en el escenario y también al público. Los asientos empiezan a llenarse de parejas y personas solas, y todo el mundo está bastante embelesado por la actuación que van a ver. Mi esposa asoma la cabeza entre el telón y me saluda discretamente. Le brillan los ojos y veo que ya se ha puesto caliente con la mera idea de hacerlo delante de un público.

Dirijo mi atención a una pareja de la primera fila. El hombre luce ya un bulto bien grande en los pantalones ajustados y la mujer se ha percatado de ello; levanta las cejas y le pasa una uña por todo lo largo de la erección. El hombre sonríe, un poco tímido, y se acerca a besarla apasionadamente. Ella arquea el cuerpo hacia él, que le manosea durante un momento una teta. Ver todo eso hace que me palpite el pito por debajo de los pantalones. Me doy cuenta de que, tras ellos, otro hombre también está mirando a la pareja y se acaricia ligeramente la verga por encima de los pantalones.

Las luces se encienden en el escenario y entra mi esposa vestida con un uniforme de sirvienta. Tiene unos senos magníficos que le sobresalen por el escote de la blusa y lleva una falda negra tan corta que si se agachara le dejaría la panocha al descubierto. Confío en que vaya sin pantis. Levanta la mano con el plumero para que se le vea el final de las medias de liga. A continuación rodea la cama y se agacha a «sacudir» el rodapié. El ritmo del corazón se me altera y el pito se me pone duro cuando le veo la humedad de los labios de la panocha, brillantes con las luces del escenario. Ya está mojada. Me paso la lengua por los labios y la verga me palpita en los pantalones, pero me resisto a tocarme.

Un muchacho joven se reúne con ella en el escenario, aunque mi esposa parece no darse cuenta y continúa «sacudiendo». Es un tipo increíblemente atractivo, con músculos en los sitios adecuados y con unos pantalones estrechos que le marcan un miembro grueso. La señora que hay a mi izquierda, que parece muy tensa, suelta un jadeo: tiene los ojos clavados en el joven del escenario y mantiene apretado la bolsa sobre la entrepierna. Otra mujer de la fila de atrás se mete la mano por debajo de la blusa para tocarse los pechos; se tira de los pezones y se muerde el labio. Mi pito palpita al saber que toda esa gente se está poniendo cachonda con mi esposa.

En el escenario, el joven se aclara la garganta y mi esposa se incorpora de golpe, fingiendo estar horrorizada y tratando de bajarse la falda. El muchacho le sonríe con satisfacción y le dice que se acerque a él. Ella lo hace, aparentando estar inquieta. El joven le pasa una mano por las tetas, le rodea el culo y le baja hasta el muslo, y luego lentamente le sube por el interior de las piernas y el jadeo que suelta mi esposa me indica que el muchacho acaba de alcanzarle la panocha. Los ojos de ella se abren de par en par y él le dice que es muy traviesa, que ha ido a trabajar sin pantis. ¿Es que quería que la descubrieran? Ella dice que no, pero tiene el pecho agitado y le veo los pezones empujando la tela del uniforme. Está increíblemente cachonda. Yo tengo ya la verga adolorida y me la froto por encima de los pantalones. Sé que si la saco ahora y empiezo a tocarme como se debe voy a venirme demasiado rápido, así que me obligo a mantener la mano apartada.

El joven le dice a mi esposa que se agache sobre la cama, ella obedece y le veo los jugos brillar en los labios hinchados de la panocha. El muchacho le pega el pito, cada vez más duro, a la pierna. Mi esposa se estremece un poco. Él la rodea con los brazos y le sujeta los pechos con las manos ahuecadas, y ella gime. El joven tiene ya la verga totalmente erecta. Le dice a mi esposa que sabe lo cachonda que está y le da un azote con la mano en el culo desnudo. Ella grita y oigo un gemido procedente de la mujer de la bolsa, que se retuerce en la silla. Todos los hombres del público tienen erecciones visibles; la mayoría se están tocando la verga por encima de los pantalones, aunque un par ya se la sacaron. El hombre de la primera fila le guía la mano a su pareja hasta su pito y ella se lo acaricia, mientras él le mete a ella la mano bajo la falda. Veo que las piernas de la mujer se abren ligeramente y la cabeza se le cae hacia atrás cuando él le encuentra el clítoris.

Sobre el escenario, el joven levanta a mi esposa con brusquedad y le da la vuelta para ponerse frente a frente. ¿Se le antoja a ella tocarle el pito como la niña traviesa que es?, le pregunta. Ella asiente con vehemencia y baja la mano para palparle la verga sobre los pantalones; las manos le tiemblan cuando el hombre se acerca para besarla apasionadamente. Noto que me viene un destello de celos, pero estoy demasiado cachondo para que me dure. El joven le baja el cierre del uniforme, que cae a los pies de ella en un montón. Mi esposa está de pie, desnuda delante de él, salvo por los tacones y las medias. Verla me hace gemir y no puedo aguantarme más. Me saco el pito palpitante y empiezo a acariciarlo. Intercambio la mirada con la señora de la fila de delante, que me guiña y dirige de nuevo la atención al escenario.

Mi esposa está ahora desvistiendo al joven, pasándole las manos por el cuerpo firme. Su pito da un salto cuando ella lo libera de los pantalones. Mi esposa se pone de rodillas y le pasa la lengua por la verga. Un hombre del público gime y oigo los frenéticos sonidos de su pito mientras se lo trabaja con fuerza, hasta que se viene y el semen le sale en un chorro por la punta del miembro palpitante. La señora de la bolsa se mece rítmicamente adelante y atrás con las piernas abiertas, apretándose bien la bolsa a la entrepierna, frotándose con él y gimiendo mientras ve a mi esposa lamiéndole y chupándole el pito vibrante al joven.

Yo me jalo la verga y quiero tenerla metida en la boca de mi esposa; siento que empieza a venirme el orgasmo, así que aminoro el ritmo. No quiero venirme tan pronto. Han pasado ya a la cama y mi esposa tiene las piernas abiertas de par en par para que el hombre pueda bajar a comérsela. Mi esposa gime y flexiona las caderas hacia la cara de él, y cuando por fin el joven le baja la lengua al clítoris, ella gime con fuerza y arruga las sábanas con las manos. Se retuerce y sé que está cerca del orgasmo. Gimo y la verga se me hincha en la mano. Es una agonía pura, con el pito meciéndose y latiendo delante de mí. La pareja de la primera fila ha cambiado de postura; ella se levanta la falda y baja a colocarse sobre la verga dura de él, hasta que consigue tenerla dentro por completo. Él le guía las caderas adelante y atrás, y juega con su clítoris mientras ella se lo coge.

El joven del escenario deja de chuparle y mordisquearle el clítoris a mi esposa, se acuesta y le ordena que lo monte. Ella ha abandonado ya toda pretensión de que no debería estar haciendo nada de aquello y veo con qué ansias se coloca sobre el pene enorme y duro del muchacho, y baja poco a poco, deseando con fervor que sea mi pito ansioso lo que está metiéndose hasta el fondo. El joven juega con los pezones engrosados de mi esposa. Ella echa la cabeza hacia atrás con placer y empieza a ajustar sus movimientos a los empujones de cadera de él, frotándose contra su cuerpo. No puedo aguantar más, así que vuelvo a agarrarme la verga. Oigo que la señora de la bolsa suelta fuertes quejidos. Va a venirse. La pareja de la primera fila está cogiendo con más intensidad. Él le agarra los pechos y ella se está frotando el clítoris, cada vez más y más rápido. El joven le intercambia el sitio a mi esposa y empieza a bombearla con el pito; ella le rodea la cintura con las piernas y le dice que se la coja más fuerte, que la haga venirse. A esas alturas me la estoy jalando frenético, muy cerca ya de eyacular. Oigo los ruidos del público, los gemidos y suspiros según van llegando al orgasmo. De repente, mi esposa grita que se está viniendo, me mira directamente con la cabeza hacia atrás, arruga los ojos, abre la boca y no puedo resistirlo. El orgasmo me estalla en varias oleadas de placer, una tras otra.

Blanca/india británica | Iglesia de Inglaterra
(no practicante) | <49 999 £ | Heterosexual | Casada/
en una unión civil | Sí

Cuando hablamos de fantasías pensamos en algo que nunca podríamos contarles a nuestros seres queridos, en especial a nuestras parejas. En este caso, la bisexualidad y las orgías son lo que me pone cachonda, lo que me deja sin aliento y me excita. Y no solo eso, sino la idea de que los hombres dejen a un lado su masculinidad tóxica y no se guarden nada, tampoco sus quejidos ni gemidos profundos, para que el mundo —o los vecinos— los oigan. Fantaseo con ver a hombres coger entre ellos, mientras estoy recostada y me deleito con sus ruidos y su lucha de poder. Quiero que recurran a mí, asegurarme de que puedo dirigir su atención sin tocarlos. Deseo que me den caza. Que me coman, que me hagan sentirme adorada, y todo eso mientras contemplo a un grupo de hombres venerarse unos a otros de maneras con las que no puedo competir. No hay nada más sexi que oír a un hombre gemir en alto y no puedo más que imaginarme el ruido que harán varios de ellos a la vez.

Negra caribeña británica | Espiritual | <29 999 £ |
Bisexual/pansexual | Soltera | No

A veces me imagino que estoy en una habitación con paredes de cristal, como en las salas de interrogatorios, donde parece que hay un espejo pero al otro lado en realidad hay público. Y que unos hombres me miran y se masturban mientras un robot me está cogiendo. A veces los hombres tienen dispositivos de control y otras es algo similar a una mesa de sonido con la que pueden controlar la velocidad y las acciones de ese robot. A menudo superan el límite de velocidad en los momentos de mucha excitación.

Ucraniana | Atea | <15 000 £ | Bisexual/pansexual |
En una relación | No

En mi fantasía sexual más profunda me veo desnuda en una habitación, junto a una antigua pareja con la que suelo fantasear; siempre es él. La habitación tiene una iluminación tenue, un ambiente como de ensoñación. Yo estoy plenamente expuesta. No llevo encima nada más que un collar. Él se sienta y yo me echo sobre sus rodillas, y las abrazo con fuerza mientras él me pasa los dedos por el cuerpo, arriba y abajo. Sin previo aviso, comienza a azotarme con la mano abierta. Yo me estremezco bajo su mano, gimiendo, soltando quejidos, cada vez más húmeda por los ruidosos azotes que me va dando en las nalgas. Él me arrulla, me elogia, me dice lo buena chica que soy por estar aceptándolo todo tan bien. Noto que me brotan moretones en la piel y, aun así, él sigue. Con la mano libre, avanza bajo mi barbilla y me mete dos dedos en la boca, hasta el fondo, y siento que me deslizo a un espacio mental que no sé definir más allá de decir que soy libre y estoy flotando, ingrávida. Cuando termina de soltarme guantazos en el trasero desnudo, me roza la piel con ternura y me masajea suavemente las marcas. Me saca los dedos de la boca con cuidado y me pregunta qué quiero. Mi respuesta es siempre la misma: a él, lo quiero a él. Quiero que me toque, que me devore, que me utilice. Quiero ser suya.

Me engancha la argolla del collar con un solo dedo largo y me jala para levantarme de su regazo. Me pone de pie, de frente a él, con nuestros cuerpos a punto de tocarse. Baja los ojos para mirarme y deja que sus dedos viajen por mi piel: me rozan el cuello, las clavículas, los pechos, el vientre suave, las caderas redondas. Me acerca a él y le distingo un apetito que me afloja las rodillas. Me besa en la boca sin medida y noto que aprieta la lengua en la línea que me separa los labios, suplicando que lo deje pasar. Me derrito ante él, ante su beso, ante sus manos duras que me agarran el cabello y la base del cuello. Nos movemos, mis pies se arrastran hacia atrás mientras él me impulsa con el cuerpo, y entonces noto algo duro en la espalda. Interrumpe el beso y me agarra las mejillas con los dedos, para girarme la cara a un lado y que vea la pared de cristal que tengo detrás.

Cuando se encienden las luces, me doy cuenta de que hay docenas de espectadores sin rostro al otro lado del cristal. Un público cautivado me está observando, y a él también, a los dos. Oigo murmullos callados pero excitados a través del cristal. Miro de reojo a mi pareja y la sonrisa que esboza es inconfundible. No dice nada, pero me aprieta contra el cristal y se pone de rodillas. El corazón me late fuerte, se me altera. Mi pareja me envuelve con los brazos: uno me lo lleva a un muslo, por detrás; con esa mano ahuecada me sujeta el culo y me va dando con los dedos en los moretones aún frescos que me dejó antes ahí. Con el otro brazo me coloca una pierna sobre el hombro, para dejarme bien abierta y poder pegarme la cara. Me come la panocha como un hombre hambriento: me lame, me chupa, me repasa con la lengua, me devora. Al mismo tiempo me está metiendo los dedos, los mueve en círculos, me provoca, me abre por dentro, me pone ansiosa. Arqueo la espalda y echo la cabeza hacia atrás, lo que me permite ver las cabezas de mi público. Detrás de mí, la energía está alborotada, hay una ráfaga de murmullos que van convirtiéndose en un clamor. Gimo abandonándome y bajo los dedos para enroscarlos entre los bucles dorados de mi pareja. Me estremezco entre sus brazos, al borde del clímax; noto ese brillo peculiar detrás de los ojos y un temblor en las rodillas y los muslos. Él me aprieta los dedos muy dentro, como buscando tocar mi orgasmo, y al mismo tiempo mueve la lengua a la perfección, y me vengo sobre su mano y su boca, mientras mis manos le agarran la cabeza con ferocidad y él sigue llevándome por la cima del placer con la boca y los dedos. Siento que la sangre se me acelera en los oídos, pero también percibo el sonido de un aplauso estruendoso al otro lado del cristal.

Él se pone de pie y me besa en la boca, y me deja saborearme en sus labios, antes de girarme y aplastarme el cuerpo contra la pared de cristal, con su propio cuerpo apretado contra el mío. Noto lo dura que la tiene y lo deseo con desesperación. Tengo la boca abierta contra el cristal frío, casi babeando por la necesidad que siento entre las piernas. La pared se caldea con mi piel y me doy cuenta de que el público se ha acercado y aprieta unos dedos exploradores contra mí, contra el cristal. Esa gente juega a tocarme y, mientras tanto, él me roza con las manos y me baja por las caderas y los muslos en tiempo real. Me siento sobrepasada por las sensaciones, tengo la cara ruborizada, sonrojada quizá, por ver a tantos desconocidos tan cerca de mi cuerpo desnudo mientras mi amante juega conmigo, esperando a que le suplique lo que quiero. Cedo y entre los labios se me escapa lo que necesito, y lo repito una y otra vez: le suplico que me penetra ahí mismo delante de ese público. Me susurra unos elogios junto al lóbulo de la oreja y entonces me envuelve los muslos con unas manos que son como el acero, y me jala de las piernas hacia atrás hasta que doy contra las suyas, y me doblo por la cintura, de modo que la cara, los brazos y los pechos me quedan presionados con toda firmeza contra la frágil barricada que me separa de mis *voyeurs*. Juega con mi agujero durante un segundo de más y vuelve a reducirme a súplicas, hasta que me da en la cadera con la suya y me la mete toda entera de un empujón. Grito su nombre mientras me coge con la experiencia de un hombre que ha repasado mi cuerpo miles de veces, y que lo volverá a hacer mil más; es ese ritmo tan familiar que él sabe muy bien que necesito. El jugueteo, sus manos que me tocan, que me cubren, que me electrizan... Y yo me estremezco y me mezo, suelto quejiditos y gimo bajo su cuerpo. Mi público susurra palabras que me llegan borrosas; no las entiendo entre el estruendo de la sangre en los oídos. La mano de mi amante se desliza por la parte frontal de mi cuerpo y sus dedos se restriegan contra mí al ritmo de sus caderas. Noto ojos y manos que me cubren todo el cuerpo, mirando, susurrando, y prácticamente siento el aliento de sus palabras. Mi amante murmura mi nombre y unas palabras de elogio, de incitación y de necesidad. Siento que se me enciende un fuego en el vientre y unos rayos de luz que me brotan en la piel, por los bordes. Estoy casi sin aliento y gesticulo mi placer con la boca; mis labios repiten constantemente el sonido que genera el nombre de mi amante. Nos venimos juntos, explotamos a la misma vez más allá de nuestra propia piel, derritiéndonos el uno en el otro, temblando, estremeciéndonos, exhaustos. De nuevo, un aplauso estruendoso, palabras de asombro y de admiración, la efímera sensación del tacto de esas personas que se desvanece en el cristal, las luces que se atenúan y nos dejan otra vez solos. El cristal cambia, se vuelve oscuro y negro un instante, y de pronto se hace reflector. Me veo la cara floja de placer, la piel enrojecida. El rostro de él asoma también cuando me envuelve el pecho con los brazos y me jala, me pega a su torso. Nuestros cuerpos cálidos arden el uno contra el otro. La mirada de satisfacción en sus ojos me desarma. Me voltea la cara hacia la suya y me besa una vez más, y la fantasía acaba.

Blanca estadounidense | Atea | >100 000 £ | Bisexual/ pansexual | En una relación | No

SIEMPRE ME HA GUSTADO...

Seguramente, al igual que a mí, les habrán hecho alguna vez la clásica pregunta de: «¿Cuál es tu tipo?». Por reduccionista que suene siempre esa cuestión, las cartas de esta sección demuestran que muchas, sin ninguna duda, fantasean con un tipo muy concreto de persona y/o situación.

Para algunas, la fantasía está evidentemente enraizada en el pasado o en el recuerdo de alguien a quien quisieron o desearon alguna vez. Para otras, la noción de que haya «algo» en concreto en el núcleo de su excitación es mucho más confusa o incluso amalgamada, quizá inspirada por un desconocido o un personaje de ficción. Una mujer describe cómo los uniformes son un afrodisiaco clásico para ella: «He tenido fantasías sexuales desde muy pequeña, ya con ocho años. La primera fue con el cartero, a quien imaginaba trayéndome una carta a mi habitación con un enorme beso de película antigua guardado para mí. Desde entonces, los uniformes siempre han sido mi puerta de entrada a la excitación», escribe. Para la mayoría de nosotras, rastrear de dónde viene ese «tipo» puede ser un campo de minas emocional. Quizá parezca transgresor fantasear con alguien del pasado, con alguien con quien no estás o a quien por lo demás desprecias, por ejemplo, y que a lo mejor justo por eso te resulta excitante.

Sin duda, la mayoría llegamos a aceptar que las relaciones exigen un compromiso, pero nuestras fantasías no tienen esas limitaciones. Muchos de los personajes de estas fantasías difieren una barbaridad de las parejas románticas de las autoras en la vida real. Aun así, no hay motivo para considerarlos una amenaza: lo que deseamos en nuestras fantasías no tiene por qué ser lo que queremos en nuestra vida; una fantasía predilecta puede representar también una excepción. Una de las autoras de esta sección incluso llega a invitar a su pareja a participar en sus fantasías, y ambos empiezan a cocrear a su «tercero imaginario», con lo que llevan la narración de la historia a su cama.

Nunca habría imaginado que la agente Dana Scully de *Expediente X*, a quien interpreté durante buena parte de los años noventa, entrara en algún «tipo» considerado erótico. Scully llevaba unos trajes de saco y pantalón de lo más anodinos y era un nerd. Sin embargo, sí existe el viejo cliché de la bibliotecaria sexi, a la que, en cuanto se suelta el cabello y se quita los lentes, la imaginación atribuye una personalidad salvaje y muy segura entre las sábanas. Scully parecía encajar a la perfección en esa tipología y generó décadas de obsesión erótica y un grupo importante de *fanfics*. Más recientemente, cuando interpreté a la primera ministra Margaret Thatcher en *The Crown*, los investigadores me recordaron que también ella era una especie de tipo erótico específico, y que había toda una cohorte de personas a las que les gustaba y no solo ella, ¡sino también sus tobillos! Y eso pese a su considerable ferocidad. Apuesto lo que sea a que, en la década de los ochenta, Thatcher fue el objeto de las fantasías de cama de buena parte de los miembros del gabinete conservador.

La perfecta confección de las fantasías de esta sección desprende un tinte maravilloso, y aquí el placer está desde luego en los detalles. Olores, gustos, sabores y sensaciones; descripciones que pueden ser extremadamente personales y, en algunos casos, oscuras. Sea cual sea la predilección de una persona (los uniformes, un encuentro con un personaje tipo señora Robinson o un robot sexual programado a la perfección), la naturaleza ultraespecífica de estas fantasías constituye una parte esencial de su atractivo.

No solemos cuestionar preferencias de «tipos» en nuestro día a día, donde la vida moderna ofrece una desconcertante cantidad de opciones. ¿Podría ser que estas fantasías representen, en cierto modo, una respuesta a ese exceso de alternativas? ¿Que lo que de verdad queremos sea ir al grano con una fantasía que sí o sí nos lleve al extremo? Quizá sea la versión sexual de ir a tu restaurante favorito y pedir siempre el mismo plato, porque todas y cada una de las veces aciertas y te quedas satisfecha.

Siempre me han gustado los hombres en posición de poder, y más concretamente los profesores de mediana edad. Durante lo que me parece toda una vida he fantaseado con estar sentada en un aula en la que el profesor me pide que me quede después de clase para hablar sobre un trabajo atrasado. Me lleva a su oficina, donde los dos fingimos que no oigo cómo cierra la puerta con seguro. Nos sentamos en su mesa y me mira brevemente mientras lee mi trabajo. Después de unas cuantas frases alargo la mano en busca de la suya y el profesor levanta los ojos y mira a los míos con tal fuego y pasión que siento que me tiemblan las rodillas. Me agarra por el cuello y me jala para darme un beso profundo mientras me levanta para ponerme en la mesa. Tiene las manos en mi cabello y trato desesperada de quitarle la camisa. Él básicamente me arranca la ropa mientras los papeles de la mesa empiezan a volar a nuestro alrededor. Cuando agarra mis pantis, lleva la boca hacia la mía para darme un beso prolongado antes de bajar con tal entusiasmo que nunca he quedado más satisfecha. Cuando acaba, me levanta y lo hacemos apasionadamente contra su librero. Y una vez que hemos terminado del todo, me acaricia el cabello y me da un último beso muy largo.

Blanca danesa | Atea | <29 999 £ | Heterosexual |
En una relación | No

Esto es una fantasía que tengo desde hace varios años y que he ido ampliando según he madurado sexualmente. En ella aparece una mujer un poco más grande que yo (de unos cuarenta o cincuenta); es heterosexual y está casada o en una relación con un hombre, pero siente curiosidad sobre cómo es estar con una mujer. Es segura de sí misma y tiene una carrera de éxito (siempre me han atraído las mujeres poderosas que lo tienen todo bien organizado en la vida; para mí, no hay nada más bonito que eso). La mujer y yo nos citamos de forma anónima en la habitación de un hotel con intención de mantener relaciones sexuales y nada más. Quiero apuntar antes que nada que mi principal objetivo en esta fantasía es que ella experimente el sexo con una mujer y darle el máximo placer que pueda. Comienzo besándole los labios, primero con suavidad y luego más fuerte, metiéndole la lengua a presión en la boca mientras las manos se las tengo puestas en la cintura y las voy subiendo hasta alcanzarle el cabello. Le beso con dulzura el cuello y mis manos siguen en su cabello y luego le bajan por la espalda. La hago sentarse en la cama y lentamente empiezo a quitarle la ropa, mirándola a los ojos mientras me maravillo ante su belleza. Cuando está desnuda, me tomo mi tiempo para besarle y acariciarle el cuerpo. Empiezo por la nuca, bajo al pecho, a los senos. Se los lamo lentamente y luego los muerdo con delicadeza mientras le exploro las caderas con las manos. Bajo por su cuerpo y le beso con suavidad el vientre y los muslos por fuera. Con las manos le aprieto la parte posterior de las piernas y le clavo las uñas con la presión suficiente para que disfrute de la sensación pero no sienta dolor. La noto respirar ya con fuerza por la expectación, aunque quiero hacerla esperar antes de seguir tocándola. Regreso a su boca y la beso profundamente, y luego le pregunto dónde quiere que la toque. Me dice que quiere que se lo haga oral y me indica dónde le gusta. La beso en la parte interna de los muslos y con suavidad le chupo los labios de la vulva. Se los separo y empiezo a lamerle el clítoris con lentitud, con lamidas largas, y ella arquea la espalda y gime de placer. Acelero las lamidas y al mismo tiempo le meto los dedos, hasta el fondo. La respiración se le intensifica antes de llegar al orgasmo mientras le mantengo la lengua pegada al clítoris. Siento en toda la boca que se pone más húmeda. La dejo descansar y me paso un rato acariciándole el cuerpo desnudo y cálido, sin tocarla sexualmente; permito que se relaje mientras disfruta de mi roce. Estamos acostadas una al lado de la otra y la beso con fuerza; al mismo tiempo le jalo suavemente del cabello y le subo la mano por el muslo hasta que vuelvo a meterle los dedos. Me pide que me la coja con los dedos, fuerte, y lo hago, mientras que con la otra mano la tengo agarrada por el cabello. Está cerca del orgasmo y le digo que me mire mientras se viene. Siento que está a punto de terminar y le empujo los dedos muy dentro, y entonces alcanza el clímax y se tensa envolviéndolos. Le saco la mano y la dejo relajarse en la cama. Me doy un baño, la beso con suavidad y me voy. En la parte final de mi fantasía estoy en un restaurante con unas amigas y la misma mujer entra con su marido y se sienta cerca, en otra mesa. Compartimos un momento intenso en el que solo las dos sabemos lo que hemos hecho juntas...

Blanca británica | Cristiana | <100 000 £ | Gay/lesbiana | Casada/en una unión civil | No

Durante el sexo tengo una fantasía en concreto a la que vuelvo a menudo y que parece intensificar y acelerar mi camino al orgasmo. Estoy vestida de época, como una sirvienta o quizá una institutriz; nada de alto estatus y siempre empleada en una casa. Un hijo adulto de la familia de mi patrón regresa de algún tipo de expedición militar. Coincidimos en la carretera que lleva a su casa. Yo espero en la parte de atrás de un carruaje y él entra, cierra la puerta tras de sí, pero no echa la llave. Me levanto la falda y él se desabrocha los pantalones de montar; ya está erecto y cogemos rápido y sin aliento, diciéndonos cuánto nos hemos extrañado. No sé exactamente qué me atrae de esta situación de fantasía: creo que es la represión externa de la época, las capas de los trajes, el apremio, el riesgo, el carácter semipúblico y el sentirme tan deseada por ese caballero ardiente; el ver su yo real y crudo, sentirlo dentro de mí, ser lo que cada uno quiere. En cualquier caso, ¡me pone supercachonda y siempre me funciona!

Blanca británica | Cristiana | <29 999 £ | Heterosexual | Casada/en una unión civil | Sí

Tengo dieciocho años (camino de los diecinueve) y de momento apenas me han besado, no hablemos ya de nada sexual. No es que no tenga ganas. Al contrario. Podría decirse que pienso en el sexo con demasiada frecuencia. Ocupa muchísimo espacio en mi cabeza. Llevo masturbándome desde los nueve o diez años, antes incluso de saber lo que significaba la palabra *masturbación* y mucho antes de saber lo que era un orgasmo. Solo sabía que me gustaba.

No fue hasta que tenía casi doce años cuando reconocí que lo mío eran las mujeres. Estaba en el asiento del copiloto del coche, junto a mi madre, de camino al centro a hacer unos recados. Mi madre llevaba la radio puesta y estaba sonando la canción *Wild Horses* de los Rolling Stones y (sé que suena extraño) pensé en mí misma, de mayor, besando en la cama a otra mujer. Todas las noches me acuesto en la cama y soy incapaz de quedarme dormida si no pienso en que una mujer me toca y me acaricia, me besa, me deja boquiabierta, me quita toda la ropa.

Últimamente fantaseo con que esa mujer que he ideado en mi cabeza me domine. Es una lesbiana moderada, con la piel un poco bronceada y el cabello corto, oscuro y rizado. Pienso en que me lleva a una cabina de proyección antigua; siempre he querido que me cojan en un sitio así. Me meto a hurtadillas ahí con ella mientras proyecta la película (sí, sé que ya no existe la profesión de proyeccionista). Quiero que me domine. Quiero que me conozca entera, rendirme a ella por completo. Sabe que soy toda suya. Se está proyectando una escena de sexo de una película antigua (¿*Je, tu, il, elle?* ¿*Media hora más contigo*?). Llevo puesto mi vestido amarillo favorito. Estoy de pie, mirando por la ventanita cuadrada. Llega la escena y ella se me acerca por detrás. Me aparta el cabello, me besa el cuello, agarra mis pantis. Dice que soy suya. Gimo y suelto algunos quejidos, giro el cuello para poder besarle la boca. Tengo su lengua en la mejilla. Me toca. Estoy tan húmeda para ella que me he mojado el vestido. Me da la vuelta para quedar frente a frente. Estoy contra la pared. Se coloca de rodillas y se acerca más. «*Vem, amor*, quiero saborear tu *maracujá*». Me abre las piernas, me levanta la falda del vestido y no va directa a mi sexo o me aparta las pantis. Primero juega un poco conmigo. Me besa en el interior de los muslos, me los muerde. Me pasa las manos por las pequeñas estrías que tengo en los muslos y en el culo. Le digo que me dan un poco de vergüenza pero me responde que le encanta hasta el último rincón de mí. Me quita las pantis y me pasa la mano por el denso bosque de cabello oscuro. Me encuentra el clítoris y me lo chupa muy suavemente. Inclina la cabeza atrás. Cómo me gusta. Casi me lo muerde. Y entonces me desliza la lengua en la panocha y me agarra el culo con las manos. Tiene la lengua dentro de mí. Me encuentra los puntos más sensibles. Me vengo en su boca. Al final se levanta de nuevo hacia mí, me besa otra vez. «¿Ves lo bien que sabes? ¿Ves por qué no puedo resistirme a ti?». Me mete los dedos. La envuelvo con las piernas. Me da justo donde más me gusta. Y por primera vez me vengo desde dentro (nunca he tenido un orgasmo con sexo de penetración y siempre he querido). Cruza la mirada con la mía. Me tiene agarrada con fuerza y no me suelta. Eso es lo más importante. Me dice que no me va a soltar nunca. Aguanto la respiración un momento. Me besa los pechos, los pezones. Dice que estoy muy suave bajo su piel. Se frota contra mi muslo y antes de que me dé cuenta la tengo contra la pared. Estoy de rodillas como lo estaba ella antes. Le quito el cinturón y le planto la boca en el sexo. Me encanta su sabor (no tengo ni idea de a qué saben las mujeres, pero me imagino lo maravilloso que debe ser). Dios. Es consciente de que no tengo tanta experiencia como ella, así que me guía un poco mientras me elogia por encontrar los sitios adecuados. La toco con las manos. Está caliente por dentro, chorreando como yo.

Otra cosa en la que pienso es en que lleve un arnés con un dildo. Me siento sobre ella y la monto mientras ella se agarra a mis caderas, me besa los pechos. Quiero que me abra y me reviente. Quiero percibir que dentro de mí hay universos sin explorar. Me da igual que no sea su sexo. Sigue siendo ella. A veces pienso en que me azota, luego me penetra con el arnés y se desliza dentro de mí hasta que grito de placer.

El problema con esta mujer es que, hasta donde yo sé, no es real. Solo está conmigo por las noches en mi cabeza. Me abraza mientras me quedo dormida, y está ahí para mí por las mañanas. Esta mujer es todo lo que yo podría querer, todo lo que necesitaría en una persona. Eso es lo que quiero.

Quiero que me bese los hombros por la mañana. Quiero que me lleve a bailar los viernes por la noche. Quiero hacerle un café con leche por la mañana. Quiero que me haga reír tanto que me duela el costado. Quiero que me abrace cuando me vea llorar. Fantaseo con muchas cosas. La mitad de mi vida ha transcurrido dentro de mi cabeza. Pero ese «ella» invisible es con quien más fantaseo. Ojalá supiera cómo se llama.

Mestiza brasileña estadounidense | ¿Agnóstica? | Gay/ lesbiana | Soltera | No

Son solo tres frases. Las repito para mí misma cuando estoy acostada bocarriba y me aparto las pantis a un lado. Tengo la cabeza girada a la izquierda y los ojos cerrados mientras me muerdo el labio inferior (en algún sitio leí que eso aumenta lo que sientes en la panocha, ¿es cierto?). Frunzo el ceño mientras intento concentrarme, devolver mi atención a las palpitaciones de mi entrepierna (es lo que te dicen que hagas en meditación, regresar al presente; estoy segura de que más gente alcanzaría el objetivo de sus meditaciones si hubiera un orgasmo al final del túnel). Hace ya doce años que mi exnovio dijo de verdad esas palabras, esas tres frases que me provocaron el mayor orgasmo de mi vida. Pero yo las sigo repitiendo mientras describo unos círculos firmes en torno a mi clítoris. Me muerdo el labio más fuerte al repetirlas en mi cabeza, meciéndome apoyada en los talones para frotar el culo contra las sábanas. «Te gusta, ¿verdad?» (e imagino su verga gruesa restregándose por mis labios gruesos, arriba y abajo). «Mi pito duro y grande que hace que te vengas...» (me penetra, me abre por dentro, su aliento, mientras alarga la palabra «vengaaas», me calienta la oreja, el cuello). «Que hace que gimas» (y me empuja fuerte, me jala del cabello a un lado y se muerde el labio).

Y así es. Me vengo. Tres frases. Doce años. Un recuerdo. Sigue siendo la única manera que tengo de meditar.

Blanca australiana | Atea | >50 000 £ | Bisexual/pansexual | En una relación | No

Soy una chica de dieciocho años de Filipinas. Entiendo que mis opiniones sobre el sexo se descarten como si nada por mi edad, pero de todos modos aquí estoy. A los doce años me di cuenta de que me atraían hombres y mujeres por igual, aunque los prefiero a ellos la mayoría del tiempo. Soy virgen. Criarme en una comunidad de predominancia católica ha tenido un efecto enorme en mi modo de ver la feminidad y la sexualidad y, desde que aprendí a tocarme, siempre ha habido ahí una persistente sensación de vergüenza. Ansío sentir una conexión; devoción, incluso. La experiencia del sexo puede llegar a vincular almas y, aun así, cada dos por tres me decepciona ver que muchas mujeres se sienten, a fin de cuentas, desechables. Tengo miedo. Mi preferencia sexual son los hombres mayores. Mis amistades y mi familia siempre bromean con eso, pero es verdad, y cada vez que encuentro a alguien de mi edad que me resulta remotamente atractivo me parece increíble. Es casi como si hubiera nacido para ser así:

intentar encontrar a alguien que cumpla el papel de cuidador y de amante.

Mi máxima fantasía es que un hombre mayor consiga que caiga rendida a sus pies, para así sentirme deseada por alguien a quien, probablemente, la sociedad respetará. Creo que es desconsiderado querer eso, porque sé que es dañino para mí e irrespetuoso con quienes han caído en el engaño de algún pederasta. Quizá sea la emoción de hacer algo polémico; inmoral, incluso. Unas vacaciones familiares durante las que charlo con unos turistas que se traban al hablar en cuanto una chica «exótica» los mira de arriba abajo. Mirar a los ojos en el autobús a un tipo que va vestido para su día en la oficina; dedicarle una sonrisa. Sé perfectamente cómo me verían muchos hombres si supieran esto. Dirían que soy una puta, una calientahuevos, una mujerzuela o una zorra que sin ninguna duda se merecería que la acosaran sexualmente o abusaran de ella. No es eso lo que quiero y me da pena saber que es muy muy probable que la gente actúe como dije. Tengo un gran corazón que no deja de romperse una y otra vez, y lo único que puedo hacer es recoger los trozos y buscar el amor en sitios donde no debería estar: la minúscula cantidad que se encuentra en el encaprichamiento y en las miradas robadas. Todavía no sé quién soy, y me queda mucho camino por delante, pero ojalá pudiera sentir, aunque solo fuera durante un segundo, que alguien me mira como a algo más que una amiga, que una compañera de clase, etcétera. Quiero que alguien me vea de verdad. Quiero abrir el corazón y entregar mi alma para que solo pueda verla esa persona. El sexo es poderoso y aterrador. No me veo capaz de abandonar estos deseos pronto, aunque a lo mejor cambian, y, con suerte, cuando llegue ese día, no será porque esté buscando el amor, sino porque ya lo haya encontrado.

Suroriental asiática filipina | Católica | <15 000 £ | Bisexual/pansexual | Soltera | No

Ansío recibir atención sexual. Estoy casada con un hombre conservador y tradicional. Tengo cincuenta y pocos, pero aparento menos de cuarenta. Quiero disfrutar de la atención de hombres veinteañeros. Quiero sentirme joven y deseada. Soy incapaz de renunciar a ello. No quiero envejecer. No quiero arrugarme. No quiero estar con alguien de mi edad. Ni mayor. Quiero estar con hombres jóvenes y viriles para siempre. Y sé que no puedo.

Blanca | Cristiana | >100 000 £ | Heterosexual | Casada/
en una unión civil | Sí

Envejecer es una cosa peculiar. Por fuera parezco una mujer de mediana edad, seguramente muy similar a mi madre a veces, con las raíces ya canosas y patas de gallo. Sin embargo, por dentro la historia es totalmente distinta. Mi mente, mis deseos, mis fantasías, todo eso ha permanecido inalterado desde que sufrió una atrofia en su desarrollo en los años noventa, cuando me casé con veintitrés años. Mi marido es el único hombre con el que he mantenido relaciones sexuales, pero parece que hemos llegado a una interrupción terminal (no soy tan grande, es que ya no quiero estar con él) y ahora tengo que reconciliarme con el hecho de que seguramente no vaya a experimentar la intimidad con nadie más nunca. Es probable que me muera a un pasito de la virginidad, aunque eso no refleja una imagen precisa de quién soy. Debo decir que de joven estaba bastante buena, y que tengo mucha calentura; o sea, que estoy cachonda todo el tiempo.

En mis fantasías sigo siendo esa versión más joven de mí. Los hombres que me gustan son casi todos de entre veintitantos y treinta y tantos años y tengo un tipo específico: piel suave, buen cabello, delgado, extremidades largas. Me encantan los ojos grandes y oscuros y los labios tersos, unos buenos dientes y unas manos fuertes de dedos largos. Hay uno en concreto al que conozco desde hace mucho. Para mí encarna la perfección; da igual quién más «entre en el chat», porque siempre vuelvo a él. Me siento segura porque sé que mi fantasía nunca va a hacerse realidad y puedo dejar que mi imaginación vaya adonde quiera; ya me ha llevado a algunos sitios magníficos.

En mi sueño recurrente aparecen un bonito hotel boutique en el lago Como y una habitación con ventanales del techo al suelo que se abren a un balconcito con vistas al agua. No estoy segura de cómo llegamos allí, pero me encuentro en la fase hedonista del alcohol y él me aparta el cabello de la cara mientras me besa suavemente y con sensualidad: primero el ojo, luego baja hacia la mejilla, la boca, el cuello... Poco a poco sus manos se mueven por mi cuerpo y empieza a quitarme el vestido. Cuando levanto los brazos, me los sujeta por encima de la cabeza y noto la fuerza de sus manos cuando entrelaza sus dedos con los míos. Es una sensación de libertad y de abandono, pese a su tierna sujeción.

Lentamente suelta las manos, que me viajan de vuelta a los hombros desnudos mientras sigue besándome hacia abajo, por la parte delantera del cuello y entre los pechos. De algún modo, sin detener lo que hacemos, llegamos a la cama como podemos y me acuesta con delicadeza. Alargo los brazos, le saco la camiseta por la cabeza y dejo al descubierto un cuerpo suave y tonificado. Le paso las manos por el pecho y los hombros de músculos firmes y le araño la espalda con las uñas, y él me besa más fuerte, repasándome los pechos con la boca antes de meterse el pezón entre unos labios preciosos y esponjosos y juguetear delicadamente usando la lengua. Gimo en voz baja ante la sensación y él continúa con su viaje hasta llegarme al vientre y, por fin, entre las piernas.

Dobla la rodilla por detrás de la mía y me separa las piernas mientras hunde la lengua muy dentro de mí. Lentamente. Con cariño. Me mueve el clítoris con la punta de la lengua y, con suavidad, me da unos mordisquitos y chupa. Tengo los ojos cerrados y la espalda arqueada. Siento que las olas se acercan, pero trato de contenerlas cuando él hace una pausa y noto dentro el empujón de su pito. Tiene ritmo de bailarín y unas proporciones generosas, así que mis esfuerzos por retrasar el orgasmo se hacen cada vez más difíciles. Con toda su sensibilidad juvenil, este muchacho sabe coger. Me penetra hasta el fondo, con dureza y lentitud, y se agacha para besarme en la boca. Mis manos rondan por su espalda firme y notan cómo los músculos se doblan y flexionan bajo mis dedos, hasta que llegamos a la cima del éxtasis de forma simultánea. Noto que se le entrecorta la respiración al venirse. Nos quedamos tal cual durante un minuto, reteniendo ese momento entre nosotros. Después se acuesta apoyado junto a mí, y me acaricia el cabello y la cara. Hablamos durante la noche, aún desnudos, aunque sentados y envueltos en una manta delante de las puertas abiertas del balcón, con la brisa fresca del lago soplándonos. Al final nos quedamos dormidos al amanecer, yo con la cabeza apoyada en su pecho y él con los brazos envueltos en mí.

Luego nos animamos a ir a un restaurante. Encontramos una pequeña *trattoria* y ocupamos una mesa en un rincón a la sombra, sentados el uno junto al otro. Nos tomamos unos platos de pasta con jitomates cherry naturales y unas copas de vino frío mientras hablamos y nos besamos a cada rato, hasta que se me acerca más para llamar mi atención sobre dos mujeres que hay en una mesa en la otra esquina del restaurante, que conversan en voz baja con las cabezas muy pegadas. Miro mejor y echo un ojo bajo el mantel: una de ellas le está haciendo un dedo en silencio a la otra.

Él se acerca para besarme y sus dientes blancos me muerden con suavidad el labio inferior, mientras su mano busca abrirse paso entre mis piernas. Me cuela los dedos bajo la ropa interior y con las puntas me va rozando íntimamente. Dejamos algo de dinero en la mesa y me saca del restaurante para llevarme a la calle, oscura y tranquila; ninguno de los dos dice nada pero ambos sabemos lo que queremos. Nos metemos en un callejón, donde me pone contra la pared y me besa con fuerza en la boca. Lo jalo del cinturón y le desabrocho los pantalones, mientras con mucha destreza me aparta la ropa interior y cogemos, mientras me empuja fuerte con sus caderas. Con una pierna le envuelvo los muslos y le agarro el culo con las manos, y él me penetra cada vez más hondo y me besa cada vez más profundo. No tardamos mucho en alcanzar el clímax, y me da igual que nos vean. Él es todo lo que siempre he deseado y no me avergüenzo de nada. Estoy orgullosa.

Blanca británica | Católica | <49 999 £ | Heterosexual | Casada/en una unión civil | Sí

Casi todas mis fantasías tienen sus raíces en mi historia personal y la mayoría lleva asociado el dolor de la traición. La que sigue es mi favorita.

He contratado una sesión de manicura y pedicura a domicilio, pero estoy atrapada en el trabajo, y en vez de pagar por nada mi novio dice que va a aprovechar él la cita. Nunca se ha hecho nada de eso y se ríe ante la idea. Está nervioso, y aún más cuando por la puerta entra una veinteañera esplendorosa. La muchacha lo tranquiliza diciéndole que arregla uñas de hombres constantemente, que se siente en el sillón y se relaje. Llena una bandeja de agua caliente con jabón y se arrodilla en el suelo para meter ahí los pies de mi novio. La falda, muy fina, se le sube por las piernas bronceadas y, cuando la muchacha se incline hacia delante, mi novio le ve lo que asoma bajo la blusa. No puede creer la suerte que ha tenido: va sin brasier. La esteticista le agarra una mano y le da la vuelta para mirarle las uñas. Después de colocarse una toalla en el regazo, se pone a trabajar con un cortaúñas y una lima. Está arrodillada ante él y le tiene una mano sujeta, y es lícito. Mi novio le pregunta con torpeza cuánto gana al día, de dónde es, si le gusta lo que hace. La muchacha responde con una voz suave y segura y sigue trabajando en silencio, dedo a dedo, mientras él observa, callado y asombrado ante la idea de que esa mujer tan guapa lo esté tocando. Le mira fijamente el cabello, los hombros suaves, los labios. Es probable que sea la mujer más preciosa que le ha prestado atención en su vida.

Cuando termina de limar y darles forma a las uñas de ambas manos, la joven se echa crema en las palmas y empieza a masajearle primero un brazo a mi novio, con suavidad pero con firmeza, le llega hasta el codo y vuelve, entre los dedos, le amasa la mano. Él le adivina los pezones a través de la blusa; está en el paraíso, y empieza a ponérsele duro. Sabe que la cosa comienza a abultarle a solo unos centímetros de donde ella está trabajando. Se muere de la vergüenza y mueve el brazo que tiene libre para esconderlo. No es capaz de mirarla. «No te preocupes, me pasa siempre», le dice ella.

«¡¿En serio?!», responde mi novio, y se disculpa.

«No es nada», añade la muchacha, y le deja las manos ya listas sobre el regazo antes de pasar a los pies: los saca de la bandeja y los seca tranquilamente con la toalla. Mientras se apoya un pie en el muslo desnudo y empieza a inspeccionarle las uñas, le dice: «Hay quien me paga un extra».

«¿Perdón?», contesta él.

«Me pagan más por algunos extras».

«¿Qué extras?», pregunta nervioso, mientras ella comienza a cortarle y a limarle las uñas de los pies.

«Pues me pagan por hacer esto mismo pero en topless, o totalmente desnuda». Mi novio no puede creer lo que está escuchando; no puede creer lo que le ha caído del cielo. Se le acelera la respiración. La joven continúa: «Y algunos me pagan por llevarlos hasta el final». Entonces él se retuerce en el sillón, para desplazar el peso e intentar aliviar la presión de la erección que le palpita en los pantalones. «¿Y no te molesta?», le dice.

«¡Nooo! Me gusta ver lo que le pasa a la gente cuando me arrodillo a sus pies», responde ella, y sonríe pícara mientras lo mira a los ojos. «¿Quieres que me quite la camisa?». Mi novio tartamudea, no sabe qué decir, pero antes de lograr emitir algún sonido la joven ya está sin blusa. «Esto lo invito yo. Eres muy lindo», le dice. Él le mira fijamente los pechos pequeños y preciosos y los pezones gruesos, y mueve la mano distraído hacia la verga, ya a punto de reventar. «Puedes tocarte, no me importa», le indica ella. Mi novio se la queda mirando a los ojos. ¿De verdad dijo eso? Deja entonces que la mirada se le vaya hacia las preciosas formas de la muchacha, a su cabello delicioso, a la piel suave, y lentamente se desabrocha el pantalón y se baja el cierre, y se pone la mano encima de la erección palpitante. «Así mejor», dice la esteticista, mientras se echa crema en las manos y comienza a masajearle el pie; le presiona la planta con los pulgares y le frota entre los dedos, dentro y fuera. Mi novio no aguanta más. Nunca ha estado tan cachondo. Ella pasa al otro pie y le corta y le lima las uñas. Él se mete la mano bajo los calzones y comienza a acariciarse con más fuerza. Le parece que la joven se está apretando la entrepierna con su talón mientras le pasa la lima. Mi novio está ya muy cerca de venirse. Ella le echa crema en el pie y empieza de nuevo a apretarle, de nuevo con los dedos de sus manos entre los del pie de él. Qué sexi, por favor. La mano de mi novio está ya llena de verga, la acaricia arriba y abajo, cada vez más rápido, a punto de explotar. Antes de que se dé cuenta, la muchacha se ha metido entre sus piernas, le ha apartado la mano y está bajándole por la tranca con los labios tersos y la boca toda húmeda, hasta el fondo. Arriba y abajo, cada vez más hondo, más húmedo todo. Al mismo tiempo le repasa los huevos con los dedos. Mi novio siente que le va a explotar la cabeza, pero entonces, de pronto, la joven se ha puesto de cuclillas y se aparta las pantis a un lado antes de colocarle la panocha chorreando sobre la verga; la cabeza de ella está casi pegada a la de él y el cabello le cae a mi novio por la cara. La muchacha lo mira a los ojos —los de ella son de color café oscuro— y se mueve con destreza arriba y abajo, le recorre toda la verga palpitante, sin dejar de apretarle el costado con unos muslos firmes. Mi novio le envuelve un pezón con la boca, y chupa y lame con suavidad mientras ella se frota el clítoris con los dedos sin detener el movimiento. Él la mira a los ojos y entonces ella le acerca la boca a la suya y le mete la lengua hasta la garganta, cada vez más rápido, más hondo, más duro y más rápido, hasta que los dos explotan al unísono.

Llego a casa una hora tarde. Ni rastro de nada. Mi novio se bañó. No estuvo mal, me dice. Pero para variar, me preparó la cena.

Blanca estadounidense | Ninguna | Pansexual |
En una relación | Sí

Me muero de ganas de que existan unos robots masculinos construidos a la perfección, realistas por completo y funcionales para el sexo. Tengo una sólida experiencia tecnológica y sé que va a ocurrir, mucho después de que aparezcan las robots femeninas, claro, pero existirán; quizá cuando el mercado de los robots sexuales femeninos esté satisfecho (perdón por el chiste fácil). También sé que seguramente no ocurra mientras yo esté viva, o al menos no antes de que mi interés por el sexo se haya desvanecido.

Imagino que guardaría a mis robots en un lugar especial de almacenaje, grande y de fácil acceso. Allí podría explorar sin reservas mi sexualidad con ellos en un entorno totalmente seguro y privado. Para esta fantasía hacen falta robots porque un grupo de hombres reales nunca podría centrarse lo suficiente en una mujer para participar en la situación, y mucho menos un hombre solo. (Nuestro planeta se encuentra en un estado primitivo. El ego masculino amedrenta al ego femenino, y punto. Es un fenómeno mundial y ha sido el estado prevalente durante toda la historia, al menos que conozcamos. La revolución sexual ha sido genial y estoy supercontenta de haberla presenciado, pero si se mira la imagen completa, es una raya en el agua que solo afecta a un número reducido de mujeres, y además su duración dentro del contexto histórico equivale a un parpadeo, y hay indicios sólidos de que puede producirse un contragolpe. No existe ni un solo motivo lógico para dar por hecho que algo de lo conseguido pueda durar. En caso de duda, está bien fijarse en los elementos conservadores activos de la política actual, que están mostrando señales importantes de intentar poner en marcha un nuevo Gilead).

Bueno, ¡¿y qué haría yo con mis robots?! Pues, por supuesto, los programaría para que ejecutasen mis fantasías sexuales. Crearía una lista de reproducción con distintos papeles y situaciones e invocaría la fantasía y los participantes que se me antojaran según mis ánimos. Por ejemplo, tengo muchas fantasías en las que aparecen múltiples hombres haciéndome el amor en muchas situaciones distintas. Soy su profesora, o una niñera que llega para ocuparse de los niños; la esposa no se encuentra en la casa y el grupo de hombres que está a punto de salir decide quedarse y jugar conmigo.

Los robots son unos amantes magníficos; su mayor placer es darme placer a mí. Sabrán lo que eso significa porque les habré dado instrucciones. Podría seguir y seguir hablando de las fantasías en sí... Me masturbo pensando en ellos constantemente. Los usaría asimismo para darme placer de uno en uno. Y, cuando digo realistas, me refiero a realistas: noto sus penes palpitantes cuando se vienen (las veces que quiero que lo hagan) y percibo la calidez de su eyaculación dentro de mí.

Mi deseo más preciado es que los hombres lean esto y se queden pasmados. Y que quizá se enfrenten a sus temores. ¿De qué tienen miedo exactamente? ¿Y de qué tienen miedo las mujeres, para el caso? Es todo un desperdicio, una cosa ridícula. Me da pena que el planeta se encuentre en este estado tan primitivo.

Blanca canadiense | Budista | >50 000 £ | Heterosexual |
Soltera | Sí

He tenido fantasías sexuales desde muy pequeña, ya con ocho años. La primera fue con el cartero, a quien imaginaba trayéndome una carta a mi habitación con un enorme beso de película antigua guardado para mí. Desde entonces, los uniformes siempre han sido mi puerta de entrada a la excitación; en mi mente, los hombres de calendario son médicos, bomberos, marineros, soldados, incluso guardabosques. Quizá es que estoy tan llena de gratitud hacia esas almas habilidosas, valientes y compasivas que quiero hacerles el amor a todos. Sí, y a veces a todos a la vez.

Durante la pandemia empecé a hablar muy abiertamente con mi marido sobre quién me venía a la mente mientras estábamos haciendo el amor en nuestra habitación. Cuando llego al orgasmo, suele ser el soldado de hombros anchos y cabellera grasienta y oscura a quien tengo entre mis muslos, no a él, y yo estoy acostada en su manta protectora de lona entre ataques de misiles, mientras el resto del pelotón nos mira desde sus catres. Sorprendentemente, la cara de mi marido se iluminó radiante de lujuria ante mi sinceridad. Me sentí empoderada y encantada cuando me pidió que le describiera más cosas. En consecuencia, explorar y jugar con la idea de tener a un «tercero» en nuestra relación se ha convertido en una fantasía sexual fascinante que va evolucionando. A continuación narro la situación más reciente que hemos creado, contada de la forma más fiel posible a como se desarrolla en nuestra recámara. La llamamos «Billy el Tercero».

Nuestro soldado caído llega inesperadamente una mañana oscura y gélida. Nuestro acuerdo es hacer a ese hombre más feliz. Abro la puerta y el soldado se quita el harapiento pasamontañas color caqui. No saluda, pero yo sí lo hago y lo dejo pasar. Entra directamente, no se quita las botas pestilentes y va a buscar a mi marido. Se dan un apretón de manos y yo recorro el pasillo inhalando el olor a queroseno y bronce de cañón que dejó el soldado tras de sí. Le ofrezco pan tostado que le dejo en la barra de la cocina (no hemos encontrado un momento para armar a tiempo la nueva mesa del comedor). No hace caso del pan tostado y pide salir a dar un paseo con mi marido. Vuelven a casa una hora después con una trucha arcoíris; mi marido disfruta contándome que Billy la capturó con sus propias manos. Billy prepara el pescado con la navaja que se saca del bolsillo y no presta atención a mi presencia mientras lo veo cocinar. Trocea la trucha en tres y comemos en silencio.

Cuando terminamos, Billy pregunta por qué hay ramas esparcidas por todo el césped y le digo que no lo hemos limpiado desde la tormenta. Sale y hace una hoguera usando los matojos del jardín y los trozos de sílex y de acero que lleva colgados al cuello. Mientras lavo los platos, mi marido me pregunta si estoy contenta de recibir a Billy. Le respondo, bastante feliz, que todavía estoy asimilándolo. Me impresiona tanto ese hombre que me pregunto si habrá algo que no sepa hacer, le digo. Mi marido se ríe y me recuerda que, desde luego, sonreír no sabe. Antes de retirarnos a la cama, nos damos cuenta de que Billy no se encuentra en la habitación de invitados. Por el contrario, está en el suelo, atornillando la mesa nueva del comedor. Mi marido solo trae puestos unos calzones Bshetr y yo voy sin ropa interior con una combinación de seda negra, pero saltamos por encima y tratamos de ayudarlo con la tarea.

Cuando está todo listo, Billy se acomoda en una esquina, en cuclillas, con las rodillas en el pecho; el lodo le mancha el cuero de la suela de las botas. Nos sentamos uno a cada lado de él y entonces Billy nos enseña el pito, que es más largo, más rosado, más ancho y más brillante que ninguno que yo haya visto antes: es una estaca sagrada de carne que apunta al cielo, distante y destinada a hacer el bien. Billy le da unas cuantas pasadas suaves con la mano y le veo al soldado un brillo en la cabeza previo a la eyaculación. Salto sobre la mesa nueva, abro las piernas y me pongo a jugar con mi vagina. Noto entonces dos lenguas que se apoderan de mi clítoris y de mi ano, y eso me hace sentir muy resbaladiza y húmeda. Pasados unos minutos estoy al borde del orgasmo, así que pido más, y Billy se cierne sobre mí, con la placa de identificación meciéndose en mi cara, mientras escarba en mi vagina con su pito y mi marido me penetra por el ano. La sensación de sus contornos deslizándose y frotándose para entrar por mi empapada pared divisoria me vuelve loca. Me vengo. Me estremezco por la mesa, me agarro las tetas y me siento libre. Los dos vuelven a sentarse uno junto al otro, los dos con la verga en la mano. Entonces me meto los dos penes en la boca embelesada para deleitarme con sus sonrisas, que me devuelven la mirada.

Blanca británica | Pagana | <29 999 £ | Heterosexual | Casada/en una unión civil | Sí

SUAVEMENTE

«Manos y bocas que se mueven con suavidad y lentitud...».

Al leer estas cartas he llegado a constatar que no existe un único tipo de fantasía, al igual que no hay una única «mujer» típica. Lo que queremos en nuestras vidas sexuales es tan variado como lo que queremos en nuestro trabajo, en nuestras relaciones y en el amor. Somos muy diferentes y albergamos multitudes. Hasta el momento, en este libro nos hemos encontrado todo un universo de aventuras y situaciones que derrochan imaginación y que no podían estar más alejadas de la realidad. No obstante, también recibimos una serie de cartas que hablaban simplemente sobre las ganas de sentirse vista, que expresaban el deseo de recibir amor, afecto y delicadeza, y las ansias de sentir una conexión intensa con otra persona. «¿Es una locura que mi fantasía sexual más salvaje sea sentirme segura?», dice una carta. Para algunas de estas personas, ese deseo en apariencia tan sencillo puede estar muy apartado de su realidad cotidiana. Ese anhelo se refleja no solo en acciones, sino también en entornos geográficos, dado que las fantasías a menudo se desarrollan en bosques y jardines. En algunas cartas se habla del agua o del baño, y de una sensación de calidez asociada a ello, de verse sensualmente rodeada o envuelta. Se percibe una intensa sensación de querer volver a lo básico, sin la dificultad que plantean las complejidades y el torbellino de la vida moderna, de enraizar y sentir una conexión con la Madre Tierra.

En algunas de estas mujeres se da también un anhelo de seguridad y de comodidad como resultado del abuso sexual. La fantasía definitiva de una de ellas es «que alguien actúe como mi madre», y eso me lleva a preguntarme hasta qué punto su fantasía le servirá para sanar el daño de un trauma temprano. En otras cartas, la necesidad de ternura surge claramente de la profunda soledad de una relación sexual que carece de intimidad emocional. Estas fantasías con frecuencia llegan al núcleo del apetito sexual: son mujeres que necesitan de apego emocional para alcanzar la excitación en el sexo. Una de ellas, por ejemplo, ansía «Contacto visual en todo momento, para retratar a partir de ahí las emociones más profundas. El deseo, la conexión, el amor ferviente. Tiene que haber amor, nada de un encuentro de una noche, nada de lujuria alcohólica, solo amor».

Las mujeres se han ido volviendo más independientes con cada generación, pero estas cartas demuestran que, para algunas de ellas, esa realidad coexiste con un deseo de ser dependientes: de que las cuiden, las tranquilicen, las acaricien y las alienten. La intensidad de la conexión descrita en estas páginas desvela en última instancia un anhelo por recibir de otra persona un cuidado y una atención absolutos, tanto en un plano físico como emocional. Quizá ese deseo se haya intensificado con la hiperconexión que ha llegado a nuestro mundo. Resulta bastante obvio que la tecnología y los smartphones compiten por nuestra atención, en detrimento a veces de nuestras relaciones reales. La cercanía física ya no es ninguna garantía de pasar tiempo de calidad en compañía. Nuestros dispositivos nos permiten estar en contacto con personas de todo el mundo, pero esas mismas herramientas pueden ser una barrera para la intimidad de la conexión en persona y, de hecho, según las estadísticas, no importa dónde vivas o cuánto tiempo lleves en una relación: la gente está ahora mismo más sola que nunca.

En última instancia, tal y como atestiguan muchas cartas de este apartado, lo que todos los seres humanos deseamos es que nos quieran, que se cubran nuestras necesidades básicas y que se nos trate con amabilidad, dulzura y respeto, no solo en nuestra vida sexual sino también en nuestra vida cotidiana.

Casi diría que me da demasiado miedo escribir esto, expresar con palabras esta necesidad que me llena de vergüenza. Una fantasía inapropiada. Es de lo más nimia e insignificante, patética casi, y aun así ponerla sobre el papel me causa terror. En cierto modo eso significa que soy dueña de esta necesidad, por ridículo que parezca. Bueno, ¿y qué fantasía, qué revelación tan profunda, puede engendrar este tipo de sentimientos espantosamente contradictorios? Pues la siguiente: quiero que me besen. Que me besen en los labios, con suavidad, bruscamente y con pasión, y una vez más, hasta abandonar mi existencia.

Blanca británica | Atea | >100 000 £ | Gay/lesbiana | Soltera | Sí

Cada vez que él llega a mis pensamientos, sucumbo y mi TDAH me ayuda a desconectar por completo de donde sea que esté para irme directa a su cama, a la barra de una cocina, a cualquier sitio. Pensar en él agarrándome con fuerza del cuello mientras alcanzo el clímax con sus dedos muy dentro de mí... A lo mejor me ocurre en la consulta del dentista, mientras espero a que le revisen los dientes a mi hijo.

En mi mente tiene nombre, un nombre inspirado por una emoción que no puede explicarse del todo en una palabra. Cada vez que nos venimos juntos, me trae una caja de sensaciones entre sus manos marcadas. Delante de él ni siquiera me siento «desnuda». Me siento liberada, viva. Se le da bien escuchar, mejor que a mi marido. Después de confiarnos nuestros deseos más profundos el uno al otro, nos sentimos más cerca que nunca antes, y casi soy capaz de ver que abrirnos a nuestras vulnerabilidades da paso a nuestros fluidos. Nos acercamos, nos lamemos la cara y partes del cuerpo el uno al otro, y nos acurrucamos como dos gatos, húmedos y cómodos. Dejamos de mover la boca pero la charla entre nosotros nunca termina; pasa de un portal al otro: empieza con mi voz y acaba con su tacto. Pierdo mis límites. Cuando me dice que le agarre la verga y se la sujete con firmeza mientras me lame la cara, abandono el estatus por el que me he esforzado y dejo caer las cadenas de la maternidad. Si decido no escuchar lo que quiere, me pide que haga otra cosa; y cuando ve que no quiero algo, hace justamente lo que sabe que me gusta. Me coloca los dedos muy dentro, me sujeta el cuello, me habla con amabilidad entre la calidez de su aliento y solo me dice la verdad. Ya sé que mi sonrisa no es la más bonita del mundo; tengo los dientes pequeños, y las encías grandes, pero él me lo lame todo mientras me dice que mis defectos lo ponen cachondo. Cuando me dice esas verdades, escucho de manera distinta a cuando las oigo de mi propia voz. Mientras alcanzo el clímax, y siempre lo hago en esta parte, me sujeta más fuerte y me acerca más a él, y le paso los dedos por el cabello corto. Seguidamente se acuesta junto a mí, me dice lo maravilloso que ha sido y no me pide nada. Eso me prende, que no me pida nada, que me abrace sin más mientras descanso y recupero fuerzas. Todos los orgasmos con él me dejan seca, me siento ligera y elevada. Siento que soy una persona distinta, una que no tiene que repetir día tras día lo mismo: levantarse temprano, preparar al niño la escuela e ir a trabajar. Llenar el refrigerador, limpiar la casa. Pasear al perro, pagar el alquiler. Me siento liberada... Despierta. Su olor me desencadena cosas que nunca se me habían desencadenado. Siempre le pido que no se lave antes de vernos, porque su olor me hace venirme más rápido; yo, que antes de que llegara él siempre les había pedido a los hombres que se bañaran. Huele igual que mis dedos después de haber estado en mi panocha, traviesos y consoladores. Echo mano de su pito y hablo con su miembro delicadamente, con una ligera sonrisa, y él me lo permite y así me hace saber que le gusta. Le digo a su verga lo importante que es para mí y le explico que me siento totalmente llena durante muchos días después de que nos hayamos visto. Su pito se pone erecto y me lo llevo a la boca, muy al fondo, lentamente. Me lo meto hasta el final, sé que con él puedo y me siento segura. Le escupo y le hablo con delicadeza, lo acaricio y lo mimo, lo agarro con fuerza y disfruto de la vida que lo llena. Todo es resbaladizo y me encanta.

Eyacula y no me importa: estoy llena, satisfecha y lo amo con pureza, sin expectativas. Liberada. Me vengo cerca de su cara, le busco los ojos y le doy un beso húmedo, oloroso, en la mejilla.

El dentista me llama para que pase, la revisión ha terminado. Me felicita por los dientes tan limpios de mi hijo y le digo que hago todo lo que puedo.

Serbia | Atea | <49 999 £ | Heterosexual | Casada/
en una unión civil | Sí

Contacto. Contacto íntimo. No solo un roce o un breve instante, sino un contacto largo y prolongado, piel con piel. Contacto visual en todo momento, para retratar a partir de ahí las emociones más profundas. El deseo, la conexión, el amor ferviente. Tiene que haber amor, nada de un encuentro de una noche, nada de lujuria alcohólica, solo amor. Es lo que quiere todo el mundo. Y al confirmar ese amor mediante el contacto sexual y el placer, encuentras la paz y breves atisbos de lo que de verdad significa estar viva. Y eso es la conexión humana.

Afroamericana y blanca | Mormona (con incursión en el paganismo) | <15 000 £ | Bisexual/ pansexual | Soltera | No

Mi esperanza: que me toquen. Tengo cincuenta años y a nadie le gusta tocarme. Estoy cansada de esforzarme por conseguir una mejor versión de mí, cuando todo el esfuerzo consiste en aceptar que nadie me toque. Parece que voy a tener que pasar el resto de la vida sin caricias y sin nadie que quiera pasársela bien conmigo ni con mi excitación. Si ni siquiera a mi hombre le gusta tocarme, el hombre que conozco y que me quiere, ¿cómo va a gustarle a otra persona? Así que este es mi sueño secreto: que me toquen, pasármela bien en la cama con alguien a quien le guste darme alegrías.

Suiza | <100 000 £ | Heterosexual | En una relación | No

Cada vez que tengo relaciones sexuales, por lo general estoy sumamente embriagada o bajo el efecto de las drogas. Me quedo paralizada del todo por el miedo y disocio, aunque no quiera. Ni siquiera con amigos soy capaz de conseguir estar ahí mentalmente. No me parece que el sexo sea una experiencia divertida, no me gusta, y no entiendo por qué tengo una sensación tan distinta al resto del mundo. No obstante, hay una parte de mí, muy en el fondo, que desea más que nada que la quieran, que desea un sexo sucio, ardiente y sensual. Ya sea con un hombre, con una mujer, con una persona no binaria, etcétera.

Mi fantasía sexual sería algo bonito, cariñoso y seguro. Quiero caer en la cama con alguien en quien CONFÍE, que no me haga daño, que no me utilice. Fantaseo con DIVERTIRME de verdad mientras lo hago, con sentirme BIEN. Con alguien que aprecie mi cuerpo, que le encante de verdad. No quiero estar pensando en lo gorda que estoy o en que no soy lo bastante buena o no tengo la experiencia suficiente. Deseo que me quieran de verdad. Quiero sentirme muy bien. Diría que si escarbo aún más en mi cabeza, mi fantasía sexual definitiva sería una combinación de todo lo anterior con un poco de rudeza: un poco de asfixia, un poco de palabras obscenas y algo de brusquedad... Porque ¿quién no quiere una pizca de emoción? De todos modos, insisto en que quiero esas cosas teniendo garantizados el cariño y la seguridad. Me gustaría que alguien me tirara en la cama y me dejara con las piernas temblando, como leo en las novelas eróticas. Que me apoyen en la barra de la cocina y me agarren ahí mismo porque alguien me quiere tanto que necesita tenerme en ese momento. ¿Es una locura que mi fantasía sexual más salvaje sea sentirme segura?

Blanca estadounidense | Espiritual | <29 999 £ | Bisexual/
pansexual | Soltera | No

Estoy en un valle pequeño, en el campo, alejada de los seres humanos. Lentamente me quito la ropa, respiro hondo un rato y dejo que el aire juegue con mis pezones y con mi clítoris. Con cuidado voy seleccionando ramitas y hojas y me toco el clítoris con ellas, con suavidad, mientras estoy acostada en el suelo con las piernas abiertas de par en par, dejando que el sol y el aire viajen por mi cuerpo y me calienten por dentro, y también por fuera. Entonces comienzo a frotarme contra el suelo húmedo y huelo su frescura y su pureza. Hago una pausa y respiro hondo varias veces ahí acostada, cubierta de lodo por completo. La lujuria va haciéndose insoportable. Rápidamente vuelvo a ponerme la ropa interior y me dirijo a un árbol cercano. Empiezo a besarlo, a lamerlo y a apretar la vagina contra su superficie irregular, tratando con desesperación de calentar el núcleo del árbol y de hacerle sentir lo mismo que yo, de hacerle compartir lo que yo comparto. Gimo en alto, un saludo a la Madre Naturaleza, en agradecimiento por todo lo que me ha dado, por mi mente y por mi cuerpo, que ahora está entregado en exclusiva a ella.

Griega | Atea | <15 000 £ | Bisexual/pansexual |
En convivencia | No

Una fantasía reciente, forjada con fragmentos de sueños: estoy en el bosque. Estoy perdida, pero no asustada, solo siento curiosidad. Hay un sendero y sé que encontraré el camino. Mientras voy andando me percato de que me observan. Los árboles parecen tener ojos, igual que el bosque parece haberse callado. Noto los sentidos agudizados. Oigo hasta el último roce de las ramas con sus vecinas; la sutil brisa me pone la piel de gallina. El olor exuberante y vivo del bosque me sube hasta la nariz. El musgo tiene un aspecto atractivo, los helechos me llaman con sus gestos. Todo parece estar vivo. Delante de mí surge una figura. Es como si se hubiera materializado a partir del aire. Mi observador. Lo reconozco: es Pie Grande. No el hombre mono monstruoso, sino una silueta alta y poderosa cubierta por un pelaje suave, con una mandíbula fuerte. Rezuma seguridad en sí mismo, con cierta dulzura. Sabe quién es y lo que es capaz de hacer. Me está observando, asimilándome, como hago yo con él. Sé que está aquí por mí. Me siento atraída hacia él. Tiene los ojos verdes con motas cafés, ojos que reflejan el bosque mismo. Viene hacia mí. Camina sobre dos piernas, aunque tiene la fluidez para agazaparse como un ciervo o un puma. Entre las piernas le cuelgan unos órganos sexuales blandos y me fijo en cómo el pelaje le desaparece en torno a ellos. Tiene el pene desnudo pero protegido. Es más alto que cualquier hombre que haya conocido y se asemeja a un animal, pero no es en absoluto amenazante. Se muestra curioso y abierto, como yo. Una vez que hemos cruzado miradas, me siento atolondrada, como encapsulada en este espacio suave y verde. Todo ha cambiado. Mi camino conduce a él. Con un solo movimiento fluido, me coloca una mano enorme por detrás de la cabeza, se me acerca y me besa. Engulle mi boca con la suya. Estamos encajados el uno en el otro por los labios y siento que el pellizco de deseo se multiplica y se me extiende por el cuerpo, que se pliega al suyo sin resistencia ni esfuerzo. Caigo fácilmente entre sus brazos según me agarra, le rodeo la cintura con las piernas, aprieto el cuerpo contra el suyo. Me sostiene sin hacer el menor esfuerzo con un solo brazo mientras me va quitando la ropa con el otro. La sensación de su pelaje suave y el aire fresco del bosque sobre mi piel desnuda me alienta, y le echo los brazos alrededor; dejo de estar pasiva y me muestro insistente, necesitada. Enredo los dedos en su pelaje, me froto los pechos en él y siento su suavidad. Restriego la pelvis contra su cuerpo y el calor me sube por todo el cuerpo. Soy ingrávida entre sus brazos y me retuerzo, consciente de que estoy actuando, y eso me saca de mi propio cuerpo lo suficiente para percatarme de que mi actuación la están apreciando los ojos de otros presentes en el bosque. Me veo a mí misma desde fuera, veo expuesta mi necesidad desnuda, la siento desde dentro, y entonces noto el pito de mi Pie Grande apretado contra mí cuando baja mi cuerpo sin despegarlo del suyo: es un pito grande y duro que se alza de entre su pelaje; tengo el culo y la panocha montados, y juega conmigo entre mis piernas, hábil. Unos cuantos movimientos más y su verga enorme me penetra, me llena por completo, y aunque no duele, hasta el mínimo movimiento me provoca una oleada por dentro, como si tuviera todos los nervios sumergidos en fuego. Aunque no es solo su pito: sus genitales se extienden más allá del pene y siento que una parte de él crece y se amplía hasta que surge un nuevo miembro, algo más pequeño que su verga: lo tengo pegado al culo, me entra y palpita con suavidad; y en el clítoris noto no una boca exactamente, sino un crecimiento hermoso que me lo rodea, que se acopla a él, y con estos tres instrumentos mi Pie Grande me toca todas las cuerdas del deseo, todas las teclas del placer que tengo en el cuerpo. Estamos fundidos en uno y nuestros movimientos se desplazan y giran como el agua, y es algo más que coger, es una integración. Yo soy un animal, su animal, pero también me elevo dentro de mí misma para ser un aullido, una vara de zahorí del placer en la naturaleza, una obra maestra de la energía. Me doy cuenta de que todo este tiempo me ha tenido sujeta, porque me he sentido ingrávida. Lo miro a los ojos y le empujo los hombros. Entiende mi señal. Flexiona las piernas y se acuesta en el suelo de forma que quedo sentada encima de él. Quiero su peso sobre mí, quiero notar a esta bestia magnífica clavándome al suelo y tomándome, pero sé que él quiere que me vean. Y yo también lo deseo, estar justo donde estoy, sentada sobre su cuerpo fuerte, con las piernas totalmente abiertas sobre sus caderas mientras su mágica pelvis me introduce su fuego, me envuelve con él. Lo monto y descubro que, aunque levante las caderas y dé vueltas y baile, sigo teniendo la vulva pegada a él, porque sus órganos animales se mueven junto a mí siguiendo un ritmo que genera un placer profundo que percibo como multidimensional. Lo abarca todo. Me muevo y atraigo su poder hacia mi interior, y mi energía hierve y se lanza hacia el bosque que me rodea. Imagino que ha recorrido con la mano la distancia que nos separa para masajearme el corazón. El impacto de esta nueva sensación evita que me venga, aunque el placer me esté haciendo jadear y gemir. De nuevo, mi curiosidad se extiende hasta el bosque circundante. Los ojos del bosque: ¿Será Pie Grande? ¿Lobos? ¿Lobas? ¿Un pueblo lobo? Se muestran vigilantes y lujuriosos. Gruñen suavemente en un coro de deseo que me retumba en los oídos. Todos quieren ver cómo me vengo.

Miro a mi Pie Grande a los ojos mientras mi atención vuelve a hundirse en nuestros cuerpos. Noto su tensión entre mis muslos según le aprieto el pito dentro de mí, siento sus manos suaves y peludas sobre mis pechos y mi espalda. Le pellizco los pezones enormes y me inclino para chuparle uno. Mi cuerpo es un arco de deseo, de dar y recibir. Me agarra el culo con fuerza ahuecando ambas manos y acelera con urgencia sus movimientos. Sus caderas me van presionando. Es demasiado, estoy muy llena, voy a estallar y pierdo el sentido de los límites de mi cuerpo mientras el placer me recorre entera. Justo cuando creo que el orgasmo va a remitir, vuelve a redoblarse y tiemblo, tanto que los ojos se me llenan de lágrimas y los temblores secundarios me agitan incluso los extremos mismos del cuerpo: las puntas de los dedos, los folículos del cabello, un goteo por el espinazo. Solo cuando mi garganta se silencia me doy cuenta de que he estado gimiendo. ¿Aullando? Mi Pie Grande me sonríe, él también está sin aliento. Su pene y los órganos sexuales extendidos se ablandan y me liberan. Me acuesto bocarriba en el musgo: cálida, pegajosa, zumbando de alegría. Un susurro en la maleza y los helechos que me rodean, y quienes han estado observando pacientemente emergen del bosque. Esos ojos, suaves pero penetrantes, adornan los nobles rostros de unos cuerpos fuertes y ágiles. El pueblo lobo se acerca a cuatro patas, rezumando protección, seguridad y deseo. Me rodean, se acuestan apoyados en mí y utilizan unas garras delicadas para darme vueltas y jugar con mis extremidades. Usan los hocicos para olisquearme y las lenguas, largas, para limpiarme antes de darme empujoncitos y colocarme en posición fetal. Mi Pie Grande, entretanto, ha recogido algo de follaje y ha construido un nido. Caigo dormida entre una pila de cachorros y pelaje, con la cara apoyada en el pecho cálido de mi Pie Grande, un pecho que le sube y baja con suavidad, y sus lobos acurrucados a nuestro alrededor, cálidos, a salvo, exhaustos.

Blanca estadounidense | Atea | <15 000 £ | Bisexual/
pansexual | Casada/en una unión civil | Sí

Mis fantasías sexuales más profundas pueden resumirse en lo que me gusta llamar «Juego de Cuidados». Tengo fantasías generales y luego una concreta que reproduzco en mi cabeza cuando no puedo dormir por las noches y ni el porno ni mi Banco de Masturbaciones (mi álbum «picante» secreto, con fotografías y gifs) cumplen su función. Como introducción a todo esto, debería contar que solo he tenido una relación «larga» de verdad y que en realidad nunca he llegado a hacer ninguna de estas cosas; sobre todo porque nunca he sentido que mi pareja estuviera dispuesta a ellas y también porque me parecía que implicaban pedir demasiado.

Esta fantasía es superfriki, lo advierto. Suena a una gran tontería y me da un poco de vergüenza estar escribiéndola, pero allá va:

Estoy en una universidad de magia en Escocia; vaya, básicamente es Hogwarts, aunque soy adulta, como ahora, porque lo de la «alumna menor de edad con profesor» me parece *supercreepy* y problemática. En fin, aquello es en plan castillo grande y los estudiantes son además residentes, como en un internado, y los profesores también viven ahí. La fantasía comienza siempre conmigo paseando por el castillo porque no puedo dormir. Paso por delante de algunas de mis aulas favoritas, con la esperanza de que el olor de las pociones, los libros antiguos y la madera me arrullen y me dé sueño. Al llegar a la altura de la habitación de mi profesor preferido oigo sus pasos, que de pronto se detienen, y entonces me doy cuenta de que me ha oído deambular por ahí. La puerta se abre con cuidado y mi profesor me mira de un modo que indica que no le ha sorprendido verme a esas horas de la noche. Me pregunta si es que no puedo dormir y me dice que él tampoco, y que si tengo un minuto puede preparar una poción.

Coloca un caldero en el suelo, le da con la varita y emanan unas llamas azules por debajo. Oigo el sonido de un líquido que va llenando el recipiente y mi profesor me pide que vaya a por la lata azul con estrellas doradas que hay en el estante de encima de su mesa. Hago lo que me indica. Le llevo la lata y la dejo cerca de sus manos. Se las miro y son unas manos rudas, curtidas, marcadas, pero siguen siendo de algún modo fuertes. Me gustan. Me gusta que sean mucho más grandes que las mías. Me sorprende mirándole las manos y parece que le hace un poco de gracia. Seguidamente me pide que saque dos tazas de la parte de abajo del aparador que tiene junto a la pierna, mientras él empieza a verter en el caldero lo que sea que hubiera dentro de la lata. Me doy cuenta de que mi profesor podría estar haciendo todo esto con magia y que solo quiere que me sienta útil.

Me pregunta por qué no puedo dormir y si es algo normal en mí. Soy unos cinco años mayor que casi todos los demás estudiantes de mi curso, y él lo sabe, aunque no estoy segura de si también sabe por qué he empezado tan tarde la universidad. Le cuento que estuve en el ejército y que viví algunas cosas que me mantienen despierta por las noches. Sufro terrores nocturnos y no me gusta despertar al resto de la gente de mi pasillo, así que suelo pasear por ahí hasta que estoy tan cansada que ya no me queda ninguna capacidad para luchar y hacer ruido mientras duermo. Me mira como si me entendiera, no con la típica mirada confundida o lastimera a la que estoy acostumbrada. Me da un trozo de chocolate que se saca de la bolsa del suéter, un poco serio, me dice: «Come. Te sentirás mejor».

Algo se agita en mi interior. Me cuenta que él también ha visto cosas que lo mantienen despierto, que ha hecho cosas de las que no se siente orgulloso, pero que no cambiaría nada del pasado aunque pudiera porque todo eso lo ha llevado hasta donde está ahora mismo. Mientras habla, la poción empieza a llenar la habitación de un aroma increíble a sábanas recién lavadas, pino, tabaco y el olor del amanecer en la piel. Le pregunto qué es y me dice que él lo llama «Té del Sueño»: una poción que te genera una sensación de calma y seguridad. Me pregunta a qué huele y se lo explico. Hay otro olor que no logro ubicar hasta que mi profesor se me acerca. Es él: el olor de su suéter, el chocolate y el aroma metálico de los calderos que llenan su aula. De repente siento como si me hubiera escuchado pensar eso y me aparto.

Cuando me pasa la taza con la poción, sus manos tardan en retirarse de las mías. Le doy un sorbo al té y es perfecto. De pronto me encuentro calmada como hacía años que no lo estaba y reposo la cabeza en el pecho de mi profesor mientras lo abrazo. El hombre se tensa ante mi contacto y me quedo paralizada, pero entonces se le relajan los hombros y lo oigo soltar su propia taza antes de envolverme con los brazos. Le doy las gracias con una voz débil, aunque entiende bien lo mucho que significa eso para mí. Me pasa la mano por la cabeza, por atrás, y levanto los ojos para mirarlo. Me pongo de puntitas para llegarle a los labios y espero a que se acerque a buscar los míos. Mi profesor vacila pero lo hace. Baja la mano hasta mi cuello y la usa para apartar un poco nuestros rostros y poder mirarme. En esa ocasión veo disfrute en sus ojos. Asiento y sabe que me parece bien que sigamos adelante. Me levanta rápidamente y me coloca sobre su mesa. Va bajando las manos más y más. Se ralentiza cuando llega a mi pecho y me levanta la blusa para quitármela, y empieza a besarme el pecho y el cuello con suavidad, pero un poco rápido. Vuelve a detenerse para mirarme y absorber mi imagen, allí sentada en su mesa. Me pregunta si es eso lo que quiero, y cuando respondo «Sí, señor» se le dibuja una especie de sonrisa salvaje y excitada en el rostro. Agarra la varita, apunta hacia lo que yo creía que era un pequeño aparador y la puerta se abre. Me lleva hacia allí sin dejar de besarme el cuello y el pecho. Las paredes están repletas de libros, especímenes en frascos y velas, y de nuevo mueve la varita y la habitación empieza a llenarse de calidez y luz de velas. Miro hacia arriba y una luna creciente brilla sobre nosotros. Hay una cama pequeña y mi profesor me deja sobre ella y comienza a quitarse capas de ropa. Lo ayudo rápidamente y él hace lo propio para quitarme a mí el resto de la ropa. Me mira y me toca suavemente, y bostezo. El Té del Sueño está haciendo efecto y no quiero. Dice que no pasa nada si estoy somnolienta y que hoy podemos tomárnoslo con calma. Le respondo que lo siento pero me dice que lo entiende, y que él estaría en las mismas si le hubiera dado tiempo de beberse también el té, y se ríe por lo rápida que fui. Me quedo dormida con la cabeza apoyada en su pecho, oyendo los latidos de su corazón. Empiezo a ver la escena como si yo fuera un cuadro colgado en la pared y distingo cómo me pasa la mano por el cabello, mientras me abraza con más fuerza cuando me retuerzo mientras duermo, y me dice que no pasa nada y que con él estoy a salvo. Lentamente, él también se duerme y la fantasía termina.

La mayoría de mis fantasías gira sencillamente en torno a querer sentirme segura y cuidada. El sexo me atrae mucho, pero más me atraen el antes y el después. Me encanta que los hombres dediquen tiempo a hacerme sentir que les importa crear una situación de confianza. Es mi deseo más profundo.

Mestiza hispana/nativa americana | Espiritual |
<49 999 £ | Heterosexual | Soltera | No

Parece que estoy admitiendo cierto fracaso al decir esto, pero: quiero que alguien actúe como mi madre. Me da reparo que esto me convierta en el peor cliché de lo que todo el mundo dice sobre las lesbianas; que se me han cruzado algunos cables en mi ya confundido cerebro de lesbiana y que ahora quiero que una mujer un poco mayor que yo me cuide y me abrace, y que luego además lo haga conmigo suavemente, sí, con paciencia, hasta que yo aprenda a confiar en ella, a relajarme y a dejar que de nuevo sea una aventura.

Quiero que los dedos de esa mujer se me enreden en el cabello y me repasen los pechos y, mientras tanto, quiero que se cree un capullo a nuestro alrededor que nos proteja y no pueda alcanzarnos ni una mala noticia. Quiero sentirme segura frente al mundo exterior, a las catástrofes que se ciernen sobre nosotras. Quiero que mi mente esté en silencio, porque no se calla nunca, ni siquiera en mis mejores recuerdos de sexo somnoliento. En la cama siempre constato que esa parte de mí está en otro sitio, quizá de vuelta en la homofobia que viví de pequeña, o en la cultura puritana de la iglesia, o atrapada reviviendo la última crisis mientras al mismo tiempo se prepara para la siguiente. Quiero sentirme plenamente yo cuando estamos manteniendo relaciones sexuales y quiero estar ahí de verdad, por completo. Lo que quiero parece complicado expresarlo con palabras. ¿Cómo es estar presente durante el sexo y disfrutar de todos sus elementos, y no tener que implicarse en ese baile de «qué es lo que querrá esta mujer en realidad», nadando en nuestros dos mares de vergüenza que se funden cada vez que nos tocamos? ¿Cómo será vivir el sexo como un juego de exploración, una diversión nada apresurada, un placer que podemos ir descubriendo a lo largo de toda una vida? ¿Y si el sexo fuera un hogar que siempre nos diera la bienvenida, una y otra vez, aunque cambiara constantemente? ¿Algo que poder celebrar por su propio disfrute relajado, en vez de un trabajo de horas extra que funcione como un curita para solucionar otras cosas?

Ella es mayor y está más segura de sí misma que yo. Su calmada seguridad me guiará para hacer introspección y buscar mis auténticos deseos, en vez de contemplar cómo a mis propias dudas aterradas se les suman las de otra chica *queer*. Quiero explorar con ella. Creo que esta situación de fantasía que estoy describiendo es sencillamente un espacio sin miedos. Porque el miedo lo llevo incorporado de muchas maneras: miedo a mantener relaciones sexuales, miedo a mantener relaciones sexuales con una mujer, miedo a lo que quiero, miedo a disfrutar de eso, o a detestarlo. A mi cuerpo. Quizá a mi madre real, sí. Miedo a hacerle daño a mi pareja y miedo a que me lo hagan a mí. Veo todo este miedo que me envuelve como una telaraña tupida y resistente y, cuando estoy acostada en la cama con esa mujer mayor, la telaraña se levanta suavemente y sale volando. Ahí puedo confiar en mi cuerpo y en sus deseos. Y esa mujer también confía en los suyos.

Blanca estadounidense | Atea | <49 999 £ | Gay/ lesbiana | Soltera | No

Sufrí una agresión sexual cuando tenía once años y eso afectó muy profundamente a mi visión del sexo y de la sexualidad durante mucho tiempo. Cuando llegó la adolescencia tuve «novios» y ligues, y me moría por explorar la intimidad y el sexo con ellos, pero cuando me enfrentaba a la oportunidad de hacerlo de verdad, me encerraba sumida en el terror y en el pánico. En la época en la que mis amigas estaban «subiendo de nivel» yo evitaba cualquier contacto sexual o íntimo. No me dieron mi primer beso hasta los diecinueve años, tenía veintiuno o veintidós cuando practiqué sexo oral por primera vez y no perdí la virginidad hasta los veintisiete. Llevaba hasta el final casi todos mis encuentros sexuales solo porque creía que era un bicho raro y no quería seguir estando «mal de la cabeza». Ninguno de esos hombres fue especialmente atento y no solo no llegué nunca al orgasmo, sino que en algunos casos recurrí a una disociación absoluta durante toda la experiencia. Al mismo tiempo, mi impulso sexual siempre ha sido muy fuerte y me masturbaba con frecuencia, muchas veces a diario. Leía textos eróticos y tenía una vida de fantasía muy rica.

Mis fantasías casi siempre se han centrado en torno a un hombre muy cariñoso y comprensivo. Por lo general no suele tener cara. Me siento muy atraída por él por muchos motivos, aunque lo más importante es que confío en él. Me toca lentamente, con suavidad, y habla conmigo; me dice cuánto me quiere y cuánto le gusta mi cuerpo; cuánto me desea; cuánto desea hacer que me venga usando las manos, la boca y el pito. Me envuelve entre sus brazos y me besa muy profundamente mientras me acaricia, y siempre va asegurándose de que estoy cómoda, cómo me siento. Me mira con tal veneración y lujuria que parece que soy su fantasía hecha realidad. Me desviste y va tocando cada fracción de piel que queda a la vista; me pide que le sujete las manos entre las mías y le indique dónde y cómo me gustaría que me tocara. No deja de hablar conmigo en ningún momento, y me dice lo bien que está conmigo, lo sexi que soy, cómo quiere que me sienta y cómo se siente él. Sus palabras son siempre delicadas, aunque se hacen más obscenas y urgentes conforme se va excitando. Me agarra las manos para enseñarme cómo quiere que le acaricie el cuerpo y le toque la verga, y me elogia cuando lo hago de un modo que le gusta. Me dedea mientras me mira a la cara y luego me susurra lo húmeda que estoy y las ganas que tiene de saborearme. Me besa por todo el cuerpo hasta llegarme a la panocha y empieza a comérmela, sin dejar de mirarme a la cara y asegurarse de que me parece bien todo lo que está ocurriendo. Me vengo muy fuerte con sus dedos y su boca y vuelve a besarme por todo el cuerpo, hacia arriba, y me deja probar mi propio sabor en sus labios.

Le digo cuánto quiero y necesito que esté dentro de mí, las ganas que tengo de sentir su pito en mi interior, de notar que se viene adentro. Me mira profundamente a los ojos mientras empuja para metérmela, se toma su tiempo y me frota el clítoris de lo tensa que estoy, para ayudar a mi cuerpo a relajarse y a aceptarlo adentro. De nuevo habla conmigo: me dice lo húmeda y tensa que me nota, cuánto le gusta que lo envuelva así; las ganas que tiene de que me venga rodeando su pito. Con los dedos me acaricia el clítoris y me besa los pechos y el cuello, susurrándome lo buena que soy, lo que le encanta estar dentro de mí y cogerme; cuánto desea que me venga, verme la cara cuando me deje ir. Me dice que soy guapa y sexi, y fuerte. Nota cómo empiezo a dejarme caer por el borde y repite un patrón suave pero insistente sobre mi clítoris, frotándome y mirándome mientras me vengo. Me dice que le encanta ver cómo me vengo, que le encanta notar cómo la panocha se me tensa en torno a su pito, que tiene muchas ganas de llenarme con su semen. Yo le digo que quiero sentir cómo se viene adentro de mí y empieza entonces a perseguir su propio orgasmo, a cogerme con más fuerza, pero sin dejar de mirarme, todavía conectado conmigo y diciéndome lo rico que es cogerme. Siento que empieza a venirse en mi interior y me toco y vuelvo a venirme mientras todavía está dentro. Se deja caer a un lado y puedo apoyarme sobre su pecho, y nos besamos y nos reímos. Su verga sale de mí y noto su semen goteando. Me dice que se muere de ganas de volver a estar dentro de mí; que quiere que hablemos sobre nuestras mayores fantasías y que probemos cosas que nos despierten la curiosidad. Le digo que quiero chuparle el pito y que se venga encima de mis pechos. Me dice que quiere verme con mi vibrador y saber cómo me provoco el orgasmo. Llena la bañera para que nos demos un baño caliente juntos y nos sentamos ahí, envueltos el uno en el otro, besándonos perezosos. Me seca y me lleva a la cama, donde nos quedamos dormidos, abrazados. Sé que estará ahí cuando me despierte y me quedo dormida oyendo sus latidos.

Blanca estadounidense | Agnóstica | <100 000 £ |
Heterosexual | Soltera | Sí

Siempre he tenido una actitud muy positiva con el sexo. Sin embargo, hace poco me he dado cuenta de que no siento atracción sexual como el resto de la gente. En realidad, no siento nada de atracción sexual, aunque sí que disfruto plenamente de las relaciones sexuales. Es fácil adivinar que algo así me generaría un conflicto... Así que voy a contar ahora con qué sueña una persona asexual como yo cuando mi pareja no está en casa o se encuentra demasiado cansada.

La cosa empieza siempre conmigo acostada en la cama, mi cuerpo expuesto y vulnerable. Cierro los ojos y permito que mis pensamientos se apoderen de todo, y pronto estoy perdida en un mundo creado por mi imaginación. En mi fantasía soy el objeto de deseo y todos los ojos están posados en mí. Llevo un vestido rojo ajustado que realza todas mis curvas en los sitios adecuados, y me siento guapísima. Noto el calor de los ojos mientras camino por la habitación, como si fuera un animal metido en la jaula de un zoológico. Me siento como una sirena que cautiva a las mujeres que me observan (concretamente a las mujeres) y a las que dejo suplicando que les dedique mi atención. Mi fantasía cambia entonces y ya no estoy en esa habitación. Me encuentro en el bosque, rodeada de naturaleza. Me siento libre y liberada, y noto la energía de los árboles y de la tierra que me envuelven. Estoy sola, aunque no tengo miedo: me siento conectada a la vitalidad del entorno y noto una profunda paz en mi interior. El sol se está poniendo y me encuentro de pie en un claro, admirando la belleza de ese ocaso. Entonces oigo un ruido que procede de los árboles. Me asomo a la oscuridad y veo un hermoso caballo blanco que sale de entre las sombras. Suelto un grito ahogado de sorpresa y el corazón se me acelera. El caballo es impresionante y parece que me está observando, como si me conociera. Estoy fascinada. Me acerco un paso más y el caballo deja que me aproxime. Le acaricio la caballera y me frota con el hocico en respuesta. Noto su energía, que me calma la mente y el cuerpo. Me excita. Me monto a lomos del animal, que empieza a moverse y me lleva de paseo por el bosque. Me parece que estoy flotando mientras el caballo galopa con esa gracia y esa fortaleza. Noto mi creciente erección, que empieza a frotarse con el lomo de mi montura, y me pongo durísima, una cosa increíble. Se me antojaría quedarme en esa montura para siempre y siento una profunda conexión con el caballo y la naturaleza circundante. Al final llegamos a un lago aislado y el caballo se detiene y se arrodilla, y así me deja una panorámica perfecta del agua y del cielo. Mientras observo cómo el sol se hunde bajo el horizonte, veo la silueta de una mujer que emerge de entre las sombras. Es alta y hermosa, y lleva un traje negro con una corbata roja. Noto que el corazón me late en el pecho. Sé que esa mujer está en este lugar por mí.

Camina hacia mí y, a medida que se acerca, le veo los ojos. Son verdes, como dos estanques profundos de esmeraldas. Me agarra las manos entre las suyas y me besa en la frente. Tiene unos labios cálidos y suaves y no puedo evitar relajarme en su abrazo. La mujer me susurra algo al oído, aunque parece que no puedo oír lo que me dice. Vuelve a susurrar. Me está preguntando si podemos hacer el amor. Me está pidiendo mi consentimiento. Es algo que mi pareja raras veces hace verbalmente; por lo general, empieza a besarme sin más y si me aparto se detiene. Pero que esta mujer me pregunte me resulta estimulante. Mi cuerpo responde a sus palabras y noto que me aumenta el deseo. Me muero de ganas de estar con ella. La mujer me aleja del lago y atravesamos los árboles hasta que llegamos a campo abierto. El cielo nocturno está lleno de estrellas y una brisa cálida recorre la hierba. Me acuesta en el suelo y comienza a desvestirme. Mientras desnuda mi cuerpo, una oleada de calidez se extiende por mi ser. Me besa el cuello y los hombros y me acaricia el cuerpo con sus manos delgadas. Estoy temblando por la expectación mientras baja hasta mi cintura. La mujer me besa entonces el vientre y los muslos por dentro, y noto que el cuerpo me responde a su tacto. La deseo, y la quiero ahora mismo. Entonces saca una cebolla grande y me la frota por la erección, y la sensación es increíble. Noto una corriente eléctrica que me atraviesa y estoy perdida en el éxtasis. Seguidamente la mujer me sube por el cuerpo y empieza a hacerme el amor. Se mueve con lentitud, asegurándose de darme placer con cada empujón. Me siento más conectada con ella a cada momento que pasa y noto que el cuerpo me responde a todos sus movimientos. Es dulce pero apasionada, y siento que estoy en el paraíso. Supongo que esto es lo que siempre he ansiado en mis relaciones: la sensación de ser pequeña y preciada. Después, acostadas las dos bajo las estrellas, me siento sumamente contenta y satisfecha. Es como si acabara de experimentar algo mágico y no puedo estar más feliz. Cuando regreso poco a poco a la realidad, noto una gran sensación de paz. En mi cama, empapada ya a esas alturas, siento la urgencia de hablar con mi pareja. Pero nunca lo hago. Sencillamente me quedo ahí acostada, disfrutando de la sensación de sentirme segura y amada.

Indígena moldava | Cristiana ortodoxa | <15 000 £ |
Asexual | En convivencia | Sí

Leí *Mi jardín secreto* de Nancy Friday con veintitantos años y luego por segunda vez tras cumplir los cuarenta. Ahora, con más de sesenta, de repente todo tiene sentido. Estoy acostada sobre el suelo de un bosque, en la ladera de un monte o en una playa. Todos los animales me miran. *Cunnilingus* —nunca coito— por parte de uno/todos/algunos de los animales. Uno de mis favoritos ahora mismo parece ser un ciervo. A veces soy un paisaje y un río me atraviesa con su torrente.

Mestiza anglo-india inglesa | Católica no practicante | <49 999 £ | Heterosexual | Casada/en una unión civil | Sí

Deambulo de noche por un bosque inmenso, con un vestido sencillo y anticuado que me llega a las pantorrillas; está deshilachado y tiene un aspecto vagamente medieval. Los árboles ancestrales se alzan por encima de mí y sus largas ramas crujen con una brisa ligera, como si estuvieran susurrando sus secretos. La corteza está amortiguada por un musgo denso y verde. Deslizo los dedos por sus diminutos filidios, noto que se me enganchan a la piel como si intentaran atraerme hacia ellos. Aunque estoy sola y es de noche, no tengo miedo. Ni siquiera en el pueblo me aventuraría a salir de casa después de que anochezca, pero en este bosque no hay nada que temer. Nada que no pueda manejar. Disfruto de esta sensación. El aire está cargado con los aromas del musgo, las hojas en descomposición, las ricas notas terrosas del suelo oscuro que se aferra a mis pies desnudos, y algo fresco y verde. La oscuridad bajo los árboles está resguardada y noto su suavidad aterciopelada en la piel desnuda de mis piernas. Oigo el batir de unas pezuñas y el corazón se me acelera. Ahí vienen. Tiemblo por la excitación y noto que me estoy mojando. Un grupo de faunos me ha encontrado. Son hombres jóvenes de rodillas hacia arriba, si obvias el pelaje de los cuartos traseros, pero tienen pezuñas en vez de pies. Sus pechos y rostros parecen humanos, aunque entre el cabello largo y abundante les crecen unas cornamentas enrolladas, y sus orejas puntiagudas son muy suaves al tacto. Tienen el pecho muy ancho y respiran con fuerza. Deben de haberme olido y han venido corriendo. «¡No se adentren en el bosque!», les advierten a las niñas. Cada ciertos meses, los faunos rondan el pueblo cada vez más cerca para atraer a alguna mujer a la oscuridad, para que juegue con ellos. No se llevan a nadie contra su voluntad, pero el pueblo entero finge que los faunos son un peligro. «¡Aléjense! ¡No salgan de noche!». No obstante, los únicos monstruos son los hombres que merodean por el pueblo con su estupor de borrachos. Algunas mujeres no hacen caso de las advertencias. Nadie habla de los bebés medio faunos medio humanos que nacen cada ciertos años. No va a pasarme nada malo. Conozco a los faunos. Llevo recorriendo el bosque desde que tengo edad suficiente para hacerlo. Nos encontramos cada ciertos meses para apartarme un poco de mi apagada vida en el pueblo, para darle un toque de alegría a mis días. Uno de ellos, en el que más confío, se adentra en el círculo que han formado a mi alrededor. «¿A quién deseas esta noche?». Es joven, más o menos de mi edad, y nos conocimos durante su primera ronda por el bosque: era su primera vez y también la mía. Tiene los ojos color café chocolate, y la mirada tan cálida que no quiero otra cosa que agarrarle la mano y llevármelo a casa. Me muerdo el labio, indecisa. ¿Alguno nuevo o él? Sé que es decisión mía. Y a veces me he aventurado, pero hoy voy a elegirlo a él. Los ojos le brillan al darse cuenta de que es así, incluso antes de que diga su nombre. «Te necesito a ti», susurro, con tantas ganas de él que alargo la mano y lo atraigo hacia mí. Está erecto y su pito se aprieta contra mi vientre suave; deja escapar un gemido de necesidad. Me doy la vuelta y me aprieto contra la alfombra verde de musgo. Se me salen los jugos y me corren por las piernas. Él se apoya en mi espalda y frota su erección contra mi zona central, ya resbaladiza. Pero seguimos esperando. Hoy él no basta. Falta alguien. El galope de unas pezuñas anuncia otro grupo de faunos. Traen a una mujer a la que han robado en otro pueblo. La melena larga de cabello castaño vuela tras ella como una nube desordenada. Tiene las mejillas sonrosadas de la excitación y los ojos le brillan por la calentura. No hablamos, pero cuando la dejan en el suelo junto a mí me agarra de la mano. Se apoya en el árbol de frente a los faunos, como reflejando mi postura en un espejo, y a cada una nos conquista uno de ellos. Son criaturas grandes y nos llenan a la perfección, e inhalo los suaves jadeos de disfrute que se le escapan a ella de los labios. En un instante, las dos estamos gimiendo al recibir sus hábiles empujones. Mi fauno gruñe mientras me hunde los dedos en las caderas, anclándome, manteniéndome a salvo. Yo soy yo, muy bien cogida, mecida en la noche aterciopelada del bosque. Pero también soy el fauno que está forzando a la mujer que tengo al lado. Es mi pito el que le abre la boca suave. Son mis piernas las que le apartan a empujones los sedosos muslos. La mujer gime cuando empujo para penetrarla. Los ojos se le abren y miran a los míos fijamente; los tiene de par en par, encantados por la lujuria. Nos empapamos de la imagen de la otra mientras su panocha apretada y húmedo me agarra. La lujuria nos recorre el cuerpo. Nos hemos convertido en parte del bosque, en parte de la noche, tragándonos la magia que nos rodea. Siento sus pálpitos en mi verga y sé que está cerca. Es como si una fiebre me viajara desde la base del cráneo hasta el coxis, un rubor ardiente, consciente de que voy a hacer que se venga, de que voy a hacer que suspire y baile sobre mi pito. Me la acerco para darle un beso y estallamos. Regreso a mi propio cuerpo y oigo el rudo gemido del fauno junto a mi oreja, lo noto temblar mientras me salpica por dentro y me lleva con él hacia la felicidad. Nos conducen a las dos por el bosque oscuro, acariciadas con satisfacción por el aliento de los faunos, con sus corazones fuertes latiendo bajo nuestras mejillas. Dejan a la mujer en su pueblo y luego me vendan los ojos para que no sepa por qué camino ir a buscarla mientras estamos bajo la rigurosa luz del día. Con un suspiro y un beso, los faunos me sueltan en la linde del pueblo. «No te vayas», suspiro aferrándome a mi fauno. Apoya su cabeza en la mía. «Todavía no estás preparada». Los veré de nuevo la próxima vez. Cuando añoro el cobijo del bosque, siento que la necesidad me saca de mi propia piel.

Blanca alemana | Protestante alemana no practicante | <49 999 £ | Bisexual/pansexual | Casada/ en una unión civil | Sí

Mi fantasía más arraigada, con la que me toco después de una taza caliente de camomila y leche para bendecir mis sueños, es que un hombre sea bueno conmigo, de forma indeleble, absoluta y habitual. No quiero flores, discursos ni regalos considerados, ni tampoco unas vacaciones muy caras. En mi fantasía no me consienten. La idea que más húmeda me pone es la de estar con alguien que se ocupe de mí en la cama, cuyo objetivo sea que nuestros cuerpos y sus placeres nos resulten mutuamente familiares, que cumpla con toda esa amabilidad en el sentido más genérico del término. Una amiga se refirió una vez al afecto como algo dosificado, igual que un medicamento, algo que se iba repartiendo con cuidado en la palma de la mano de la otra persona antes de entregarlo por completo, de mala gana, con recelo. Eso también lo he conocido y mi fantasía es lo contrario. Quiero despertarme junto a alguien que me deje enterrar la cara en el hueco de su cuello. Quiero que me diga que estoy suave por la mañana mientras me pasa lentamente la mano cálida por todo el cuerpo. Se tomará su tiempo hasta llegarme al clítoris, con delicadeza, mientras espera a que me humedezca para él. Entonces retirará la mano para mirarme a los ojos mientras se lame mis jugos de los dedos estirados. Quiero que se mueva dentro de mí lentamente, pausándose a intervalos para recorrerme con los dedos la cara interna de los brazos. He tenido parejas que han dejado que pase yo sola la tristeza poscoital; uno se puso los pantalones en cuanto sonó su cronómetro a los cuarenta minutos.

En mi fantasía llevo a mi pareja sexual al baño, donde le lavo los restos de haberme venido en su barba, y él me limpia del vientre su semen, los restos que no conseguí recoger ansiosa con los dedos para llevármelos a la boca. Nos besamos hasta que estamos enjabonados y limpios. En mi fantasía quiero que vayamos juntos al mercado. Él me preguntará qué comí ayer, un detalle mundano y nada interesante que solo quieres saber si te importo muchísimo; mi madre es la única que me ha preguntado eso alguna vez. Me dará de comer trozos de manzanas crujientes que saben a miel y que ofrecen como degustación en el mercado, y me susurrará que yo estoy más dulce. En la librería cercana le hablaré de los libros que estoy leyendo al mismo tiempo pero lentamente, y él me preguntará qué opino de América del Sur y si el argumento ha muerto a favor de la elaboración de personajes. Comprará un libro para leérselo porque le he dicho que transformó mi pensamiento ético cuando tenía dieciséis años y, después de nuestra conversación, rebuscará en el celular unos artículos que cree que podrán interesarme para enviármelos. Dirá que le encanta mi forma de pensar. En casa se me quemarán los huevos y las acelgas del mercado porque él me ha colocado contra la barra de la cocina. Esa vez todo será más urgente. Abrirá las ventanas y dirá que no le importa que nos oigan (una de mis parejas anteriores siempre me tapaba la boca con la mano). Mi pareja de fantasía se colocará encima de mí y me pedirá que le diga exactamente lo que quiero. Jugará con mis pezones y mi clítoris, con suavidad, y no me tocará con firmeza hasta que se lo haya explicado todo. Llegado ese punto, estaré desesperada, pero me preguntará en qué lugar exacto morderme, si quiero que me bese en la cara interior de los muslos después de satisfacer mi petición de que me los azote. Me dará todo lo que le diga y me apretará con una mano desde fuera justo encima del hueso pélvico, en el lugar que me hace gritar cuando eso va emparejado con sus dedos rítmicos retorciéndose dentro de mí. Me preguntará si estoy bien, si eso era lo que me había imaginado. Terminaré eyaculándole a chorros por todo el brazo. Gritaré tan fuerte que ya no podré volver a mirar a mis vecinos a los ojos. Y él no saldrá corriendo. No tendrá prisa ninguna.

China asiática | Heterosexual | Soltera | No

Mi fantasía es que un hombre me quiera por quien soy y no me vea como un juguete sexual viviente.

Afroamericana | >100 000 £ | Heterosexual | Soltera | No

Mi mayor fantasía es algo no muy típico, sobre todo porque no está en la línea de las cosas atrevidas que otra gente estarán compartiendo. Bueno, mi fantasía es algo significativo. Que no se me entienda mal: el sexo es increíble. ¡Lo sé, lo he vivido! Pero una cosa que siempre ha faltado en mi vida sexual ha sido el verdadero afecto: no solo una palmadita y el adiós en cuanto él ha acabado y tú te has vuelto a quedar insatisfecha. Algo cálido, algo que encontrarías estando con alguien que se preocupa por ti. Eso es lo único que quiero.

Mestiza británica | Atea | <15 000 £ | Bisexual/
pansexual | Soltera | No

Mi mayor fantasía es un poco cuento de hadas. Pienso en mí paseando por un bosque tropical húmedo. Pasado un rato, me encuentro en un espacio abierto con un lago y una cascada. Siento que no me ven y que soy libre, así que me quito la ropa y me sumerjo en el agua transparente. Salgo y me acuesto al sol para secarme. Mientras escucho los ruidos del bosque me quedo lentamente dormida. Me despierto con el tacto de varias manos y besos sobre mi piel. Abro los ojos y veo a una pareja de mujeres desnudas adorando mi cuerpo y dándose placer la una a la otra. Me quedo quieta por completo y vuelvo a cerrar los ojos y me dejo ir, disfrutando de una gran sensación de felicidad y de sensualidad. Cada vez estoy más cachonda y entonces noto que una de las mujeres me abre las piernas y con indolencia empieza a lamerme y a besarme la panocha. Me gusta tanto que rápidamente pierdo la noción del tiempo y del espacio. Cuando estoy a punto de venirme, abro los ojos de nuevo para ver cómo me come y, cuando me mira con esos ojos grandes y verdes, me provoca un orgasmo que es un estallido de lujuria y felicidad. Oleadas de deseo me atraviesan el cuerpo y hacen que mi panocha no deje de venirse. No había sentido nada así antes...

Neerlandesa | Atea | Bisexual/pansexual | Casada/
en una unión civil | Sí

En mi fantasía, ella me lleva a un jardín precioso de una isla en el que solo estamos nosotras dos y hacemos el amor como seres vulnerables. Acopla en mis partes sus genitales alienígenas mutantes, que adoptan la forma de una flor de loto succionadora y me estimulan la zona íntima, para convertirse luego en una brillante verga holográfica que me penetra hasta que ambas alcanzamos el clímax. Después nos acostamos en nuestra manta de pícnic bajo el sol, levemente oculto por los preciosos árboles del jardín, y nos miramos la una a la otra, con mucho cariño. La piel le reluce con el sudor de haber hecho el amor y sus ojos y el cuerpo desnudo hipnotizan, son hermosos. Hacemos el amor así cada vez que queremos, y disfrutamos de la vida sin más.

Guatemalteca finlandesa | Pagana | <15 000 £ |
Homorromántica bisexual/pansexual | Soltera | No

Estoy en un jardín, sobre una columna lisa de ladrillo. Él me puso ahí, me subió. Tengo la blusa abierta y los pechos expuestos. Lentamente me agarro un pecho, me lo aprieto y noto cómo el pezón se me endurece según se me inunda la mente de lenguas y piernas. Arqueo la espalda y los dedos de él se me meten con mucha facilidad. Una respiración fuerte humedece el aire frío. Le acuno la cabeza mientras sus ruidos se unen a la sinfonía de los pájaros, que observan posados con inocencia. Él me abre, quiere entrar más al fondo, y su lengua hace una danza de presiones. Dejo escapar un gemido y me echo hacia delante, mientras le agarro el cabello con los puños apretados, necesitados. Mis dedos se mueven, dentro, y luego se deslizan por el pequeño monte que pronto estará palpitando. Más rápido. Más fuerte. Una catarata. Suelto el aire.

Blanca australiana | <49 999 £ | Heterosexual | En una relación | Sí

Por desgracia, mi fantasía preferida nunca va a hacerse realidad, porque supone la existencia de un espacio al que accedo por mi espejo de cuerpo entero y en el que me estoy esperando a mí misma. No, no soy una narcisista (aunque una persona narcisista bien podría decir esto mismo), es solo que me encanta la idea de ser totalmente libre para experimentar con alguien que me conozca tan bien como me conozco yo misma, sin necesidad de dar indicaciones que te saquen del momento y sin sentir ni un ápice de vergüenza. La situación que más repito es que estoy de pie desnuda delante del espejo, mirando a la mujer que me hace señas con ojos de lujuria y deseo como si yo fuera la zorra más ardiente y más sucia del mundo. Observamos lentamente la una el cuerpo de la otra con expectación. Me imagino tocándola. Quiero hacerla sentir bien y que ella haga lo mismo conmigo. Atravieso el espejo para meterme entre los brazos de mi yo desnudo. Nos besamos mucho rato, lentamente, apretamos los cuerpos uno contra el otro, y sentimos la suavidad de nuestros pechos pegados. Nos tocamos con suavidad, sin prisa por irnos, disfrutando de las sensaciones. Unos besos delicados, jadeando y lamiendo la espalda y el cuello la una de la otra, arriba y abajo, la parte trasera de los muslos, la cara interna, el vientre, sin vergüenza ninguna por zonas blandas o estrías, sabiendo exactamente lo que le gusta a la otra, cómo llevarnos al límite. Somos idénticas y nos entendemos a la perfección. Manos y bocas que se mueven con suavidad y lentitud, rozándose contra pezones y labios inferiores. La respiración se intensifica, estamos cada vez más húmedas e hinchadas según nos chupamos y nos mordemos con delicadeza los pezones, nos frotamos el clítoris, jugamos con la vagina metiendo los dedos solo un poco, paseándolos luego alrededor de la entrada, antes de pasar a una penetración lenta y plena: adentro y afuera, dedos que se retuercen, lengua que juguetea con el clítoris. Sin prisas, poco a poco, conscientes de cuándo aguantar hasta que no podemos resistir más y unimos ambos clítoris, deslizando el uno sobre el otro, chupándonos los pezones hasta llegar juntas al clímax, aunque no paramos ahí. Aumentamos la presión, nos movemos más rápido y volvemos a llegar, y entonces nos acostamos y nos acariciamos la piel sensible del vientre, la espalda, el cuello y los muslos, y al cabo regreso a través del espejo, de vuelta a mi mundo.

Blanca británica | Atea | <29 999 £ | Bisexual/pansexual | Casada/en una unión civil | Sí

Tengo treinta y ocho años. Hace dos semanas viví por primera vez una experiencia de meditación extracorpórea en la que me estaba metiendo conmigo misma. Tuve una visión de mí encima de mí, besándome y queriéndome por mi existencia. Llegué al punto del orgasmo mientras me ponía cachonda a mí misma, me abrazaba y adoraba todo de mí; mientras veía todas las partes de mi cuerpo que ve otra gente cuando intima conmigo. Fue una experiencia efímera y extraordinariamente preciosa. Con casi cuarenta años por fin estoy aprendiendo a querer todo mi ser y a aceptarlo, desde las partes pequeñas interiores hasta las exteriores, grandes y voluptuosas. Estoy empezando a querer a la niña interior a la que hicieron daño, que pensó que nadie la entendía, de la que se aprovecharon y que se sintió paralizada en un mundo de sexo y hombres, y de sexo en general. Ahora estoy orgullosa de ser una mujer que adora el sexo en todo su esplendor: la energía, la magnitud, la guarrería, la obscenidad, la ternura, el disfrute, los lametones, los apretones, la crudeza de los cuerpos, la quietud y la calma de mente y espíritu, y hasta el último puto momento implacable y cautivador.

Desde una edad muy temprana supe que el sexo tenía un magnífico componente de disfrute. Después de robarles *El placer del sexo* a los padres de mi mejor amiga, las dos lo leíamos entre los arbustos de detrás de su casa e investigábamos todo lo que se decía en el libro. Luego le pedía a un ligue dos años mayor que yo que me llevara a casa a la hora de comer y así poder practicar con él y mejorar mis habilidades haciendo chaquetas y mamadas. Sentía el deseo de ser buena deseando. Sin embargo, ahora he emprendido el viaje de quererme a mí misma y busco el amor en sus formas más naturales y reales. Pienso en un amante que me coja desde atrás, con ternura y con pasión. Un trío lujurioso. Dos mujeres, un hombre. Dos hombres, una mujer. Quiero que alguien me ate en una mazmorra y me azote el culo; quiero que alguien haga yoga desnudo conmigo; quiero hacer una sesión de fotos desnuda; quiero practicar sexo tántrico.

Ahora que por fin he recuperado mi cuerpo y no voy a permitir que los abusos de mi pasado le quiten a mi futuro ese espacio de placer, quiero verbalizar mis deseos sexuales para oírlos, para que el universo los oiga y para que otras personas los oigan y los respeten, y quizá empecemos todos a hablar de manera segura, sincera y confiada; así podremos aprender cosas sobre la belleza, la autenticidad y la normalidad de los deseos y placeres sexuales del otro. Ella desea rugir, jadear, gemir y suspirar, y soltarlo todo y vibrar... Y tendrá esos momentos. Porque ella soy yo y yo soy su guardiana.

Blanca canadiense | Espiritual | <29 999 £ |
Heterosexual | Soltera | No

Esto es solo una acotación. Solo su brazo en mi hombro y sus ojos que me dicen: «Estoy aquí». Y por fin me dejo ir. Solo una distancia que al fin desaparece, nuestros dos cuerpos que al fin se tocan. Solo un abrazo en el que me pierdo. Respiro profundamente y cierro los ojos. Solo un abrazo que reconforta, que consuela. Anido el rostro en su cuello, mis labios reposan en su piel. Siento que el corazón le late rápido. Me quedo quieta, desgarrada entre el deseo de seguir adelante y el miedo a que la razón prevalezca. Los ruidos de la calle me devuelven a la realidad, pero no quiero volver. Me quedo ahí, inmóvil, saboreando los segundos que van pasando. Solo su respiración que cambia y yo que me enderezo. Solo mis manos que se agarran a su cintura. Solo las suyas que me acarician la frente. Sus dedos se deslizan entre mi cabello, detrás de mis orejas, camino de mi cuello. Sus ojos se sumergen en los míos, y una sonrisa. Sin palabras, solo suavidad, caricias. Solo un beso en mi frente, en mi mejilla. Solo su mirada que intenta descifrarme y mi sonrisa que dice: «Sí, puedes continuar». Solo sus labios que se acercan, dubitativos, y me rozan la boca. Solo sus labios sobre los míos, y el calor. Solo nuestras lenguas que se tocan y se van descubriendo la una a la otra, con suavidad. En lo más hondo de mi ser, mariposas que cobran vida. Sus brazos me rodean, me aprietan. Me encanta. Solo sus manos que pasan bajo mi blusa. Sus dedos que se deslizan por mi espalda. Con calma y con respeto. Solo sus pasos que me llevan al sillón, sus besos cada vez más intensos. Solo su cuerpo sobre el mío, nuestras extremidades que se ajustan. Solo sus ojos oscuros sondeándome. Me quito la blusa, y la suya también. Quiero sentir su piel contra la mía. Solo sus labios bajándome por el cuello, por el pecho. Su olor me sustrae. Que el tiempo se detenga. *Carpe diem*. Mis preocupaciones desaparecen, mis responsabilidades como madre, esposa y trabajadora se esfuman: solo yo y lo más profundo de mí. Solo zapatos que caen y dos pantalones que llegan al suelo. Solo su boca en mis pechos y el deseo que aumenta en mí. La felicidad, el bienestar me embriaga. Su cabello largo me roza el vientre. Su nariz me acaricia bajo el ombligo. Tiemblo pero no tengo frío. Sus besos son pedacitos de cielo. Solo ropa interior arrancada. Su cabeza baja entre mis muslos. Le agarro las manos y se las aprieto fuerte. Estoy caliente, quiero gritar, apenas puedo respirar. Solo su lengua que me explora y mi corazón que explota. Salgo volando, me voy, lo dejo todo, lo olvido todo. Vuelo, el tiempo se ha detenido. Solo un poquito de locura en mi vida tan bien ordenada. Solo ella y yo. Ella es mi disparate, mi tiempo para mí. Ella es mi deseo inconfesado, mi pensamiento reprimido. Ella es mi fruta prohibida, mi secreto. Ella es un regalo, un rastro indeleble. Ella es un momento inesperado. Ella es parte de mi camino, de mi historia. Ella no comparte mi vida diaria, mi hogar, pero es mi paréntesis. Ella es solo ella.

Blanca francesa | Atea | <49 999 £ | Heterosexual |
Casada/en una unión civil | Sí

Acostada en una orilla de arena, las olas me acarician lentamente al romper sobre mis muslos y mis caderas. Cuando se
retiran, dejan atrás flores que me brotan en la piel.

Blanca británica | Atea | <29 999 £ | Bisexual/pansexual |
En una relación | No